DE LA
GENERATION
DES VERS

DANS LE CORPS DE L'HOMME,

DE LA NATURE ET DES ESPECES
de cette maladie ; des Moyens de s'en préserver
& de la guérir.

TROISIE'ME EDITION,

Considérablement augmentée, & formant
un Ouvrage nouveau, avec Figures.

PAR M. ANDRY, CONSEILLER DU ROY,
Lecteur & Professeur en Médecine au Collége Royal,
Docteur Régent, & ancien Doyen de la Faculté de
Médecine de Paris, &c.

TOME SECOND.

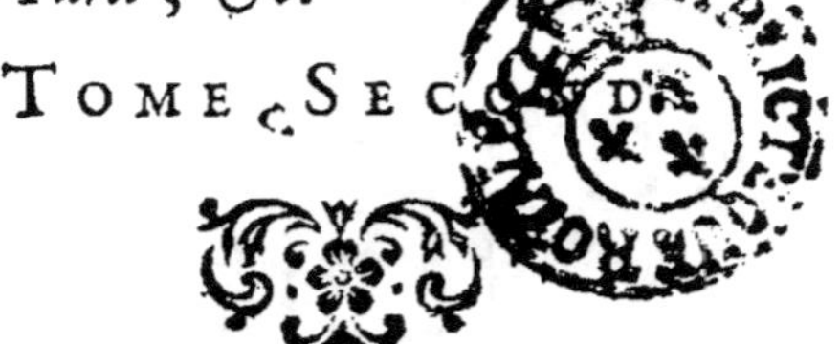

A PARIS,

Chez { la Veuve ALIX, au-dessus de la rue
des Noyers, au Griffon. } rue saint
LAMBERT & DURAND, à la Sagesse Jacques.
& à saint Landry.

—————

M. D. CC. XLI.

Vermiculi vivos nos torquent, & mortuos consumunt, ut verè. Job. Cap. VIII. v. 5. *Caro mea undique verminosa est.* Thom. Barth. Acta Med. & Philosoph. T. V. *

Les Vers nous tourmentent pendant notre vie, & nous consument après notre mort : ce qui confirme bien la parole de Job, *chap. VIII. v. 5.* MA CHAIR N'EST QUE POURRITURE. *Thom. Barth. Act. de Med. & de Philosoph. T. V.*

* *Ce passage n'est pas dans la Vulgate, selon les mêmes termes que le cite ici Bartholin.* Elle porte : CARO MEA REPLETA EST PUTREDINE, MA CHAIR EST PLEINE DE POURRITURE. *Mais l'Hébreu porte :* MA CHAIR EST CHARGE'E DE VERS ; *& la Version des Septante,* MON CORPS EST COUVERT DE POURRITURE ET DE VERS.

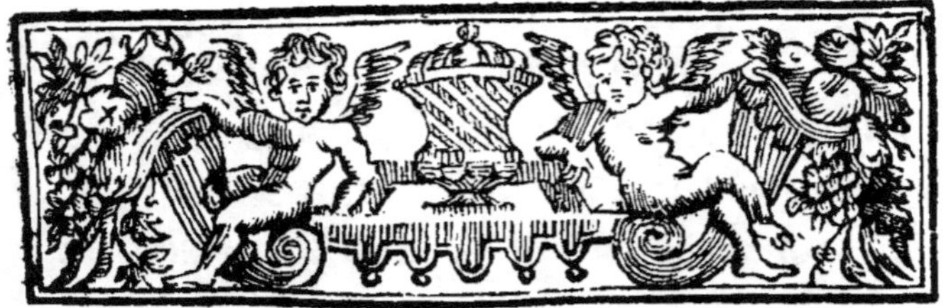

DE
LA GENERATION
DES VERS

Dans le Corps de l'Homme.

CHAPITRE SIXIE'ME.

Des Moyens de se garantir des Vers.

N ne peut être préservé des Vers après sa mort ; & celui qui meurt au milieu de l'abondance, plein de force & de richesses, dont le corps est rempli du meilleur suc, (*a*)

(*a*) *Iste moritur robustus, dives & felix ; viscera*

Tome II.   A

& dont les os font comme pénétrés de la moëlle qui les a nourris , (*a*) fera mangé de ces Infectes dans le tombeau , comme le plus malheureux & le plus pauvre. Tout ce que l'homme peut prétendre , eft de s'en garantir pendant fa vie ; c'eft de quoi nous allons tâcher de donner quelques moyens.

Trois chofes nous rendent fujets aux Vers ; le mauvais air , les mauvais alimens , & le mauvais ufage des bons ; c'eft-à-dire , que pour fe préferver des Vers , il faut refpirer un bon air , éviter certains alimens, & ufer avec regle de ceux qui conviennent.

La qualité que l'air doit avoir par rapport à ce que nous nous propofons ici , c'eft d'être pur & fubtil : un air de cette forte eft moins rempli de femences de Vers ; il réveille la chaleur naturelle, favorife

ejus plena funt adipe , & medullis offa illius irrigantur : alius vero moritur in amaritudine animæ , abfque ullis opibus ; & tamen fimul in pulvere dormient , & Vermes operient eos. Job Cap. 21. *v.* 24.

(*a*) Voyez Chap. XIV. Art. 1 où j'explique en quel fens on peut dire que la moëlle nourrit les os.

le cours du fang, empêche les humeurs de fe corrompre par le repos,
& ôte aux femences vermineufes,
qui font dans le corps, ce qui pourroit faire éclorre les Vers qu'elles
renferment. L'air épais & impur
au contraire, outre qu'il eft tout
chargé de femences de Vers, cor-
rompt les humeurs en les arrêtant
par fa groffiereté, & en les altérant
par fon impureté; & ainfi prépare
aux Vers, dont il introduit, ou dont
il rencontre déja dans le corps les
femences, toute la matiere néceffaire à leur nourriture & à leur accroiffement.

Les alimens qu'il faut éviter,
pour fe garantir des Vers, font les
laitages, excepté le beurre; ce font
les chofes fucrées, les viandes vinaigrées, le cidre, les pignons, les
melons, les champignons, &c. Je
dis les viandes vinaigrées, rien ne
réveillant plus les Vers que le vinaigre, ainfi que l'expérience le fait
voir, d'ailleurs cette liqueur étant
elle-même toute pleine de ces Animaux, ne peut qu'introduire dans
le corps une grande quantité de

Vers, & de semences à Vers. Qu'elle soit remplie de Vers, c'est un fait dont tout le monde se peut convaincre par ses yeux : Et puisque nous en sommes là-dessus, il ne sera pas inutile de rapporter tout ce qui s'observe à ce sujet dans le vinaigre par le moyen du microscope. La premiere chose est, qu'il y a dans le vinaigre un très-grand nombre de Vers faits comme des Anguilles, dont les uns sont vivans, & les autres morts ; que les premiers vont & viennent, ainsi que des Poissons, & que les autres demeurent au fond, où ils se corrompent peu à peu, & où ils forment comme une légére fange, d'où naissent ensuite d'autres Vers. La seconde, que plus le vinaigre est fort, & plus on y remarque de Vers. La troisiéme, que quand le vinaigre est dans le tonneau, il y a plus de Vers vivans, & que quand il est en bouteilles, il y en a plus de morts. La quatriéme, que si on passe le vinaigre par un couloir, on n'y remarque de trois jours aucun Ver, après quoi il en vient d'autres. La cinquiéme, qu'un gros de Thériaque, jetté dans deux pintes de vinaigre, en tue tous les Vers. La sixiéme, que si après avoir mêlé cette Thériaque dans le vinaigre, on laisse pendant un mois au Soleil ce mélange dans un vaisseau bien bouché, ayant soin d'agiter le vaisseau de temps en temps, & qu'au bout du mois on filtre la liqueur, on aura un vinaigre exempt de Vers pour toûjours, & un excellent antidote contre la peste & contre les fiévres malignes. La septiéme, que l'on observe plus de Vers dans le vinaigre rosat, que dans aucun autre : toutes expériences que chacun peut faire, & dont on peut tirer bien des conséquences utiles pour la santé.

Quoiqu'il faille éviter le vinaigre quand on veut se garantir des Vers, il ne s'ensuit pas que toutes les choses aigres doivent être évitées dans ce dessein ; l'esprit de nitre, par exemple, l'esprit de souffre, l'esprit de sel dulcifié, font bons contre les Vers, aussi-bien que le jus de citron & de grenade.

A iij

Nous avons un grand nombre d'e-
xemples de perſonnes que l'uſage
de certaines choſes aigres a rendu
ſujettes aux Vers; & Spigelius raconte qu'ayant été appellé, pour
voir cette Dame Allemande, *(a)* dont
nous avons parlé dans le Tôme I.
laquelle rendit un morceau de Ver
plat, qui fit tant de mouvemens,
& l'ayant interrogée ſur l'état où
elle s'étoit trouvée auparavant, &
ſur ſa maniere de vivre, il apprit
d'elle qu'étant fille, elle étoit fort
ſujette aux Vers ronds; qu'alors
elle mangeoit ſouvent du lait cail-
lé, aimoit ſur-tout le lait aigre,
& tous les alimens aigres.

La plûpart des aigres engendrent
des Vers, & ſi on l'obſerve bien,
on verra que tous les enfans, qui
ont des Vers, ont l'haleine aigre.

Quant aux pignons, dont on aſ-
ſaiſonne la plûpart des viandes en
pluſieurs Provinces, ils engraiſſent,
font une bonne nourriture, conviennent dans la phthiſie, dans la
ſtrangurie, dans l'âcreté de l'urine; mais cependant ſont plus pro-

____
(a) Spigel. de Lumbr. lat. Cap. 13.

pres qu'aucunes chofes à nourrir certaines fortes de Vers ; l'expérience l'a fait voir , & je pourrois eñ citer plufieurs exemples. Panarolus en rapporte un , affez digne de remarque. En 1652. à Rome au mois de Mars , une Religieufe Capucine , qui avoit été fujette à des fyncopes & à plufieurs autres maladies , rendit par la bouche uñ Ver vivant , qui avoit deux cornes comme un Limaçon , & fix pieds ; il étoit rond & long , ne paffant pas néanmoins la longueur de deux doigts. Panarolus voulut voir ce qui feroit contraire à ce Ver , & fit dans ce deffein plufieurs effais , qui méritent bien d'être rapportés. Il chercha d'abord comment il le pourroit nourrir ; il s'avifa de lui donner des pignons , ce qui réuffit fi bien , qu'avec cela il le fit vivre treize jours ; pendant ce temps-là il recourut à divers remedes pour le tuer : il commença par la thériaque feule , puis la mêla dans du vin , enfuite dans du vinaigre ; il vint après cela à l'oignon , à l'ail , à l'eau thériacale , à l'efprit

A iv

de vitriol mêlé dans l'eau de char-
don bénit, au mercure, au sel ;
mais tous ces remedes furent inutiles, & le Ver mangeoit toûjours
les pignons. Douze jours se passe-
rent ainsi, & le treiziéme une
Dame de qualité pria Panarolus (*a*)
d'éprouver d'une huile qu'elle avoit,
qu'elle disoit être extrêmement
bonne contre les Vers. Panarolus
en fit l'expérience le même jour, &
la seule odeur de cette huile tua le
Ver. C'étoit une huile qui sentoit
la thériaque, & qui s'évaporoit aisément : ce qui fit juger à Panarolus que ce pouvoit être quelque extrait de thériaque bien préparé ;
quoi qu'il en soit, cette huile fit
mourir le Ver, & les pignons le
conserverent vivant contre tous les
autres remedes.

Pour les melons, l'expérience ne
confirme que trop ce que dit Car-
dan, que c'est un fruit qui produit
beaucoup de corruption, & qui
renferme ensemble toutes les mauvaises qualités qui se trouvent séparément dans les autres : un fruit

____

(a.) *Panarol. Iatrolog. Pentecost. 4. Observ. 29.*

qui nuit à l'eſtomac, au foie, à la rate, aux inteſtins, aux poumons, aux reins, à la veſſie : un fruit qui remplit le corps de venin, cauſe des fiévres peſtilentielles ; qui ne s'aſſocie bien avec aucun breuvage ; qui avec le vin, engendre des humeurs pernicieuſes, produit des phlegmons, & pluſieurs autres maladies : qui avec l'eau, cauſe des lienteries, & d'autres flux de ventre dangereux. Je voudrois pour la ſanté publique, dit Panarolus, que les Magiſtrats interdiſiſſent l'entrée de ces fruits dans les Villes ; car quelle plus grande peſte, dit-il, a-t'on à craindre que celle de ces ſortes de fruits, qui font mourir tous les ans pluſieurs milliers d'hommes ? Ce que ſouhaitoit ce Médecin, ſe pratique en partie aujourd'hui à Paris. Le ſage Magiſtrat, par les ordres duquel la Police y eſt ſi bien entretenue, voulant prévenir les maladies qui pourroient courir parmi le peuple, a ſoin tous les ans de défendre l'entrée des melons paſſé le mois de Septembre, qui eſt le temps après lequel ils ſont plus dangereux. Les melons ne font point fujets à être mangés des Vers, mais ils ne laiffent pas d'en produire beaucoup dans le corps par les crudités qu'ils y caufent.

Au regard des Champignons, c'eft une regle générale qu'ils font très-indigeftes ; or, tout ce qui eft indigefte, à moins qu'il ne le foit par fa dureté, comme les noyaux de cerife & les pepins de raifins, fait beaucoup de corruption, & par conféquent doit être évité quand on craint les Vers.

Les Champignons font un fang groffier & épais, forment des obftructions, demeurent long temps dans l'eftomac, & empêchent la digeftion des autres alimens par un mauvais fuc qu'ils rendent, & dont l'eftomac eft toûjours fatigué ; quelquefois même ils reftent plufieurs jours dans l'eftomac fans fe digérer, & alors ils peuvent produire des maladies très-dangereufes. J'en ai vu, il y a quelques années, un trifte exemple en la perfonne d'un Auditeur des Comptes, nommé M. Bonnet de Cuviers, lequel mourut subitement en revenant de la Foire S. Laurent, vers la fin de Septembre de l'année 1699. Il passoit en son Carosse, à neuf heures du soir, dans la rue Briboucher, pour s'en retourner au Faubourg S. Germain, où il demeuroit. Comme il étoit à l'entrée de la rue, il fut saisi d'un assoupissement profond, qui fit croire d'abord à deux de ses amis, qui étoient avec lui, qu'il faisoit semblant de dormir; mais ces Mrs ayant peu après reconnu que leur ami se trouvoit mal, firent arrêter le Carosse au bout de la rue, devant la boutique d'un Chirurgien, nommé M. Dupati : on prit le Malade qui n'avoit plus de force ni de connoissance, on le transporta chez le Chirurgien, qui lui donna aussi-tôt l'émétique, lequel ne fit nul effet, parce que la gorge étoit tellement engagée, qu'il ne put passer. Je fus appellé sur ces entrefaites ; je fis d'abord saigner le Malade ; le sang sortit fort épais, se figeant dans les palettes en même temps qu'il y tomboit. Quand la saignée fut faite, le Malade s'agita beaucoup , & je m'apperçus d'un effort qu'il fit , pour rejetter quelque chose du fond de l'estomac ; aussi-tôt je pris une serviette , que je trouvai sous ma main , & la lui présentant à la bouche , je reçus dedans, un quartier de champignon ; je demandai d'abord s'il n'avoit point mangé de champignons ce jour-là , & ses amis me dirent , qu'il y avoit trois jours qu'il en avoit mangé dans un ragout , qu'au reste il n'avoit fait aucun excès ; ses laquais , que j'interrogeai , me répondirent la même chose. Enfin après bien des agitations , on manda M. de Fresquieres , qui étoit son Médecin , lequel fit réiterer la saignée. Mais tous ces secours furent inutiles ; la connoissance ne revint point au Malade , & il mourut sur les dix heures du soir chez le Chirurgien.

Il est difficile de ne pas juger que les champignons furent la cause de cet accident ; puisque le Malade en rendit un morceau qui s'étoit conservé trois jours dans son estomac , sans s'y digérer. Je ne prétends pas conclure de-là , que tous ceux qui mangent des champignons ayent à craindre un si triste sort ; mais du moins on peut connoître par cet exemple , combien cette nourriture est indigeste , & par conséquent capable de cette corruption qui peut donner lieu à la génération des Vers. On trouve dans les Journaux de Bartholin , (*a*) une histoire presque semblable , d'un homme , qui après avoir mangé des champignons à son souper , tomba en apopléxie , mais qu'on fit revenir heureusement en lui brulant du souphre sous le nez. On en trouve un autre dans Pierre Gontier , (*b*) au sujet d'un neveu qu'il avoit , lequel pensa périr au milieu de la nuit, d'un étranglement qui lui prit pour avoir mangé des champignons le soir.

Les truffes ne sont pas moins dangereuses que les champignons, & l'on peut voir là-dessus le Chapitre IV. de ce Traité , Observation huitiéme.

(a) *Thom. Barth. Tom. III. Cap. CXVI.*
(b) *Petr. Gont. de Cibis ab olerib. Pet. Cap. XXV.*

Il n'eſt pas toûjours en notre pouvoir de nous garantir des Vers ; ces Animaux ſe forment ſouvent en nous, dans un âge, où l'on eſt incapable de veiller à ce qui nous peut nuire. C'eſt aux meres & aux nourrices d'avoir ce ſoin pour leurs enfans, & de prendre garde de ne leur rien donner qui puiſſe produire en eux de la corruption. Ce qui fait que la plûpart des enfans ſont ſujets aux Vers, c'eſt le lait trop vieux qu'on leur préſente dès qu'ils ſont nés, & la bouillie dont on les nourrit trop tôt. Le premier lait, que doivent ſuccer les enfans, eſt celui qui ſe trouve aux mammelles des nouvelles accouchées, c'eſt un lait purgatif qui délivre l'enfant de toutes ſes humeurs ſuperflues, & qui ne chargeant point l'eſtomac, n'y cauſe point ces crudités, qu'un lait plus vieux & plus nourriſſant, ne manque jamais d'y produire. On a recours, dit Spigelius, (*a*) à des médicamens pour purger les enfans nouveau nés, & l'on néglige la meilleure de toutes

(a) *Spigel. de formato fœtu parte ſecundâ. Cap.* 3.

les médecines, qui eſt le lait que
la nature prépare dans les mammelles des nouvelles accouchées.
Ce lait eſt un aliment médicamen-
teux proportionné à la foibleſſe
des enfans nouveaux nés, & qui
devenant tous les jours moins purgatif, ne devient nourriture qu'autant que l'eſtomac a la force de le
digérer; d'où il arrive que le ventricule n'eſt point ſurchargé, & qu'il
eſt exempt de ces crudités, qui
tombent dans les inteſtins, & y
font éclorre des Vers.

Quant à la bouillie, cette nourriture groſſiére, donnée aux enfans
avant qu'ils ayent atteint le troiſiéme ou le quatriéme mois, cauſe
beaucoup de crudités en eux, ſur-
tout lorſque la farine, dont on la
fait, n'a pas été cuite dans le four;
car alors la bouillie en eſt plus peſan-
te & plus indigeſte : ce qui la rend
propre à la génération des Vers.
La farine qu'on deſtine à la bouillie des petits enfans, doit être miſe
au four dans une terrine après que
le pain en eſt tiré, & être alors re-
muée de temps en temps pour

qu'elle cuife également. Quoique
la bouillie faite de cette farine foit
fort légére, il eft bon néanmoins
de n'en donner aux enfans qu'une
ou deux fois par jour, & encore
faut-il que les Nourrices ayent foin
de les faire tetter peu après ; afin
que cette même bouillie foit dé-
layée par le lait, & fe digere plus
facilement.

Ce n'eft pas affez de prendre de
bons alimens, pour fe préferver des
Vers ; il faut obferver de certaines
regles dans l'ufage qu'on en fait.
Cet ufage confifte en trois chofes ;
la premiere , à manger dans un
temps qui foit favorable à la digeftion ; la feconde, à obferver dans
les viandes un ordre , qui ne puiffe
point troubler la coction qui s'en
doit faire ; car tout dépend de la
bonne digeftion, les crudités faifant prefque toute la corruption ,
qui rend nos corps fujets aux Vers ;
& la troifiéme à ne point trop manger , ou trop boire à chaque repas ;
ce qui empêcheroit encore plus la
digeftion que toutes les autres fautes qu'on pourroit commettre ; à
quoi

quoi je puis ajoûter pour quatriéme précaution, de ne point manger trop de viande.

Pour le temps, il y a trois choses à obferver ; la premiere, c'eft l'appétit, j'entends un appétit fain, & non malade ; un apétit qui vient du befoin de la nature, & qui fait que les viandes fe mangent avec plus de gout, qu'elles font plus étroitement retenues dans l'efto-mac, & qu'elles s'y digérent plus parfaitement : ce qui fait dire à Hippocrate, que lorfque l'appétit nous invite à une chofe, il la faut préférer à toute autre, (*a*) quand même elle ne feroit pas d'une fi bonne qualité, parce qu'en effet cet appétit fait qu'elle fe digere mieux.

La feconde, eft la coction des alimens du dernier repas qu'on a fait ; car il ne faut jamais fe mettre à manger qu'on n'ait lieu de croire que ces premieres viandes font di-gerées ; autrement la coction eft troublée, il fe fait des crudités, & tout le corps fe remplit d'humeurs.

(*a*) *Aphor.* 38. *fect.* 2,

corrompues propres à nourrir des Vers. Auffi voyons-nous parexpérience, que ceux qui mangent à toute heure, fans obferver aucun temps, font plus fujets aux Vers que les autres.

La troifiéme, eft d'avoir l'eftomac dégagé avant que de manger ; car s'il eft plein d'humeurs corrompues, les viandes, au lieu de s'y bien digérer, y contracteront le vice de ces humeurs : ce qui a fait dire à Hippocrate, que plus on nourrit un corps impur, & plus on l'endommage. (*a*) Le moyen de chaffer cette corruption, ou de la prévenir, eft de prendre quelquefois avant le repas un peu de caffe, ou quelque autre chofe d'équivalent, pour vuider l'eftomac.

Pour ce qui regarde l'ordre des viandes, il faut commencer par les plus faciles à digérer ; parce que celles-ci n'étant point retenues par d'autres d'une digeftion plus lente, fortent de l'eftomac auffi-tôt qu'elles font digérées, & ne s'y corrompent pas comme elles feroient

(a) *Aphor.* 11. 10.

ſi elles y ſéjournoient après la coction faite. Ainſi les choſes molles
ſe doivent prendre ordinairement
avant les dures, les humides avant
les ſéches, les liquides avant les
ſolides, celles d'une qualité chaude
avant celles d'une qualité froide,
prenant garde toutefois de ne point
trop donner dans la variété des
mets : cette diverſité de viandes,
qui fait la douceur des repas, ne
produiſant que la corruption (*a*) &
les Vers.

J'ajoûterai ici qu'il eſt bon de ſe
tenir en repos quelque temps après
le repas, parce que le prompt exer-
cice, après qu'on a mangé, cauſe
beaucoup de crudités, & par conſéquent beaucoup de corruption.

La digeſtion ne ſe fait pas toute
dans l'eſtomac, elle ſe perfectionne
encore dans les inteſtins greſles,
& cela par le moyen de la bile, qui
y vient par le conduit & par le
pore biliaire ; enſorte que lorſque
le foie, ou que le conduit dont nous
venons de parler, ne ſont point
obſtrués, cette bile entrant dans le

(*a*) *Dulcedo illius Vermes. Job.* 24. *v.* 24.

duodenum , & de-là dans le reste des intestins, y achéve l'ouvrage de la digestion , & empêche par ce moyen, qu'il ne s'y fasse de la corruption. Il s'ensuit de-là, que c'est une bonne précaution , pour se garantir des Vers , de prendre de temps en temps des choses qui puissent prévenir , ou corriger les obstructions du foie.

On demandera peut-être comment il se peut faire que certaines choses soient meilleures au foie qu'aux autres viscéres ; & si c'est qu'elles ayent de l'intelligence , pour s'attacher au foie plûtôt qu'aux poumons ou ailleurs ?

Cette raillerie, qu'on fait sur la vertu de certains remedes , est mal fondée , & voici une expérience qui montre comment les remedes , sans avoir une intelligence qui les conduise , vont porter leur effet à une partie plûtôt qu'à une autre.

Que l'on jette de l'eau-forte sur un composé d'or & d'argent , cette eau-forte s'attachera à l'argent, le dissoudra , & coulera sur l'or sans y faire impression. Jettez de l'eau regale fur ce même compofé, cette eau ira porter fon action fur l'or, & ne touchera point à l'argent ; d'où vient cette différence ? Eft-ce que ces eaux ont de l'inftinct, pour aller diffoudre, l'une l'argent plûtôt que l'or, & l'autre l'or plûtôt que l'argent ? non fans doute : mais c'eft que les parties infenfibles de ces eaux font de différentes figures, & les pores de ces corps auffi ; enforte que lorfque l'eau-forte, par exemple, trouve un corps comme l'or, dont les pores ne font pas proportionnés à la figure de fes pointes, elle coule deffus fans y faire d'impreffion, & fi-tôt qu'elle en trouve un, dont les pores font figurés d'une maniere propre à recevoir fes pointes, comme eft l'argent, elle s'infinue dedans, & en fépare les parties. Il faut raifonner ainfi de l'action des remedes fur des parties du corps, plûtôt que fur d'autres. Et pour mettre la chofe dans un plus grand jour, imaginons un corps artificiel, fait de verre, dont les poûmons foient d'or & le foie de fer. Suppofons

dans les vaiſſeaux de ce corps, de
l'eau-forte au lieu de ſang, ne conçoit on pas que cette liqueur, étant
portée aux poûmons, n'y mordra
point ; & que ſi-tôt qu'elle rencon-
trera le foie, elle s'y attachera, &
agira deſſus ? Imaginons encore la
choſe autrement. Suppoſons les
poûmons de verre, & le foie d'or,
& en même temps les conduits de
ce dernier embarraſſés de petites
parties de fer difficiles à ôter, comment s'y prendre, pour lever les
obſtacles que ces parties de fer feront dans le foie ? C'eſt de jetter de
l'eau-forte dans ce corps artificiel ;
car alors nous concevons que cette
eau, ſans endommager les poûmons, (auſquels je ſuppoſe qu'elle
ſera portée par une circulation
qu'on peut imaginer) & ſans endommager la ſubſtance du foie,
diſſoudra les parties de fer qui ſeront dans ce dernier viſcére, & en
rendra les paſſages libres. Voilà
une image de ce qui ſe paſſe dans
le corps animé, lorſque les remedes agiſſent ſur certaines parties
plûtôt que ſur d'autres.

Si ces exemples ne suffisent pas, pour faire comprendre la chose ; en voici un plus clair, rapporté par Mr Tournefort dans cette sçavante These, qu'il fit soûtenir le 14. de Novembre de l'année 1697. dans les Ecoles de Médecine de Paris.

Prenez deux couloirs de papier gris, dont l'un soit imbibé d'huile, & l'autre d'eau ; versez dans chacun, de l'eau & de l'huile mêlés ensemble, l'eau seule coulera au-travers de celui qui sera (*a*) pénétré d'eau, & l'huile seule au-travers de l'autre. Supposons que ces couloirs communiquent ensemble par plusieurs tuyaux, qui portent à l'un, le résidu de l'autre, n'est-il pas vrai que toute l'huile contenue dans le couloir abreuvé d'eau, passera au-travers du couloir abreuvé d'huile, & que toute l'eau contenue dans le couloir imbibé d'huile, passera à travers le couloir imbibé d'eau. C'est ainsi qu'il faut raisonner de l'effet des remedes qu'on préscrit, les uns pour passer à travers

(a) *Quæst. medic. an morborum curatio ad leges Mechanica referenda ?*

les reins & les nettoyer, les autres pour purger le foie, les autres
pour humecter & rafraîchir les
poûmons. Ces remedes font portés à toutes les parties ; mais ils
pénétrent les unes plûtôt que les autres, felon le rapport qu'ils y trouvent avec la matiere, dont ces parties font abreuvées, ou compofées.

Les excès de Venus font une
des chofes les plus contraires à la
bonne conftitution du foie, & les
plus propres à y produire des obftructions. Ces excès affoibliffent outre
cela l'eftomac, en diffipant la chaleur naturelle, & caufent par ce
moyen une corruption, qui peut
produire beaucoup de Vers.

La trop grande application d'efprit, & les grands efforts d'étude,
font quelquefois plus de tort à la
digeftion, & caufent plus de corruption que les excès, dont je viens
de parler, fur-tout quand on fe met
à des lectures longues & appliquan-
tes, d'abord après les repas.

CHAPITRE

CHAPITRE VII.

De la sortie des Vers, & des prognostics qu'on en doit tirer.

NOus ne parlerons dans ce Chapitre, que de la sortie des Vers qui sont dans les intestins : ce qui regarde celle des autres étant peu considérable. Il y a plusieurs circonstances à examiner dans la sortie des Vers ; les unes concernent la personne, les autres le temps, les autres le lieu, les autres les excrémens, les autres les Vers mêmes.

Les circonstances de la personne sont : si elle est en santé ou malade, si elle a pris quelque médicament, ou fait quelque chose à quoi on puisse attribuer la sortie de ces Vers.

Celles du temps : si les Vers sortent dans le commencement, dans l'état, ou dans le déclin de la maladie.

Celles du lieu : s'ils sortent par

haut ou par bas , & en cas que ce
soit par haut , si c'est par le nez , ou
par la bouche.

Celles des excrémens : si les Vers
sortent mêlés dans les matieres , ou
tout seuls ; & la qualité des déjections qui en ont ou précédé , ou ac-
compagné , ou suivi la sortie.

Celles des Vers : s'ils sortent
morts ou vivans , entiers ou rompus , enfermés dans quelque envelope , ou entierement libres : fondus , ou dans leur forme naturelle ,
d'une couleur plûtôt que d'une autre , épais ou menus , en grande ou
en petite quantité : toutes circonstances nécessaires à remarquer,
& que nous allons examiner par
ordre.

La Personne.

Si la personne est en santé , &
que les Vers soient sortis par la force de quelque médicament, ou pris
en dedans , ou appliqué en dehors,
il y a lieu de juger que ce n'est
point tant la chaleur naturelle toute seule , que le secours étranger
qui les a chassés , & par conséquent

que le corps dépourvu d'une chaleur naturelle suffisante , pour empêcher la corruption qui entretient
ces insectes , est en danger de maladie , si l'on n'a soin de recourir aux
évacuans & aux altérans. Si au contraire la personne n'a rien fait qui
puisse avoir chassé les Vers , il en
faut bien augurer , puisque c'est
une marque que la nature a eu assez
de force pour se débarrasser elle-
même sans être aidée.

Si la personne est malade, & que
les Vers sortent d'eux-mêmes , il
faut avoir égard à la seconde circonstance, dont nous allons parler,
qui est celle du temps.

Du Temps.

S'ils sortent sur le déclin de la
maladie , le signe est bon , parce
que les forces se rétablissant alors,
il y a apparence qu'ils ne sortent
qu'à cause de la chaleur naturelle
qui s'augmente, & qui ne leur laisse plus assez de corruption pour s'entretenir. S'ils sortent dans le commencement de la maladie, le signe

eſt mauvais, parce que la fermentation des humeurs n'étant pas encore faite, ils ne peuvent guère ſortir qu'à cauſe de l'âcreté de la matiere, ainſi que l'obſervent la plûpart des Médecins.

Levinus Lemnius (*a*) voulant rendre raiſon de ce ſigne, dit que les Vers connoiſſent par une certaine ſagacité naturelle, la ruine prochaine du corps où ils ſont, & que c'eſt pour cela qu'ils abandonnent la place. Il ajoute qu'ils ſont en cela ſemblables aux Loirs & aux Souris, qui prévoyant, dit-il, que la maiſon où ils ſont va tomber, l'abandonnent quelquefois pluſieurs mois à l'avance. Sans mentir, Levinus Lemnius juge bien favorablement de la prudence & de la ſageſſe des Vers, de celle des Loirs, & de celle des Souris; pour moi, qui ne ſçaurois croire que ces animaux ſoient ſi intelligens, j'eſtime qu'il vaut mieux s'en tenir à la raiſon que nous avons apportée.

(*a*) *Levin. Lemn. de occultis naturæ mirac. lib. 1. cap. 22.*

Du Lieu.

Dans une maladie le signe est meilleur quand ils sortent par bas, que quand ils sortent par haut, parce que d'ordinaire quand ils sortent par haut, cela vient de l'une de ces deux causes, ou de quelque obstruction considérable dans les gros intestins, laquelle empêche qu'ils ne prennent leur chemin par le ventre, ou de quelque obstruction, soit dans le meat cholidoque, soit dans le pore biliaire, laquelle empêche la bile, qui est si contraire aux Vers, de descendre dans le duodenum, & permet ainsi à ces mêmes Vers de remonter jusques dans l'estomac, & de passer de-là dans la bouche.

Les Vers ne remontent pas seulement des intestins dans la bouche, mais vont quelquefois pendant le sommeil jusques dans le nez lorsque la bouche est close, & sortent par les narrines (*a*) : ce qui ne doit pas surprendre, ni paroître d'un plus mauvais prognostic, que s'ils sor-

[a] *Fernel. de morb. intestin. de Lumbr.*

toient par la bouche, vû la communication qu'il y a du fond du palais avec le nez.

Quand la personne est en santé, il n'y a pas lieu de croire qu'il puisse y avoir de telles obstructions, puisque ces obstructions causent toûjours de grandes incommodités, ainsi il est à juger que si les Vers sortent alors par haut, cela peut venir de ce qu'on aura été trop long-temps sans manger, ce qui oblige les Vers, malgré le fiel qui se décharge dans le duodenum, de remonter jusques dans l'estomac, pour y chercher à manger, & de sortir ensuite par la bouche. Levinus Lemnius (a) dit avoir vu plusieurs fois des Vers remonter ainsi, & sortir par le nez ; mais il ajoute que ç'a toujours été avec danger dans les malades, & sans péril dans les personnes en santé.

Quelquefois les Vers sortent par haut, attirés dans l'estomac par les alimens qu'ils y trouvent, & un exemple, que nous rapporterons

[b] *Levin. Lemn. lib. 1. cap. 22. de occult. natur. mirac.*

plus bas d'une Religieuse, qui en vomissoit presque tous les jours quand l'heure de ses repas approchoit, en est une marque assez évidente. On lit dans le Voyage de Rassilly, qu'en Afrique on voit des Serpens, qui aux heures des repas viennent dans les maisons manger ce qui tombe sous la table, & s'en retournent après sans faire mal à personne ; c'est ainsi que les Vers viennent quelquefois dans l'estomac chercher à ces mêmes heures de quoi manger. Quant au vomissement qui arrive alors, il est facile de voir qu'il vient du picotement que ces animaux affamés font à cette partie.

Les Déjections.

Il vaut toûjours mieux que les Vers sortent avec les déjections que tout seuls, lorsque c'est dans le commencement, ou dans l'état de la maladie. La raison en est, que quand ils sortent avec les excrémens, il est à croire que ce n'est pas par l'âcreté seule des humeurs, mais par le mouvement même des matieres qui les entraînent, au lieu que quand ils fortent feuls , on ne peut guère foupçonner autre chofe que la malignité de l'humeur ; il n'en va pas de même quand c'eft dans le déclin de la maladie ; il n'en faut tirer alors , felon Hippocrate , aucun mauvais augure (a).

Il arrive quelquefois qu'après avoir jetté des Vers par haut ou par bas , on vomit une matiere noire femblable à de l'encre , ce figne eft mortel, fur-tout au commencement de la maladie. Quand les Vers fortent mêlés dans les excrémens , & que ces excrémens qui les accompagnent font jaunes , le figne eft bon, foit dans la fanté , foit dans la maladie , pourvu toutefois qu'en maladie , ce ne foit pas au commencement. Ce qui fait que ce figne eft bon, c'eft que la jauneur des matieres marque que c'eft la bile qui a chaffé les Vers , & par conféquent que cette humeur étant dans fa force naturelle , peut réparer le vice des autres. Je dis la même chofe

[a] *Hipp. Prænot. art.* 12.

des matieres, qui précédent la sortie des Vers.

Quand les Vers fortent feuls, dans une maladie, & que c'eft par l'effort de quelque médicament, le figne eft bon ; nous remarquerons que c'eft ainfi qu'eft forti le *Solium*, repréfenté dans. la Planche 1. Il vint feul & fans aucun mélange d'excrément.

Les Vers.

Quant aux circonftances qui regardent les Vers mêmes, la premiere que nous avons rapportée, eft s'ils fortent morts ou vivans, & c'eft par celle-là que nous commencerons.

Morts ou vifs.

On ne fçauroit tirer de cette circonftance aucun prognoftic, fans avoir égard. à celles qui regardent l'état de la perfonne, & en cas que la perfonne foit malade, à celles qui regardent le temps de la maladie. Voici donc ce qui eft à obferver. Si la perfonne fe porte bien , il n'importe que les Vers ſoient morts ou vivans, parce qu'il eſt à juger, s'ils ſortent morts, que c'eſt faute d'avoir trouvé aſſez de corruption pour vivre ; & s'ils ſortent vivans, que c'eſt pour chercher ailleurs la nourriture corrompue qu'ils ne trouvent pas. Si la perſonne eſt malade, il faut examiner les divers temps de la maladie, & ſçavoir que dans le déclin du mal, les Vers peuvent ſortir morts ou vivans ſans rien préſager de mauvais, & cela pour les mêmes raiſons que lorſqu'ils ſortent du corps de ceux qui ſe portent bien ; mais dans le commencement de la maladie, ou dans l'état, il en va tout autrement ; car alors c'eſt toûjours un plus mauvais ſigne de les voir ſortir morts que vivans, y ayant apparence, que c'eſt plûtôt le venin de la maladie qui les a tués, que la force de la chaleur naturelle qui les a chaſſés.

Entiers ou rompus.

Il n'arrive guère qu'aux Vers plats de ſortir rompus, & même ils ne viennent presque jamais autrement ; mais pourvu que la téte ne reste pas dans le corps , il n'en faut point tirer de mauvais augure, parce que ce qui est resté meurt bientôt , & est ensuite entraîné par les matieres , ou par quelque léger purgatif ; au lieu que quand la téte demeure , le Ver reprend de nouvelles forces , & croît toûjours. J'ai quelques-uns de ces Vers, où l'on voit manifestement par certaines marques, qu'ils ont été rompus , & qu'ils ont recrus à peu près comme les plantes qui repoussent à côté de l'endroit où on les a coupées.

Enfermés dans des envelopes.

S'ils sortent enfermés dans une envelope , c'est un bon prognostic, parce que d'ordinaire ils se trouvent tous ensemble dans ces envelopes , sans qu'il en reste aucun autre dans le corps : de maniere que quand ils sortent ainsi sur le déclin d'une maladie, on en doit bien augurer. Aussi remarque-t'on que les

Malades qui rendent de ces poches
de Vers, pourvu que ce ne soit pas
dans le commencement de la maladie, se rétablissent quelquefois plus
promptement que ceux qui les rendent seuls & séparés. Un enfant de
quatre ans réduit à l'agonie, & dès
auparavant abandonné des Médecins, (*a*) rendit tout à coup par les
selles, sans qu'on s'y attendît, une
vessie de la grosseur d'une bale de
Jeu de Paume, dans laquelle se
trouverent des milliers de Vers;
après quoi il se rétablit promptement. Il arrive quelquefois qu'au
lieu de trouver plusieurs Vers dans
ces envelopes, on n'en trouve qu'un,
mais le signe n'en est pas toûjours
plus mauvais pour cela, vû qu'il
arrive souvent qu'un seul Ver produit d'abord cette envelope; &
qu'après y avoir été enfermé seul
quelque temps, il y engendre ensuite d'autres Vers, qui font cette
fourmilliere qu'on y découvre : ensorte que quand il ne s'y en trouve
qu'un, cela peut souvent venir de
ce que le Ver n'y a pas été enfermé

(*a*) *Amat. Lust. cent. 1. cur.* 40.

aſſez long temps, pour y en engendrer d'autres. Benivenius (*a*) dit, qu'un Médecin étant tourmenté d'une grande douleur d'eſtomac, & faiſant tâter par un de ſes Confreres, l'endroit de ſa douleur, rendit par le vomiſſement un morceau de chair fait comme une petite boule, dans lequel ſe trouva enfermé un Ver, comme une graine dans ſa gouſſe, & dont la ſortie lui procura une prompte guériſon. Gabucinus (*b*) rapporte un exemple ſemblable d'une Dame de qualité.

Ces veſſies ſortent quelquefois ſans renfermer des Vers, ce qui eſt un mauvais ſigne, à moins que le Malade n'ait rendu des Vers auparavant, ou n'ait pris quelque médicament qui puiſſe faire juger que ſi l'on n'a pas remarqué des Vers dans ſes déjections, c'eſt qu'ils ont été tués dans le corps par l'action du médicament, & ſont enſuite ſortis en colle, & hors d'état d'être remarqués; car il faut obſerver ici

(a) *Beniv. cap.* 88. *de abditis.*
(b) *Gabuc. Comment. de Lumbr. Cap.* 13.

que quand ces corps membraneux,
que le vulgaire appelle poches à
Vers, fortent feuls enfuite d'un médicament propre contre les Vers,
il eſt à juger que ces corps membraneux fe font rompus & déchirés
par l'action du remede ; que les Vers
contenus dedans, étant fondus par
la force du même médicament,
font fortis par les felles fans avoir
figure de Vers ; mais quand ces
membranes fortent d'elles-mêmes
fans être détachées par aucun médicament, il eſt à craindre que les
Vers mêmes n'ayent percé la membrane, ne fe foient répandus dans
la capacité des inteſtins, & que
cette membrane ne fe foit féparée
d'elle-même à force de vieillir,
comme on voit de vieilles peaux
fe lever quelquefois de deffus les
mains. Or, je dis qu'alors, le pro-
gnoſtic eſt mauvais, parce que c'eſt
une marque que les Vers fe font
engagés ailleurs dans les inteſtins ;
& qu'ayant eu affez de force, pour
percer la membrane qui les renfermoit, ils peuvent faire des érofions
dangereufes dans les parties où ils
font allés.

Ces corps membraneux font if-
fus par les Vers comme la toile de
l'Araignée eft tiffue par l'Araignée,
comme la coque du Ver à foie,
eft tiffue par le Ver à foie, & comme les envelopes dans lefquelles on
trouve les petits des Chenilles, font
tiffues par les Chenilles mêmes. Ces
membranes, comme le remarque
Hollier, (*a*) tiennent quelquefois
toute l'étendue des inteftins; enforte qu'elles couvrent les extrémités des veines lactées, empéchent
par-là le chyle d'entrer dans ces
vaiffeaux, & par conféquent privent le corps de fa nourriture, ce
qui eft fouvent caufe de la maigreur
extraordinaire, où tombent ceux
qui ont des Vers; de maniere que
quand ces corps membraneux fortent, le Malade en retire toûjours
cet avantage, que les veines lactées
n'étant pas recouvertes, la diftribu-
tion du chyle n'eft plus empéchée.

Quelquefois ces membranes s'engendrent fans qu'il y ait des Vers
dans les inteftins; alors c'eft toûjours un bon figne qu'elles fortent

[a] *Hollier, de Morb. intern. Lib.* 1. *Cap.* 54.

de quelque maniere que cela se
fasse, soit d'elles-mêmes, soit par
l'action de quelque purgatif. Fernel (*a*) parle d'un Ambassadeur de
Charles-Quint, qui après avoir été
incommodé pendant six ans d'une
tumeur, qui alloit depuis l'hypo-
condre droit, jusqu'à l'hypocon-
dre gauche, & avoir tenté inutilement toutes sortes de remedes,
rendit enfin, par le moyen d'un
fort lavement, un corps dur &
ferme de la longueur d'un pied,
cave dans le milieu, que les Assistans prirent d'abord pour une portion des intestins, mais que le
prompt soulagement du Malade,
fit voir n'être qu'un corps étranger.
Le même lavement fut réitéré, &
le Malade rendit un autre corps
membraneux comme le premier,
après quoi il recouvra la santé.
Paul Pereda (*b*) assure avoir vu une
semblable membrane, laquelle
avoit une aulne de long, & étoit
d'une cavité à y mettre la main :

____

(a) *Fernel, de Morb. intestin. in initio.*
(b) *Petr. Paul Pereda, Schol. ad method. ve-*
rand. Joann. Mich. Paschal. Lib. 7. c. 15.

j'en

J'en conserve une qui a environ un
tiers d'aulne , laquelle est faite
comme un boyau , & a une cavité
à y mettre le pouce. Elle a été rendue sans douleur, par M. * * demeurant chez M. de Ferrari , Avo-
cat au Conseil , rue des Noyers ,
lequel m'envoya querir sur le
champ. Celui qui l'a rendue se porte
bien , & ce n'est pas la seule qui
soit sortie de son corps. Ceux qui
ont lu la vie de Jean Heurnius ,
sçavent ce qui y est rapporté de
Juste Lipse , qui après une médecine fut délivré d'une longue & fâ-
cheuse maladie, par la sortie d'un
corps membraneux fait comme un
intestin , & qui lui donna d'abord
tant de frayeur , que sans Heurnius
qui le rassura , il ne croyoit pas devoir compter sur un moment de
vie.

Il ne faut pas oublier de remarquer qu'il arrive aussi quelquefois
que ces membranes sont une portion des intestins rongés par quelque humeur âcre ; signe très-dangereux dans les dyssenteries , & presque toûjours mortel. Je conserve

dans de l'eau-de-vie une membrane
de cette forte, qui a été rendue
dans une dyffenterie invétérée, fans
que le Malade qui l'a rendue ait
pu échaper par aucun remede.

Fondus ou entiers.

Les Vers du corps fe fondent
quelquefois de telle maniere après
être fortis, qu'il n'en refte pas la
moindre apparence ; ce qui eft fouvent caufe, felon la remarque de
Monardus (*a*),que les Gardes voulant montrer aux Médecins les
Vers qu'elles ont remarqués dans
les déjections de leurs Malades, ne
trouvent plus rien quand elles les
cherchent. Lorfque cela arrive ,
c'eft une marque que les Vers ne
font pas d'une fubftance forte, &
qu'ainfi ceux qui reftent dans le
corps, céderont aifément à l'action
des médicamens.

Quelquefois ils peuvent fe fondre dans le corps-même par le
moyen de certains remedes, & fortir enfuite tout en colle & en glai-

(a) *Monard. Epift. Lib.* 4.

res. Que les Vers ſe puiſſent ainſi
fondre, l'expérience le fait voir,
& voici un fait qui ne permet pas
d'en douter. M. de Caën, Docteur de la Faculté de Médecine
de Paris, m'a raconté qu'une Reli-
gieuſe, qui preſque tous les jours,
un peu avant ſes repas, vomiſſoit
une grande quantité de Vers, le
vint un jour conſulter aux Ecoles
de Médecine, où il étoit de viſite
avec feu M. Perreau de l'Académie
des Sçiences, Docteur de la même
Faculté ; que comme elle y fut arrivée, elle vomit en leur préſence
beaucoup de Vers : que M. Perreau
en emporta quelques-uns dans une
boëte, qu'il mit dans ſa poche ; que
quand il fut arrivé chez lui, il
trouva que ces Vers, réveillés par
la chaleur de la poche, étoient
plus vifs qu'auparavant : qu'alors il
eſſaya divers remedes ſur ces inſectes, pour voir ce qui les pourroit
tuer le plus promptement ; &
qu'ayant jetté de la glace ſur quelques-uns, ceux là coulerent auſſi-
tôt en eaux, & diſparurent preſque
dans le moment. Il rapporta ce fait

dans l'Académie des Sciences, comme une chose digne d'être remarquée, & M. Duhamel, membre célébre de cette Académie, m'a dit avoir été présent à ce récit.

La couleur.

Les Vers sortent ou rouges, ou blancs, ou jaunes, ou livides; les rouges sont d'un mauvais prognostic; parce que cette couleur dénote qu'ils se sont nourris de sang, & qu'ainsi ils ont fait érosion à quelque portion des intestins; ce qui ne sçauroit avoir que des suites fâcheuses.

Les blancs ne présagent ni bien ni mal, les jaunes & les livides sont d'un mauvais augure; car il faut remarquer que les Vers se teignent ordinairement de la couleur des choses, dont ils se nourrissent.

Les Chenilles qui viennent sur l'écorce des arbres, sont grises; celles qui mangent les herbes sont vertes; celles qui naissent sur les fleurs sont de diverses couleurs, selon la couleur des fleurs, où elles ont pris naiſſance. Il en eſt ainſi des Vers du corps ; ceux qui ſe nourriſſent de ſang ſont rouges ; ceux qui ſe nourriſſent de chyle ou de pituite ſont blancs ; ceux qui ſe nourriſſent de bile ſont jaunes & livides. Or, comme la bile eſt une humeur que les Vers fuyent, & que cette bile eſt un baume, qui empêche toutes les autres humeurs de ſe corrompre, il eſt impoſſible que les Vers ſe nourriſſant de bile, ce baume ne ſoit corrompu & affadi ; & qu'ainſi le Malade n'ait tout à craindre, puiſqu'il n'y a point de corruption plus dangereuſe & plus difficile à corriger, que celles des choſes, qui ſervent à conſerver les autres.

Minces ou épais,

S'ils ſont fort gros, c'eſt une marque qu'ils n'ont pas manqué de nourriture ; & qu'ainſi la corruption ayant été fort grande, il eſt difficile qu'elle ne le ſoit encore, & que le Malade n'en reçoive du dommage, ſi on n'a pas ſoin d'évacuer promptement.

La grosseur des Vers vient aussi très-souvent de ce qu'ils en contiennent d'autres dans le ventre : ce qui se peut connoître en les ouvrant, ou en les écrasant. Quand cela est, le signe est encore plus mauvais, parce qu'il dénote une plus grande pourriture ; aussi la plûpart de ceux qui rendent de ces sortes de Vers, meurent peu après.

Amatus Lusitanus (*a*) parle d'une petite fille, qui rendit un Ver long & rond que l'on écrasa avec le pied, & du ventre duquel sortirent aussi-tôt plusieurs autres Vers ; il ajoûte que la fille ne vécut pas long-temps après.

Panarolus (*b*) rapporte deux exemples de la même nature, l'un d'un jeune homme de seize ans, & l'autre d'un jeune homme de trente ; il dit que le premier devint hectique, & mourut après avoir rendu quatre mois auparavant, un Ver, dans le ventre duquel s'en trouva un autre enfermé : que le second tomba dans une fievre tier-

(a) *Amat. Lusit. cent. 5. curat. 46.*
(b) *Panar. Pentecost. 5. Observ. 50.*

ce, & mourut au bout de dix-sept jours, après avoir été délivré d'un semblable Ver. Nous avons rapporté dans le Chapitre III. Art. I. quelques exemples de Vers ainsi remplis d'autres Vers.

En grande, ou en petite quantité.

Quand ils sortent en grand nombre, le signe est bon & mauvais tout ensemble ; il est bon, en ce que c'est toûjours autant de corruption de sortie, & mauvais en ce que ce grand nombre de Vers ne peut avoir été dans le corps, sans que quelques-uns ayent fait érosion aux intestins : je dis, ayent fait érosion, parce que quand les Vers sont en si grand nombre, ils s'affament les uns les autres, & que les plus affamés ne manquent guère de s'en prendre au lieu qui les renferme.

Après avoir parlé des moyens de se garantir des Vers, & avoir rapporté les prognostics qu'on peut tirer de la sortie de ces Animaux, il nous reste à marquer les reme-

des propres pour s'en délivrer.
Nous obferverons qu'entre ceux
qu'on a coûtume d'employer pour
cela, il y en a de bons, & de dangereux ; c'eſt pourquoi nous ferons
un Chapitre exprès des remedes
qu'il faut éviter, & un autre de
ceux que l'on peut pratiquer avec
ſuccès.

CHAPITRE VIII.

De certains remedes qu'on a coû-
tume d'employer contre les Vers
des inteſtins, & qu'il faut
éviter.

IL y a bien de l'erreur ſur le fait
des remedes qu'on employe contre les Vers ; quelques Auteurs (*a*)
conſeillent le vinaigre pour les tuer,
d'autres la poudre de Vers deſſéchés, d'autres de l'eau où a trempé
du mercure, d'autres le mercure en
ſubſtance, d'autres la poudre nommée, *Semen contra*, d'autres le tabac,

(*a*) *Perdulc. particul. Thérap. Lib. III. cap.* 21.

d'autres

d'autres l'eau-de-vie , d'autres le fel , tous remedes dont il eſt bon de s'abſtenir.

Le vinaigre ne tue pas toutes fortes de Vers, & il y en a qu'il fait revivre quand ils meurent, ainſi que nous le remarquerons dans le Chapitre neuviéme. D'ailleurs, ce que nous avons dit du vinaigre dans le Chapitre ſixiéme , ſuffit pour faire ſoupçonner qu'il pourroit bien être plus favorable que contraire aux Vers.

La poudre de Vers deſſéchés fait rendre , je l'avoue , beaucoup de Vers quand on en uſe quelque temps , mais ce ſont ceux qu'elle produits. Et comment n'en produiroit-elle pas , n'étant elle-même qu'un amas de ſemences à Vers ? Ainſi il ne faut pas tout-à-fait s'en rapporter à ce que les Auteurs nous diſent à l'avantage de cette poudre, & à ce qu'en dit entr'autres Levinus Lemnius, qui en parle comme du meilleur de tous les remedes.

L'eau où le mercure a trempé eſt bonne contre les Vers ; mais comme il en faut uſer plus d'une fois , pour qu'elle fasse son effet, il arrive que les parties subtiles du mercure, qui y sont mêlées, offensent à la longue le genre nerveux, & causent des tremblemens. J'ajoûte à cela que la plûpart des Malades, à qui j'ai fait prendre de cette eau, se sont plains à moi qu'elle leur laissoit des pesanteurs d'estomac, & des gonflemens très-incommodes.

Le mercure préparé que l'on prend en substance, s'appelle *Aquila alba*, ou mercure doux; on en donne six, sept, huit, & jusqu'à vingt & trente grains, selon les âges & les tempéramens, dans quelque conserve. Ce remede pris seul, peut causer le flux de bouche, étant souvent réitéré. Ainsi il est bon de le mêler avec quelque purgatif, autrement on doit l'éviter, ou du moins n'en pas faire un usage familier, s'il n'y a quelque soupçon de Vers vénériens; car alors le mercure doux est à conseiller.

Le Semen-contra est contraire aux Vers; mais il est en même temps contraire aux Malades; car

il échauffe confidérablement , &
peut caufer des fiévres violentes.
Quelques perfonnes difent que fi
l'on met de cette graine dans du
pain chaud , elle y produit une fort
grande quantité de Vers ; ce pourroit bien être une fable. Je ne dé-
cide rien néanmoins là-deffus.

Pour ce qui eft du Tabac, je ne
prétends pas nier qu'il ne puiffe être
bon contre les Vers ; mais s'il a
quelque vertu contre cette maladie , c'eft par un endroit, qui le
rend en même temps très-dangereux ; car il contient en lui-même
un fel cauftique fi mordant, que
ce fel confume même les chairs les
plus dures qui s'amaffent dans les
ulcéres : enforte que fe mélant avec
la falive qui coule dans l'eftomac,
laquelle fe mêle elle-même avec
les alimens , il en paffe une partie
dans les inteftins avec le chyle, &
une autre fe diftribue avec le fang
à tout le corps, d'où il arrive que
quelque part que foient les Vers,
il eft difficile qu'ils échappent à
l'action de ce fel , qui eft porté par
tout. Mais ce même fel , qui rend

E ij

le tabac bon contre les Vers, le
rend en même temps pernicieux au
corps ; car il picote si violemment
les parties tendres & délicates, où
il s'attache, qu'il les relâche & en
dérange toute la tissure ; il excite
aussi à la longue dans les nerfs,
des mouvemens convulsifs, qui approchent fort de ceux de l'épilep-
sie ; ainsi que le remarque M. Fagon dans sa sçavante These sur le
Tabac ; d'où je conclus que les
maux que produit le tabac, quand
on en use souvent, étant beaucoup
plus grands que les avantages qu'on
en peut retirer contre les Vers, on
n'en doit point conseiller le fréquent usage dans cette maladie.
J'ajoûte à cela avec le célébre Médecin que je viens de citer, qu'il
y a dans le tabac un souphre narcotique encore plus dangereux que
son sel. Ce souphre est de la nature de celui de l'opium, qui se
dissout également dans l'huile, dans
l'esprit, dans les sels, & dans l'eau ;
ce qui n'arrive pas aux autres sou-
phres. Le souphre du tabac étant
donc de ce caractere, n'est pas plû-

tôt entré dans le corps, qu'il s'y diffout par le móyen de la lymphe, ou de l'efprit qu'il y rencontre ; & alors débarraffé des fels qui le lioient, fes parties branchues s'engagent les unes dans les autres, & caufent des obftructions & des engourdiffemens, qui ralentiffent le cours des efprits animaux. Ainfi, felon la diverfe difpofition des corps, l'une de ces deux chofes ne manque prefque jamais d'arriver ; ou les fels piquans du tabac déchirent les parties, & en rompent la tiffure, ce qui ne peut que hâter la ruine du corps ; ou les fouphres narcotiques, dont il eft compofé, ralentiffent le mouvement du fang, & par ce repos caufent des apopléxies, & fouvent, comme le remarque le même M. Fagon, des morts foudaines ou prématurées. Ce ne font point ici des conjectures fondées fur des idées de Cabinet, ce font des faits certains ; en voici un entr'autres qui mérite d'être remarqué.

En 1696. dans la rue S. Denis au Sépulchre, je traitois un Malade qui tomboit souvent d'apopléxie ; après l'avoir traité quelque temps , sans qu'il reçut tout le soulagement que je m'étois promis, j'appellai en consultation M. de Saint - Yon , Docteur de la Faculté de Médecine de Paris , lequel ne trouva pas à propos de rien changer dans les remedes que j'avois prescrits , ni dans la méthode que je suivois. Je continuai donc , mais le mal s'opiniâtrant toûjours , comme le Malade prenoit beaucoup de tabac , je craignis que ce souphre narcotique n'agît trop sur lui , ou que ce sel à force de picoter les parties du cerveau , ne les tint trop relâchées ; & qu'ainsi , ou ce sel ou ce souphre , ne fût une des principales causes de la maladie. Je conseillai donc au Malade de se desaccoûtumer peu à peu du tabac , & de s'en abstenir ensuite absolument ; il suivit mon avis , & il n'eut pas été un mois sans en prendre , qu'il se porta mieux , ses attaques furent moins fréquentes & moins longues, & au bout de six mois il fut guéri.

Comme la Thése que M. Fagon

à donnée fur le tabac , fait voir au long tous les accidens que peut cau-fer le fréquent ufage de cette plan-te , j'ai crû que les Lecteurs feroient bien aifes de trouver cette Thefe dans ce Livre : Je l'ai traduite en François à la fin de ce Volume.

Bontekoé eft du nombre de ceux qui recommandent le tabac contre les Vers ; il le regarde même com-me un des plus furs moyens de pro-longer la vie. Cet Auteur a toû-jours des fentimens qui lui font particuliers ; il outre les chofes , jufqu'à dire que comme on doit continuellement refpirer l'air , on doit auffi recevoir fans ceffe la fu-mée du tabac , qui ne nous eft pas moins utile , dit-il , que la refpira-tion. Il ajoûte que les femmes doi-vent fumer auffi , & que d'ailleurs c'eft un parfum fi agréable , que ceux qui jugent des chofes fans pré-jugé , le préférent à tous les autres. Ce difcours eft trop outré pour mériter qu'on le réfute , & il eft affez digne d'un homme , qui ne fait pas difficulté d'avancer dans un autre endroit de fon Ouvrage ,

que la tempérance n'est pas une
chose si nécessaire à la santé, &
que quand on a mangé avec excès,
comme la faim tarde davantage à
venir, & qu'ainsi l'on prend moins
d'aliment dans le repas suivant, il
arrive qu'on n'en a pas trop pris
pour tout un jour ; après quoi il
ajoûte, qu'à bien juger des choses,
l'intempérance n'est point nuisible
à la santé. (*a*)

Quant à l'eau-de-vie, comme
elle est plus capable d'épaissir les
humeurs, que de les faire circuler,
elle ne sçauroit être bonne contre
les Vers : le principe est certain.
Mais on doutera peut-être que cette eau soit telle que nous disons,
c'est-à-dire, qu'elle épaississe les
sucs de notre corps, au lieu de les
dissoudre, & c'est ce qu'il est facile
de prouver. Il est si peu vrai que
l'eau-de-vie subtilise les humeurs,
que si l'on en seringue seulement
deux onces dans la veine jugulaire
d'un Chien, on lui trouvera un
moment après , les poumons remplis de grumeaux de sang coagulé.

(a) *Bontechoé* , *Part.* 3 *Chap.* 4.

L'eau-de-vie épaissit la glaire d'œuf : si l'on en tient quelques gouttes dans la bouche, elle coagule la salive, & la fait devenir comme en cole. Il y a dans l'eau-de-vie un acide dominant, qui fait même qu'elle arrête le sang des plaies : c'est donc une erreur de croire qu'elle subtilise les sucs de notre corps.

Au regard du sel, c'est le sentiment commun qu'il est bon contre les Vers ; mais on se trompe. Les Poissons de mer sont attaqués de Vers comme ceux d'eau douce. Le fromage le plus salé n'en est pas exempt, témoin le plus fort gruyere, & le Rochefort. Ainsi ceux-là se trompent, qui pour se guérir, ou se préserver des Vers, mangent toutes leurs viandes extrêmement salées. Il seroit même facile de montrer que l'usage excessif du sel produit des désordres dans le corps, qui peuvent être très-favorables à la génération des Vers, mais cela nous écarteroit.

Il y a un autre remede dont j'ai vu quelques personnes se servir, si toutefois on peut l'appeller un re-

mede, c'est de boire de l'eau, dans
laquelle ayent trempé des écorces
vertes de noix : ce que je puis assurer de cette eau, c'est qu'elle n'a
d'autre effet que de beaucoup é-
chauffer, & qu'elle ne chasse du
corps aucun Ver. La raison pourquoi on a cru qu'elle pouvoit tuer
les Vers du corps, ou les chasser,
c'est que si l'on en jette dans un
jardin, on voit aussi-tôt tous les
Vers de l'endroit où l'on en a jetté,
sortir en foule, (*a*) ainsi que le rapporte Charles Etienne dans son
Agriculture. Erasme dans son Col-
loque sur la Chasse, dit la même
chose ; (*b*) mais il se peut bien faire
que ces Vers sortent ainsi, plûtôt
attirés que chassés par cette eau, &
qu'ils viennent sur terre, comme
on les y voit venir lorsqu'il commence à pleuvoir, & comme on
voit les Poissons sauter au-dessus
de l'eau quand la fraîcheur de la
nuit s'avance. On peut opposer que
cette eau étant fort amere, il est à
croire que lorsqu'elle fait sortir de

(a) *Carol. Steph. Agricult. Lib. 3. Cap. 24.*
(b) *Erasm. Colloq. in venat.*

terre les Vers, c'est plûtôt parce
que les Vers la fuyent, que parce
qu'ils la recherchent. Je réponds à
cela que toutes les choses ameres ne
font pas contraires aux Vers, &
encore moins à toutes fortes de
Vers, témoin l'abfynthe, dont la
tige & les feuilles font toutes couvertes de petits Vers, ainfi qu'on
s'en peut convaincre par le microf-
cope.

Mr Baglivi rapporte quelques expériences qu'il a faites fur les Vers,
lefquelles, felon lui, peuvent beaucoup fervir à nous faire connoître
l'inutilité ou le peu de force de certains remedes.

En 1694. à Rome, il prit des
Vers vivans fortis du corps d'un
Malade, il en mit quelques-uns
dans de l'efprit de vin, où ils vécurent cinq heures entieres ; il en
mit d'autres dans du vin, d'autres
dans une diffolution d'aloës, d'extrait de chamædrys, & de tabac,
& ils y vécurent neuf heures ; il
en mit d'autres le foir dans de l'huile d'amandes douces, & il les trouva en vie le lendemain matin, mais

languiſſans ; d'autres dans du jus de limon, & le jour ſuivant ils étoient encore fort vigoureux ; d'autres dans un vaiſſeau à moitié plein de mercure, & il les trouva vivans le lendemain, qui tâchoient de gagner le haut du vaſe. (*a*)

M. Rédy rapporte auſſi pluſieurs expériences de cette nature, par leſ-quelles il prétend prouver que la plûpart des remedes qu'on employe contre les Vers, doivent être évi-tés, ou comme dangereux ou com-me inutiles. Le ſentiment commun eſt que l'aloës, la coralline, la thé-riaque, le mithridate, l'orviétan, & pluſieurs autres médicamens deſ-agréables, ſont excellens, contre les Vers : que le ſucre au contraire, le miel, les fruits ſont pernicieux dans cette maladie ; mais Mr Rédy ſoûtient (nous verrons ſi c'eſt avec raiſon,) qu'on ſe trompe en cela, & qu'il n'y a rien que les Vers fuyent davantage, que le ſucre, le miel & les fruits. Pour le prouver,

(*a*) *Georg. Bagliv. de praxi medicâ ad veram obſerv. ration. revocand. Cap. 9. Art. de Lumbric. pueror.*

il rapporte diverſes expériences qu'il a faites ſur les Vers de terre, ne doutant point que ce qui eſt contraire à ceux-ci, ne ſoit également contraire à ceux du corps. Voici quelques - unes de ces expériences. (*a*)

Premiere Expérience.

Il méla de la terre avec de la thériaque, & la mit dans un vaiſſeau de verre, puis il y jetta quatre Vers de terre, qui n'y furent pas plûtôt, qu'ils ſe cacherent dans la terre. Mr Rédy vingt-quatre heures après, ajoûta de la thériaque, les Vers demeurerent toûjours tranquilles; il augmenta peu à peu la doſe pendant quatre jours, mais cela ne ſervit de rien, & les Vers n'en furent pas moins vigoureux. Il fit la même expérience avec du mithridate & de l'orviétan; elle ne réuſſit pas mieux. Après cela, dit Mr Rédy, dans quelle erreur n'eſt-on pas de

(*a*) *Franciſci Redy, de Animalculis quæ in corporibus Animalium vivorum reperiuntur, Obſervationes.*

battre les enfans pour leur faire prendre de la thériaque ou du mithridate contre les Vers ? Il avoue néanmoins que si on met des Vers dans de la thériaque mêlée avec de l'eau, ils y mourront ; mais il prétend que ce n'est qu'à cause que le miel qui entre dans la thériaque, venant à se détremper, touche plus immédiatement le Ver ; & il avertit qu'il vaudroit bien mieux donner du miel tout pur aux enfans, que de leur faire avaler une aussi grande quantité de thériaque qu'il en faudroit, pour que le miel qui entre dans cette composition, pût produire dans le corps des Malades le même effet qu'il produit dehors.

Seconde Expérience.

Il délaya de bon miel d'Espagne dans un peu d'eau, & il y jetta quatre Vers qui y moururent en moins d'un quart d'heure ; il réitera la même expérience sur plusieurs autres, qui moururent presque tous en aussi peu de temps. Après cela, dit-il, comment ose-t'on soûtenir que les choses douces nourrissent les Vers ; & pourquoi ne pas donner de l'eau miellée aux enfans qui ont des Vers, plûtôt que de leur faire avaler tant de breuvages amers qui les révoltent ?

Troisiéme Expérience.

Il mit des Vers de diverses grosseurs, dans de l'eau sucrée : les plus petits y moururent en une heure, & les autres en deux. Mais ce qui fait bien voir, dit-il, combien le sucre est ennemi des Vers, c'est que si vous jettez sur un Ver, du sucre en poudre, le Ver meurt presque aussi-tôt. M. Rédy remarque ici que les sangsues craignent aussi le sucre, & que si on les met dans de l'eau sucrée, elles y meurent avant vingt-quatre heures.

Quatriéme Expérience.

Il jetta quatre Vers dans une dissolution d'aloës, & les y laissa vingt-quatre heures, après quoi il les retira tout vivans, & les mit dans de la terre où il avoit mêlé de l'aloës, ils y vécurent plusieurs jours.

Cinquiéme Expérience.

Mâchez quelques morceaux de pommes, de poires, d'abricots, puis mêlez quelques Vers dans ce que vous aurez mâché, ils y mourront en peu d'heures.

Comme ces expériences ont été faites sur des Vers de terre, la conséquence qu'en tire Mr Rédy pour les Vers du corps, pourroit bien n'être pas assez juste; il l'avoue lui-même : mais il dit sur cela, que comme on trouve plus aisément des Vers de terre, que des Vers du corps, il lui a été plus facile de faire sur ceux-là, ses expériences. Il en rapporte néanmoins quelques-unes qu'il a faites sur des Vers du corps; & comme elles sont en cela même de toute une autre force que les autres, nous rapporterons (*a*) les principales.

(*a*) Nous avons déja rapporté tout cela dans le dix-septiéme Journal de 1709. mais nous y répondrons ici.

191

1°. Des Vers du corps mis dans de l'eau froide, y ont vécu les uns soixante & les autres soixante & deux heures.

2°. Dans de l'eau où l'on avoit jetté une grande quantité de terre sigillée, ils ont vécu autant; la terre sigillée cependant passe pour être un bon remede contre les Vers.

3°. Dans de l'eau de fleur d'orange, & dans de l'eau-rose, ils sont morts en dix heures.

4°. Dans de l'eau sucrée, épaissie en consistance de julep, ils ne vivent pas plus de trois ou quatre heures.

5°. Si on les met dans du vin, ils y vivent quelquefois près de deux jours, au lieu que les Vers de terre y meurent presque d'abord.

6°. Dans de l'eau où l'on avoit broyé de la coralline, ils ont vécu plus de soixante heures, & dans une infusion d'aloës, plus de trente.

Voilà les expériences les plus considérables que Mr Rédy ait faites pour découvrir ce qui peut être contraire aux Vers; (*a*) mais ces ex-

(a) *Francisci Redy, de Animalculis quæ in cor-*

périences de Mr Rédy & celles de
Mr Baglivi ne sont point aussi dé-
cisives qu'ils l'ont cru, pour la conclusion qu'ils en tirent. Car il se
peut bien faire que certaines choses
dans lesquelles on aura jetté des
Vers sans qu'ils y meurent, ou qu'ils
en soient contrariés, tuent ou con-
trarient néanmoins les Vers lorsqu'elles seront entrées dans le corps,
parce qu'alors étant mêlées avec les
sucs de l'estomac ou des intestins,
elles peuvent par le moyen de ces
sucs qu'elles rencontrent, acquérir
une qualité contraire aux Vers. Le
vin mêlé avec du lait, ou avec du
bouillon, est à plusieurs de ceux
qui aiment l'un & l'autre séparément, un breuvage insupportable.
L'eau de pourpier tout de même,
& plusieurs autres dans lesquelles
nous voyons vivre si long-temps
les Vers que nous y avons jettés,
peuvent être contraires à ces Animaux, lorsqu'elles sont mêlées avec
les différentes liqueurs qui se rencontrent dans l'estomac & dans les

poribus *Animalium vivorum reperiuntur*, *Obserua-*
tiones.

inteſtins. De plus, par le mélange de certains ſucs, qui ſeuls ne feront point contraires aux Vers, il peut ſe faire des fermentations capables de les chaſſer ou de les tuer. Jettez de l'huïle ſur de la chaux, nulle ébullition ; jettez-y de l'eau, il s'excite une fermentation violente. J'ajoûte à cela qu'à l'occaſion de certaines choſes avalées qui entrent dans les inteſtins, ces inteſtins ſont capables de pluſieurs mouvemens qu'ils n'auroient peut-être pas ſans cela. Or de ces mouvemens il peut y en avoir quelques-uns qui détachent les Vers adhérens aux membranes des inteſtins, & les chaſſent plus infailliblement que ne fait l'irritation de certains purgatifs, qui des corps même les plus remplis de Vers, ne chaſſent ſouvent aucun Ver, & qui ne purgent que les humeurs & les excremens.

De plus, les diſſolvans de l'eſtomac en agiſſant ſur les médicamens que nous avalons, en tirent des ſubſtances qui ſouvent ont une qualité toute autre que celle des médicamens d'où ils les tirent. Si l'on

met, par exemple, dans une diſſolution d'aloës, des Vers de terre,
ils y vivent long-temps, mais ſi on
les jette dans un verre d'eau, où l'on
mette ſeulement une goute d'huile
d'aloës, on les voit ſur le champ
faire des contorſions incroyables,
ſe battre les flancs avec les deux
extrémités de leurs corps, puis tomber morts tout à coup au fond du
verre; l'expérience eſt conſtante,
je l'ai faite pluſieurs fois. Cela poſé,
il n'eſt pas étonnant qu'une doſe d'a-
loës, qui étant diſſoute dans un peu
d'eau, ne ſera pas ſuffiſante pour
tuer, ni peut-être même, pour in-
commoder des Vers qu'on y jettera,
puiſſe néanmoins étant avalée, tuer
ou chaſſer les Vers qui ſeront dans
le corps; il n'y a pour le comprendre, qu'à ſuppoſer une choſe très-
vrai-ſemblable, qui eſt que cette
huile, ou autre ſubſtance équiva-
lente, vienne à ſe ſéparer de l'aloës,
par l'opération des diſſolvans de
l'eſtomac, laquelle ſurpaſſe en vertu toutes les opérations de Chymie.

Quant au miel & à l'eau ſucrée,
où les Vers meurent en peu de

temps, il y a tout lieu de croire
que ces Inſectes n'y périſſent que
parce qu'ils s'en enyvrent. Or quand
on avale du miel, ou autre choſe
ſemblable dont les Vers s'accommodent, on n'en avale pas ordinairement aſſez, pour que ces Vers
puiſſent s'en enyvrer & y être ſub-
mergés : ils s'en nourriſſent ſeulement. On dira peut-être qu'il n'y
a qu'à avaler tant de miel, que les
Vers s'en enyvrent & s'y noyent.
L'expédient ſeroit bon, s'il ne s'y
agiſſoit ſimplement que de tuer ou
de chaſſer les Vers ; mais il eſt aiſé
de voir qu'on ne pourroit, ſans nuire à ſa ſanté, avaler la quantité de
miel qui ſeroit néceſſaire pour que
les Vers s'y noyaſſent dans notre
corps. Voilà ce que j'avois à remarquer ſur les remedes qu'il eſt à
propos d'éviter ; paſſons à ceux
qu'il eſt à propos de faire.

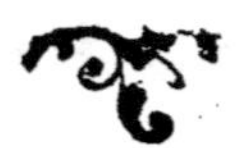

CHAPITRE IX.

Des Remedes propres contre toutes sortes de Vers du corps humain.

COmme les Vers du corps humain, ainsi que nous l'avons observé, ne naissent pas tous dans les intestins, mais que plusieurs s'engendrent ou résident dans la tête, dans le foie, dans le cœur, &c. nous partagerons ce Chapitre en deux Articles : Dans le premier nous marquerons les Remedes propres contre les Vers qui occupent d'autres parties que les intestins ; & dans le second, les remedes propres contre ceux des intestins.

ARTICLE PREMIER.

Remedes contre les Vers exentéraux , c'est-à-dire , qui sont ailleurs que dans les intestins.

LEs Vers exentéraux se divisent en cinq classes, comme nous l'avons vu ; sçavoir, 1°. les Encéphales, proprement dits , puis les Rinaires , les Ophthalmiques , les Auriculaires & les Dentaires. 2°. Les Pulmonaires , les Cardiaires , les Sanguins , les Vésiculaires & les Elcophages. 3°. Les Cutanés ; sçavoir, les Crinons, les Cirons, les Bouviers, les Soyes, les Talpiers & les Toms. 4°. Les Umbilicaux & les Vénériens. 5°. Les Oesophagiens, & les Spermatiques.

Parmi les Vers de ces cinq classes, il n'y a que ceux de la premiere, de la seconde, de la troisiéme, & de la quatriéme, qui soient nuisibles au corps. Les autres, ainsi que nous l'avons remarqué plus haut, sont regardés comme amis du corps, &

pour cette raiſon , n'ont pas beſoin
de remedes ; c'eſt pourquoi nous ne
les comprendrons pas ici.

Remedes contre les Vers Encéphales.

Les Encéphales proprement dits ,
c'eſt-à-dire, qui s'engendrent dans
le cerveau , ou ſur ſes membranes,
ſont très - difficiles à chaſſer , vu
qu'ils ne peuvent ſortir par le nez ,
qui eſt la ſeule iſſue qu'ils pourroient
avoir, s'ils en avoient quelqu'une.
D'un autre côté , ſi par l'effet de
quelque remede , ils viennent à
mourir dans la tête, ils n'y peuvent
cauſer qu'une corruption capable de
tuer les malades. Ainſi de quelque
maniere que l'on conſidere la choſe , ce mal eſt d'une difficile guériſon ; je dis difficile, car abſolument
parlant , il n'eſt pas incurable, &
Schenckius (*a*) prétend qu'un excellent remede contre ces Vers eſt le vin
de Malvoiſie dans lequel ont bouilli des raiforts. On en donne au malade une ſuffiſante quantité à jeûn.

[a] *Schenck. lib. 2. Obſerv. Medic. de capit. dolor.
obſerv. 4.*

Nous

Nous avons parlé de ce remede dans l'Article premier du Chapitre troisiéme ; de sçavoir comment ce vin ou autre remede quel qu'il soit, peut tuer le Ver, sans que le cadavre de cet insecte cause dans le cerveau aucune corruption mortelle, c'est ce qui est très-difficile.

Contre les Rinaires.

Les Rinaires, c'est-à-dire, ceux qui sont dans la racine du nez, peuvent être chassés par des errhines : le suc des feuilles de Bétoine tiré par le nez est bon pour cet effet, la poudre de Bétoine, & celle de la plante nommée par les Botanistes *Doronicum plantaginis folio*, sont encore de bons remedes dans cette occasion, étant pris par le nez. Le *Doronicum plantaginis folio*, est rare, & il faut prendre garde de s'y laisser tromper. Comme j'en ai une grande quantité que j'ai cueillie moi-même aux environs de Plombiere, où elle croît en abondance dans les prairies ; j'en ai fait diverses expériences, & je puis dire qu'il n'y a point de simple qui soit si bon que celui-là pour dégager sans émotion, le cerveau par le nez. On peut mettre la fleur de cette herbe dans le nez, soit fraîche ou séche, comme l'on veut ; une pincée suffit. Elle décharge beaucoup de pituite, non-seulement par le nez, mais encore par la bouche, & elle soulage considérablement le cerveau. On n'en sçauroit trop conseiller l'usage aux personnes replettes, & à celles que la pituite incommode.

L'huile, & selon quelques-uns, le tabac, sont spécifiques contre ces sortes de Vers.

Il faut se rappeller là-dessus les deux histoires que nous avons rapportées depuis la page 75. jusqu'à la page 88. On y voit de quelle maniere ont été chassés deux Vers Rinaires du nez d'une femme, l'un par du tabac, & l'autre par de l'huile.

Voici ces deux faits en abregé ; 1°. cette femme dont il est parlé dans la premiere histoire, rendit son Ver après avoir mis inutilement en usage pendant quatre années toutes fortes de remedes , excepté le tabac, qu'elle s'avifa de prendre au bout de ces quatre années , & dont elle ufa l'efpace d'un mois. Elle le prit en poudre par le nez , & à peine le mois fut-il fini , qu'ayant un matin éternué avec effort , elle moucha fon Ver , qui forti tout roulé en pelotton. Voyez la page 75. où la chofe eft contée au long.

2°. Cet Officier dont il eft parlé dans la feconde hiftoire rendit le fien par le moyen de quelques goutes d'huile d'amandes douces qu'il fe fit verfer dans l'oreille gauche, où fon Ver , quoique logé dans le nez, lui caufoit un bourdonnement confidérable , ce qui ne laiffoit pas foupçonner au malade , d'avoir un Ver dans le nez.

Nous avons rapporté après un habile Phyficien , page 87. de quelle maniere ce Ver étant dans le nez , a pu être chaffé par un remede infinué dans l'oreille. L'explication eft méchanique , & peut beaucoup fervir dans la pratique de Médecine , nous y renvoyons.

G ij

Contre les Auriculaires.

Quant aux Vers des oreilles, ce
font de bons remedes pour les tuer
ou pour les chaffer, que le jus d'oignon, ou quelques goutes de vieille
urine, mêlée de miel, ou comme
l'enfeignent Diofcoride, Galien &
Aetius, un peu de fuc de Calamenthe : le lait de femme feringué
dans l'oreille eft encore très-bon
pour les faire fortir : la fumée des
chofes ameres, reçue par le nez &
par la bouche font auffi de bons fecours. Salmult rapporte (*a*) que ces
fumées firent fortir un jour à un malade onze Vers par les oreilles. On
peut faire des parfums avec la femence de Jufquiame & la cire, ré-
duites en petites bougies, qui étant
jettées fur les charbons, rendent une
fumée excellente contre ces Vers :
on l'introduit dans les oreilles, par
le moyen d'un petit entonnoir.

Mais pour bien juger de ce qui
peut réuffir contre les Vers des oreilles, il faut examiner ce qui peut

[a] *Salmult. cent. 2. obferv. 39.*

réuſſir contre les perce-oreilles lorſqu'il y en eſt entré quelqu'un : il ſe
préſente ſur cela une expérience qui
ne ſçauroit être trop conſultée. Le
perce-oreille n'entre dans l'oreille,
& ne s'y plaît quand il y eſt entré,
que parce qu'il y eſt attiré par le
ſuc même qui ſe trouve dans l'oreille; & le Ver qui eſt produit dans
l'oreille ne s'y produit non-plus &
n'y demeure, que parce que l'humeur contenue dans l'oreille leur eſt
favorable. Ainſi ces deux ſortes de
Vers peuvent être regardés comme
de même nature par rapport à ce
qui peut réuſſir pour les faire ſortir
de l'oreille. Cela poſé, voici l'expérience dont il s'agit. On y trouvera en l'examinant dans toutes ſes
circonſtances, une leçon fidéle. de
ce qu'il eſt à propos de faire ou de
ne faire pas contre les Vers Auriculaires.

En 1723. au mois de Mars, dans
le Bourg de Domard, Diocèſe d'A-
miens, un jeune Garçon (*a*), âgé

______

(a) Lettres ſur des Perce-oreilles, par M. de Savoye, Curé de S. Ouen, imprimées à Paris. Premiere
Lettre en 1725. Seconde Lettre en 1726. Troiſiéme

alors de neuf ans, fils de M. Laffite, Maître Chirurgien du lieu, se plaignit d'un mal d'oreille, & dit qu'il croyoit avoir senti entrer, étant couché sur l'herbe, quelque petite bête dans son oreille droite.

Peu de jours après on en vit sortir un de ces insectes qu'on nomme perce-oreilles, & quelques autres jours après, il en sortit successivement jusqu'à quarante. Le pere de l'enfant surpris d'un tel évenement, se mit à chercher quelle pouvoit être sur la terre la nourriture de ces insectes, & il trouva qu'ils aimoient beaucoup une certaine pomme douce. Instruit de cela, il mit de temps à autre à cet enfant dans l'orifice de l'oreille, de petits morceaux de cette pomme, ce qui parut avoir quelque succès, mais les Vers ne délogeant pas assez vîte, il voulut chercher quelque autre

Lettre en 1728. Quatriéme Lettre en 1731. chez Guillaume Cavelier au Palais; Guillaume Cavelier fils, rue S. Jacques; la Veuve Pissot, Quay de Conti; Jean de Nulli, au Palais.

Mercure d'Août 1725. pag. 1761.

Mercure de Juin 1726. pag. 1355.

Mercure de Septembre 1728 pag 2000.

Mercure de Janvier 1731. pag. 58.

moyen. Il confulta pour cela les Livres de fa Profeffion, & n'y trouvant rien qui lui convînt, il prit le parti de confulter les Médecins d'Amiens & d'Abbeville. Les uns lui ordonnerent d'introduire dans l'oreille de fon fils, l'huile d'amande douce, l'huile de cumin, l'eau-de-vie; les autres, d'y feringuer l'eau de mercure, avec l'huile de térebenthine. Il fuivit ce dernier avis, & dès le lendemain, il vit avec étonnement fortir cinq de ces infectes par l'oreille gauche; car auparavant ils ne fortoient que par la droite. L'enfant en rendit enfuite plufieurs autres, après quoi il fut huit à neuf mois fans reffentir aucune douleur, & fans rendre aucun Ver, mais depuis la fin.du mois de Mai 1725. jufqu'au 24. Juillet de la même année, il en rendit indiftinctement par l'une & par l'autre oreille, au moins cent vingt.

Les douleurs dont le jeune garçon fe plaignoit alors, & qui ne duroient qu'un moment, fe faifoient fentir, ainfi qu'il le défignoit, le long des mufcles cretaphyles, jufqu'à la future coronale , aussi-bien qu'à la surface coronale , depuis la future jusqu'à la racine du nez. Il étoit d'une bonne santé , & d'une complexion plus forte que les autres enfans de son âge. Il avoit eu cependant deux foiblesses depuis ces jours-là , sans perdre la raison, & son teint devint plus blanc qu'il n'étoit auparavant.

Le pere de l'enfant tenta ensuite un nouveau remede , qui fut de seringuer dans les oreilles de son fils , une expression d'amers. Ce remede fit d'abord peu d'effet, mais M. Laffite, (c'est le nom du pere) ne voulant point y renoncer , crut devoir le fortifier par de nouveaux amers , & y faire entrer une dose d'eau de mercure. Il en fit l'épreuve le premier Octobre 1725. & l'ayant continuée pendant six jours , lui & sa femme virent sortir des oreilles de leur enfant pendant ces six jours, quatre-vingt-deux Perce-oreilles , outre plusieurs autres qui furent trouvés dans son lit ; & il ne se passa presque aucun jour , jusqu'à la fin de l'Automne , qu'il n'en sortît de temps à autre , & même pendant l'Hyver.

Au reste, parmi le grand nombre de ceux qui fortirent en différens temps des oreilles de ce malade , il s'en trouva plufieurs qui étoient une fois plus gros que ceux qui fe trouvent ordinairement fous les pots de fleurs , & dans les coins des fenêtres.

Un de ces gros Perce-oreilles l'ayant fait beaucoup fouffrir pendant huit ou neuf heures , avant que d'arriver à l'orifice de l'oreille, où il parvint enfuite, le jeune homme le voulut prendre , & en le prenant , il fe fentit violemment piqué à un doigt , ce doigt s'enfla à l'inftant , & il s'y forma du pus. Une autre circonftance remarquable , c'eft que ces infectes fortoient des oreilles en reculant, & faifoient d'abord paroître leur fourche ou croiffant de derriere.

Le remede tiré des amers & l'eau de mercure ayant enfuite paru trop forts à l'enfant, qui ne pouvoit plus les fupporter , le pere eut recours à d'autres moyens. Un Prêtre du voi

finage lui confeilla l'huile de chenevis , mais avant que d'en feringuer
dans l'oreille , on voulut en éprouver la vertu fur plufieurs de ces infectes qui étoient fortis vivans , on
en toucha plufieurs avec cette huile , & ils moururent fur le champ.
Après une telle expérience on feringua de l'huile en queftion dans
les oreilles de l'enfant, & il en for-
tit plufieurs Perce-oreilles morts ;
mais foit que l'huile de chenevis ne
pût fe répandre dans tous les *finus* ,
où ils fe trouvoient renfermés, ou
qu'elle ne foit pas auffi mortelle ,
qu'elle parut l'être d'abord par l'expérience que l'on fit, la fource n'en
tarit point. Ce qui obligea de fouf-
fler dans les oreilles de cet enfant
de la fumée de tabac & de fouffre.
Mais ce remede ne fut pas plus efficace que les autres pour exterminer
abfolument ces infectes, qui fe mul-
tiplioient fans fin. On s'avifa donc
d'un autre expédient, qui fut d'appliquer aux oreilles des morceaux de
poires de bon chrétien, pour attirer
ces infectes ; & voici quel fut l'évenement de ce remede. Les Perce-

oreilles venoient pendant la nuit manger ces morceaux de poires , puis rentroient ſi ſubtilement dans les oreilles , qu'il n'étoit pas poſſible d'en attraper aucun , quelque meſure que l'on prît pour cela. Enfin ſoit que le conduit par lequel ils ſortoient & ils rentroient auparavant fût depuis devenu calleux , ou que par quelque autre cauſe , ils fuſſent moins ſuſceptibles de ſentiment , il y avoit déja long-temps que l'enfant ne les ſentoit plus ni ſortir ni rentrer. Ce jeune homme, qui l'année de devant ſouffroit peu, ſouffrit enſuite beaucoup, & éprouva une inſommie preſque continuelle. Depuis le commencement du Printemps , le nombre de ces petits animaux s'augmenta de plus en plus. Mais voici un évenement bien extraordinaire, l'enfant s'étant fait par une chute une contuſion ſur le ſourcil gauche , cette chute ouvrit un nouveau chemin aux Perce-oreilles , & il en ſortit pluſieurs par le nez.

L'Hiſtorien de ces faits eſt M. de Savoye , alors Curé de S. Ouen ,

& Doyen Rural de Vignacourt. Ils font outre cela, certifiés dans le mé-me-temps par les Officiers de la Baronnie de Domard, qui en ont été témoins oculaires (*a*). Il y a plusieurs réflexions à faire sur cette Histoire qui n'est pas encore finie, & dont nous rapporterons la suite quelques pages plus bas. Ces réflexions regardent les remedes que nous venons de rapporter, & qui furent employés pour chasser les Perce-oreilles, dont il s'agit.

Les amers, dit-on dans cette Histoire, ayant fait d'abord peu d'effet, on crut devoir les fortifier par de nouveaux amers, & alors on vit sortir pendant six jours quatre-vingt-deux Perce-oreilles, outre plusieurs autres qui se trouverent dans le lit de l'enfant.

REMARQUE.

On ne peut douter que les Perce-oreilles n'aiment l'amertume, puisque le dedans des oreilles étant enduit, comme il est, d'un suc amer,

[*a*] Mercure d'Août 1725. & de Juin 1736.

qui eſt ce qu’on appelle *Cerumen*, ſe plaiſent dans les oreilles. Cela poſé, il eſt à croire que les amers qu’on ſeringua dans les oreilles de l’enfant, n’en firent ſortir les Perce-oreilles que parce que ces animaux accoururent à l’amertume qu’on leur préſenta ; enſorte que ſi cette amertume leur avoit été contraire, elle les auroit plûtôt obligés à s’enfoncer davantage dans l’oreille qu’à en ſortir. Il faut faire le même raiſonnement de tous les Vers qui ſe trouvent dans les oreilles. Ils ne s’y plaiſent que parce qu’ils aiment l’amertume qui y eſt ; ainſi pour les attirer dehors, il faut leur préſenter des choſes ameres , comme celles qu’on préſenta à ces Perce-oreilles. Il eſt vrai qu’on dit dans la rélation, qu’ils ſortoient en reculant ; ce qui pourroit d’abord faire croire qu’ils ſortoient ainſi pour éviter les amers, bien loin d’y accourir. Mais il y a bien plus d’apparence , qu’inondés de ces amers qu’on leur lançoit avec force , ils ne ſe tournoient de la ſorte , que pour défendre leur tête contre l’abondance & la violence de l'injection, & mieux goûter par ce moyen la liqueur qu'ils recevoient. On n'a point marqué quels étoient ces amers qu'on feringua ; on dit en général que c'étoit une expreſ-ſion d'amers qu'on feringua dans les oreilles ; ce qui n'eſt pas aſſez di-re : mais pour ſuppléer à ce ſilence, nous croyons pouvoir avancer ici une choſe qui ſurprendra ſans doute quelques perſonnes, mais qui ne laiſſe pas d'être auſſi propre dans le cas dont il s'agit, pour attirer de-hors les Vers des oreilles, qu'aucun autre remede que ce puiſſe être. C'eſt de faire un onguent avec un peu de fiel de bœuf, de cire jaune, & de beurre, & d'enduire de cet onguent l'entrée de l'oreille ; c'eſt une com-poſition qui imite l'enduit nommé cerumen, dont l'oreille eſt revêtue en dedans, & par cela même elle ne peut, pour les raiſons que nous avons alleguées ci-devant, qu'être capable d'attirer les Vers. Du fiel de bœuf pour attirer les Vers ! Quel remede, bon Dieu, s'écrieront là-deſſus certaines gens. Il eſt vrai que la choſe paroît extraordinaire, puiſ-

que le fiel de bœuf appliqué fur le
nombril des enfans qui ont des
Vers dans les inteftins , fuffit quelquefois feul pour chaffer du corps
ces animaux ; mais il faut confiderer que ce qui eft contraire aux Vers
contenus dans les boyaux , ne l'eft
pas pour cela à tous les autres , &
que les Vers Auriculaires fe nourrif-
fant comme ils font dans un lieu
plein d'un fuc amer , & s'y trouvant bien , ne peuvent être contrariés par un remede qui a de l'ana-
logie avec le fuc amer de l'oreille ,
mais qu'au contraire ils doivent être
attirés par là, comme par un appas:
ainfi c'eft une bonne méthode à fuivre , pour faire fortir les Vers Auriculaires , que de frotter legerement l'entrée de l'oreille, avec l'onguent que nous venons de décrire.

Quant à l'huile de chenevis que
l'on feringua dans les oreilles de
l'enfant , comme cette huile con-
trarie plus que toute autre les Vers
des oreilles, la bonne méthode dans
ces occafions feroit de tirer l'huile
par le nez ; elle s'infinueroit dans
l'oreille par le tympan , où il y a

une ouverture qui communique au nez, ainſi que nous l'avons remarqué pag. 75. 83. 84. parlant d'un Ver ſorti par le nez, & elle chaſſeroit par ce moyen, ces inſectes de l'oreille, l'huile leur étant contraire; mais de la ſeringuer dans l'oreille, c'eſt le moyen de les faire fuir juſques dans le nez. Auſſi dit-on dans cette hiſtoire que les Perce-oreilles, après qu'on eut ſeringué l'huile dans l'oreille, n'en ſortirent pas auſſi abondamment qu'on s'y attendoit, & que ceux qui ſortirent, étoient la plûpart morts. On ajoûte dans la même relation, que l'enfant s'étant fait en tombant une contuſion ſur le ſourcil gauche, les Perce-oreilles ſortirent alors en partie par le nez. Ce qui confirme la remarque que nous venons de faire touchant l'ouverture qui communique du tympan au nez.

Au'reſte, il faut éviter de faire mourir les Vers dans le nez ou dans l'oreille, lorſqu'on peut les en faire ſortir vivans, car leurs cadavres cauſeroient une pourriture dangereuſe. Il n'en eſt pas de même des

Vers

Vers des inteſtins , on en voit aiſément la raiſon. Au reſte , les Perce-
oreilles dont il s'agit, ayant été produits par le premier qui entra dans
l'oreille de cet enfant , & qui s'y
donna famille, il n'eſt pas étonnant
que pluſieurs d'entre eux fuſſent devenus plus gros que les Perce-oreïl-
les ordinaires, vu l'abondante nourriture que dès qu'ils furent éclos ,
ils trouverent dans cet endroit.
Mais ce n'eſt pas la principale réflexion qu'il y a ici à faire. La plus
importante , eſt que ces Vers étant
nés dans l'oreille de l'enfant , ce
n'étoient plus de Vers étrangers ,
mais de véritables Vers Auriculaires ; enſorte que les remedes qui
ont réuſſi à les faire ſortir , doivent être regardés comme de véritables remedes contre les Vers des
oreilles ; & que ceux qui n'y ont
pas réuſſi , doivent au contraire ,
être regardés comme des remedes à
éviter contre les Vers Auriculaires.

Il ſe préſente ici une grande difficulté ſur la ſortie de ces Perce-
oreilles , qui d'abord ſortoient par

l'oreille gauche, & dont cinq sortirent ensuite par l'oreille droite.
Quel passage ceux - ci purent - ils
trouver de l'oreille gauche à l'o-
reille droite ? Il y a lieu de croire
que l'huile de térébenthine chassa
d'abord ces cinq Vers dans le nez,
par la petite ouverture que nous
avons dit être au tympan de l'oreille, & avoir communication avec
le nez. 2°. Que ces Vers étant dans
le nez, s'enfuirent de-là dans l'oreille gauche, par l'ouverture du tympan de cette oreille; ouverture à
la vérité bien petite, mais qui peut
sans doute prêter, s'élargir dans le
corps vivant, lorsqu'un Ver vient
à la picoter & à faire effort pour y
entrer. L'on fit fort mal de seringuer
cette huile de térébenthine dans
l'oreille. C'est dans le nez qu'il la
falloit glisser ; & il n'y a pas d'apparence, en considérant la structure
du nez & de l'oreille, que si on s'y
étoit pris de la sorte, aucun Perce-
oreille eût passé à l'oreille gauche,
& qu'ils ne fussent tous sortis par
l'oreille droite, jusqu'au dernier,
pourvu qu'on eût continué quel-

ques jours à infinuer de cette huile
dans le nez. Au refte l'explication
que nous avons donnée de la fortie
de ces Infectes par l'oreille gauche,
en les faifant paffer d'une oreille à
l'autre par l'entremife du nez, au
moyen de l'ouverture du tympan ;
cette explication, dis-je, n'en ex-
clud pas une autre, qui paroît affez
naturelle ; fçavoir, que ces Infectes
qui fortirent par l'oreille gauche,
y étoient entrés par dehors, après
être for........ l'oreille droite, &
s'être difperfés alors autour de la
tête du Malade ; d'où enfuite, ils
s'étoient infinués dans l'oreille gauche. Cette explication paroît affez
vraifemblable. Nous avons encore
à rapporter quelques endroits de
cette Rélation, qui ne font pas d'u-
ne petite conféquence pour ce qui
concerne la pratique de la Médecine.

Suite de la Rélation ci-deffus.

En 1727. le pere du jeune homme, de l'oreille duquel il fortoit
toûjours une grande quantité de

Perce - oreilles , s'avisa de faire prendre à son fils , matin & soir , pendant quinze jours de suite , un bol fait avec sept grains de mercure doux & autant de diaphorétique minéral incorporés dans de la gelée de groseille ; ainsi ce fut par jour , quatorze grains de mercure doux , ce qui monta à deux cens-dix grains.

Ces bols mercuriels chasserent une grande quantité de Perce-oreilles ; mais le Malade tomba dans un état déplorable. Son corps devint couvert d'abscès , & dans des parties dangereuses , ce qui détermina le sieur Laffite , pere du Malade , à renoncer à un tel remede.

Mr de Savoye , en parlant de cet inconvénient , dit que le Malade n'observoit point le régime convenable en tel cas ; qu'au contraire tantôt il mangeoit un gros chanteau de pain , tantôt de la viande ou des fruits , à l'insçu de son pere & de sa mere. Il ajoûte que non-seulement on ne put compter le nombre complet des Perce-oreilles qui sortirent de la tête de ce jeune homme , pendant l'année 1727. mais que le nombre en a été encore plus confidérable dans l'année 1728. Le fieur Laffite & fa femme déclarent qu'ils en ont vu fortir 62. le 30. Juillet de la même année, & que la veille il en étoit forti plus de 20. Ce qui doit plus étonner, c'eft qu'il y avoit déja plus de cinq ans, que le jeune homme étoit travaillé de ces Infeêtes. Il en fortoit peu l'hyver, mais le mois de May ils recommençoient à fe montrer, & ne ceffoient de paroître qu'à la fin de Novembre. Ils ne fortoient pas tous les jours, mais il étoit rare qu'une femaine, ou au plus, une quinzaine fe paffât fans qu'il en fortît. Ils étoient la plûpart fort gros, & plus gros que les Perceoreilles ordinaires. Depuis deux ans le Malade ne les fentoit plus, ni quand ils fortoient, ni quand ils rentroient. Au refte il n'étoit point fourd, & il fe portoit d'ailleurs affez bien. Il avoit toûjours grand appétit, mais fon teint pâliffoit beaucoup, & l'on croyoit voir en lui, comme un commencement de ftupidité.

Quoiqu'il souffrît beaucoup en
Eté, il souffroit encore plus en Hyver, & son pere crut le perdre
l'Hyver de 1727.

Ce jeune homme, qui pendant
cinq à six ans avoit été tourmenté
de ces Perce-oreilles, engendrés
successivement dans sa tête, & sor-
tans tantôt par les oreilles, tantôt
par le nez, s'est trouvé en 1730.
parfaitement guéri, & cela par un
pur effet du hasard; s'il faut s'en
fier là-dessus, aux conjectures. Le
jeune homme s'étant trouvé au
mois de Janvier 1730. dans la mai-
son d'un des amis de son pere, où
l'on buvoit de l'eau-de-vie, boisson
familiere dans ce lieu-là, sur-tout
parmi les petites gens, on lui en
fit boire plusieurs coups, qui lui
porterent à la tête. On vit peu après
sortir de ses oreilles, une quantité
prodigieuse de ces Perce-oreilles,
& depuis ce temps-là, jusqu'à la
fin d'Avril, qu'il en rendit un qui
étoit apparemment le seul qui re-
stoit : il n'en est plus sorti. Ses cheveux qui étoient bruns dans leur
longueur, & blancs aux extrémi-

tés, reprirent une couleur égale.

Toute cette Rélation eſt atteſtée par un grand nombre de témoins.

Remarques ſur la ſuite de cette Rélation.

Le mercure doux que le ſieur Laffite Chirurgien, fit prendre à ſon fils, ne convenoit point en ſi grande doſe, & pendant un ſi grand nombre de jours. On ne doit attribuer les abſcês qui couvrirent le corps du Malade, qu'à la fonte extraordinaire que le mercure doux donné en ſi grande quantité, produiſit dans les humeurs. Si l'on avoit mêlé ce mercure avec quelque purgatif pour entraîner par bas ces humeurs, à meſure que le mercure les auroit fondues, il ne ſeroit point ſurvenu d'abſcès ; mais de le mêler avec le diaphorétique minéral ſeul qui pouſſe les humeurs à la circonférence, on ne pouvoit prendre un meilleur moyen pour cauſer les abſcès qui ſurvinrent.

Deux cens dix grains de mercure doux donnés en deux ſemaines à un jeune homme de quinze ans, pour lui faire sortir des Vers qu'il a dans les oreilles, la dose est exorbitante.

Quant à l'eau-de-vie dont on fit boire plusieurs verres au jeune homme, & qui l'enyvra, c'est une grande question, si l'on doit attribuer à cette yvresse, la guérison dont il s'agit. En cas que cela soit, la guérison est singuliere : mais il seroit-dangereux d'en faire des essais.

Contre les Dentaires.

Le meilleur remede contre les Vers des dents, est de tenir les dents propres, de se les laver tous les matins, & après les repas, & s'il y a des croutes sur les dents, d'ôter ces écailles, ou avec un fer, ou avec quelques gouttes d'esprit de sel dulcifié, qu'on met dans un peu d'eau. La racine de plantain mâchée est encore un bon remede, aussi-bien que l'aloës & la myrrhe, mêlés avec un peu de miel, & appliqués à l'endroit où l'on sent du mal à la dent, la douleur cesse

pour

pour long-temps , & même ne revient plus si on a soin de réitérer
quelquefois le même remede. Quelques Auteurs conseillent de bruler
des graines de Jusquiame , & d'en
faire aller la fumée aux dents : ils
disent qu'on voit sortir aussi-tôt de
la bouche , des Vers , que cette
fumée emporte ; mais ce fait est
une pure fable. Forestus (*a*) écrit
que ces prétendus Vers ne sont
qu'une apparence de Vers , laquelle
se voit toujours dans la fumée de la
graine de Jusquiame. J'ai voulu en
faire l'essai , & je n'ai point vu cette apparence de Vers. Forestus a
sans doute rapporté le fait sans l'a-
voir éprouvé ; mais ce qui me sur-
prend , est qu'un autre Auteur assure en avoir fait l'expérience , &
avoir vu effectivement ces Vers.
Voici comment il s'explique : »Sou-
» vent les mains demangent fort à
» cause de petits cirons & tignes
» qui s'y nourrissent , & causent ce
» prurit. Pour les faire choir , j'ai
» vu prendre de la graine de cette

(*a*) *Forest. de Ægritud. dentium, Lib* 14. *Ob-*
serv. 7. *in Schol. pag.* 96. *columnâ secundâ.*

» herbe, que pour l'amour de cela
» ils nomment tignée, c'est la ha-
» nebane ou jusquiame, qui a de
» petits godets pleins de petits
» grains, & on en usoit de cette
» façon. Ayant des charbons allu-
» més en un réchaud, & tout au-
» près un bassin plein d'eau ; on jet-
» toit cette graine sur le feu, & on
» mettoit les mains à la fumée,
» puis après que l'on les avoit te-
» nues assez à cette fumée, on les
» trempoit en l'eau froide, & in-
» continent paroissoient en la su-
» perficie de l'eau une infinité de
» Vermisseaux, & disoit-on affir-
» mativement, que ces Vers étoient
» les tignes qui étoient sorties de
» la peau. Quand j'eus bien consi-
» déré cet effet, & vu de près les
» mains, où il n'y avoit aucune ap-
» parence que cela fût avenu, je fis
» tant que je découvris la finesse.
» Je pris une petite piéce de bois,
» que je mis à cette fumée de jus-
» quiame, puis je la trempai en
» l'eau, & il en sortit aussi des Vers
» tout de même que l'autre fois : j'y
» présentai aussi une pantoufle, une

» piéce de fer, & plusieurs autres
» choses, qui toutes enfin rendoient
» le même effet; car ayant mis ma
» main, où je ne sentois aucune in-
» commodité, je vis qu'il en sortoit
» autant que de celle de ceux qui
» étoient tourmentés de demangeai-
» son : je pris résolution que ceci
» étoit une imposture, & cepen-
» dant je concluds que ces grains
» étant en fumée, il y avoit en icelle
» une humeur crasse prête à se con-
» geler, qui se géloit à la froideur
» de l'eau , & qu'ainsi il sembloit
» que ce fussent tignes.

Nous avons remarqué plus haut
que le meilleur remede contre les
Vers des dents , est de se tenir les
dents propres, & de se les laver
tous les matins ; nous ajoûterons ici
qu'on ne sçauroit mieux faire que
de se les laver avec quelques cuillerées de cette eau de fougere que
je fais préparer contre les Vers.
Elle ôte toute la pourriture des
dents, les empéche de se gâter, &
les affermit. Il est vrai qu'elle laisse
alors pour quelques momens un
peu d'amertume sur la langue, mais

on eſt bien dédommagé de ce petit inconvénient par le bien qu'elle procure aux dents, aux gencives & à toute la bouche.

Contre les Pulmonaires.

Les Vers qui s'engendrent dans la poitrine, & qui cauſent des toux violentes, ainſi que nous l'avons obſervé ailleurs, ſont très-difficiles à chaſſer ; il y a un remede cependant que divers Médecins conſeillent pour les faire ſortir par le cracher ; c'eſt de donner au Malade du ſuc de marrube mêlé avec un peu de miel, & de lui faire ſuccer un peu d'oximel ſcyllitique en forme de looch.

Contre les Hépatiques.

On peut prendre contre les Vers du foie, pluſieurs matins de ſuite dans un bouillon, environ douze grains de poudre de Cloportes, ou un bouillon au Veau, où l'on ait fait bouillir un peu d'hépatique.

Contre les Cardiaires.

Contre les Vers du cœur faites boire du suc d'ail, de raifort, & de cresson, ou bien prenez racine de gentiane & de pivoine, de chacune deux gros ; myrrhe, un gros : mettez le tout en poudre subtile, mélez-en une pincée dans une goutte d'eau, & frottez de cette eau le dedans des lévres du Malade plusieurs matins de suite. Hebenstreit dans son Traité de la Peste, dit que l'ail tout seul est le plus prompt de tous les remedes contre cette maladie, & il rapporte là-dessus une expérience assez remarquable. Un grand Seigneur, dit-il, étoit tourmenté de plusieurs maux qu'on attribuoit au cœur, & comme il ne recevoit aucun soulagement, un jeune homme, qui étudioit en Médecine, & qui étoit connu du Médecin ordinaire, étant venu, dit qu'il se souvenoit d'avoir lu qu'il y avoit un genre de Ver, qui se trouvoit quelquefois au cœur, & contre lequel la plûpart des re-

medes étoient inutiles , excepté
l'ail ; que ce Seigneur pouvoit bien
avoir un Ver semblable , & qu'on
devoit tenter ce rémede. Le Malade ne tint nul compte de l'avis d'un
jeune homme sans expérience ; il
s'opiniâtra à vouloir être traité à
l'ordinaire, & il mourut. On l'ouvrit , & on lui trouva dans le cœur
un Ver tout blanc , qui avoit une
tête longue, dure comme de la corne : on prit le Ver tout vivant , &
on le mit sur une table au milieu
d'un cercle , qu'on décrivit avec du
suc d'ail. Le Ver commença à se
traîner de côté & d'autre , s'éloi-
gnant toûjours de la circonférence
du cercle , & enfin chassé par l'o-
deur de l'ail , se retira au milieu du
rond , où il mourut par la force de
cette odeur.

Contre les Sanguins.

Rien n'est meilleur contre les
Vers qui s'engendrent dans le sang ,
que le jus de cerfeuil ; on en peut
prendre une cuillerée trois fois par
jour pendant une semaine, le ma-

tin à jeun, l'après midy deux heures après le dîné, & le soir un peu
avant que de se coucher.

Contre les *Véficulaires.*

Le sel végétal est bon contre les
Vers qui sont dans les reins & dans
la vessie ; on en peut prendre un
demi gros le matin dans un bouillon. Le chrystal minéral y est bon
encore.

Contre les *Elcophages.*

Le suc de Calamenthe y convient,
& l'huile d'amandes ameres.

Contre les *Cutanés.*

Les Cutanés, comme nous l'a-
vons vu, font les Crinons, les Cirons, les Bouviers, les Soies & les
Toms.

Il n'y a pas de meilleur remede
contre les Crinons, que de baigner
le Malade dans de l'eau tiede, puis
de le frotter de miel auprès du feu,
& de passer ensuite sur le corps un
linge un peu rude.

On peut laver les pustules avec de l'eau où l'on aura mis du fiel de bœuf, ou bien les bassiner avec ce qui suit. Prenez six dragmes d'eau de millepertuis, une demie dragme de miel commun, & une dragme de poivre ; mêlez le tout ensemble.

Il est à propos quelquefois pour se défaire des Cirons & des Crinons, d'en venir aux remedes intérieurs, & cela pour corriger l'acidité & la viscosité du sang, & des autres liqueurs nourricieres, laquelle entretient ordinairement ces Insectes. Ces remedes sont, de mettre dans son vin un peu de tartre soluble, avec un peu d'oxymel scillitique ; de prendre quelquefois dans du vin d'Espagne, ou dans de l'hydromel, un demi gros de la composition suivante : Deux dragmes d'élixir de vie, une dragme d'extrait d'absynthe, une dragme d'yeux d'Ecrevisse, sept à huit gouttes d'huile de sassafras ; remuer le tout jusqu'à ce qu'il soit bien mêlé.

Contre les Bouviers.

Il faut employer les mêmes remedes qui conviennent contre les Cirons. Quant aux Soies & aux Toms, j'ai rapporté dans le Chapitre troisiéme, par quel moyen on s'en guérit.

Contre les Umbilicaux.

Voyez le Chapitre III.

Contre les Vénériens.

L'Aquila alba, est un excellent remede contre ces Vers ; la doze est depuis six jusqu'à trente grains en pilules.

ARTICLE SECOND.

Des remedes contre les Vers des intestins.

NOus commencerons par les remedes contre les Vers ronds & longs ; nous viendrons ensuite à ceux des Afcarides , puis à ceux du Tænia ou Solitaire ; ce qui fera terminé pour conclufion entiere du Chapitre , 1°. par des remarques générales fur le traitement des Malades attaqués de Vers , & fur la maniere dont agiffent les remedes anthelmintiques , c'eft-à-dire , antivermineux. 2°. par une lifte univerfelle de ces remedes rangés dans leurs claffes , felon qu'ils fe tirent , ou des plantes , ou des Animaux , ou des minéraux ; qu'ils font fimples ou compofés , & autres différences. 3°. Par des réfléxions de pratique fur la quantité extraordinaire de ces mêmes remedes.

Il y a des remedes dont l'effet ordinaire eft de tuer les Vers fans les chaffer , & d'autres qui ordinairement les tuent & les chaffent ; car il ne laiffe pas d'arriver auffi quelquefois que les uns & les autres les chaffent vivans ; nous parlerons des premiers dans une Section à part , & des autres dans une autre Section.

SECTION I.

Des Remedes qui tuent les Vers des intestins.

DE ces remedes les uns se prennent en dedans, & les autres s'appliquent en dehors; nous rapporterons d'abord ceux qui se prennent intérieurement, & puis nous viendrons à ceux qui s'appliquent à l'extérieur.

Remedes internes.

Ces remedes sont le vin blanc, la biere, le verjus, le pourpier, la graine de pourpier, celle de chou, de citron, l'écorce d'orange amere, l'ail, les oignons, la poudre de racine de gentiane, l'eau dans laquelle on a fait infuser de la racine d'angélique, la coraline, la rasure de corne de Cerf & d'yvoire, la corne de Cerf brulée, les trochisques de corail & de corne de Cerf, le beurre, l'huile, la moutarde, la graine de tanaisie dans un peu de syrop violat, le bol d'Arménie, l'eau à la glace, le jus de citron, &c.

On peut prendre l'une de ces choses, ou quelpues-unes ensemble: Comme graines de citron, d'oseille, de pourpier, de coriandre pulvérisée, de chacune un gros; poudre de diamargaritum froid un demi gros, rasure d'yvoire & de corne de Cerf, de chacun demi-scrupule; sucre rosat, une once; & s'il y a un cours de ventre qu'il soit à propos de modérer, corail & poudre de roses, de chacun un demi-gros: mêler le tout en poudre subtile, & en faire une opiate avec de l'oxysaccharum, & de la conserve de roses & de chicorée.

Le jus de plantain, la vieille thériaque, les amandes ameres, le suc de grenade mêlé avec de l'huile d'olives, sont encore de bons remedes. L'esprit de nitre, celui de souphre, l'esprit de sel dulcifié, réussissent heureusement; on en peut prendre quatre ou cinq gouttes des uns ou des autres dans un peu d'eau commune, évitant de mêler ces esprits ensemble. L'huile de bois de

geniévre prife à jeun, eft très-bonne contre les Vers , aufli-bien que
celle de bois de coudrier ; on en
donne quatre ou cinq gouttes dans
un peu de vin ; & davantage , fi
c'eft pour des perfonnes avancées
en âge.

Quand les enfans ont de la fiévre,
voici un julep qu'on leur peut donner pour tuer leurs Vers : eaux de
pourpier & de chicorée, de chacune deux onces ; confection d'hyacinthe un fcrupule ; poudre de coraline autant ; corail préparé demi-
fcrupule ; fyrop de limon, demi-
once ; méler le tout , & le donner
à boire.

Quand la fiévre eft maligne , &
qu'il y a lieu de craindre qu'il n'y
ait des Vers , comme cela arrive
quelquefois , il faut faire ce qui
fuit : Prendre une fuffifante quantité d'eau de fcorfonaire , de fca-
bieufe & de pourpier ; fix gros de
fyrop de limon , demi-fcrupule de
poudre de Vipére , & autant de
poudre de coraline, demi-gros de
fel de prunelle , un fcrupule de confection d'hyacinthe , & faire do

tout cela un julep. Dans les maladies de pefte, (*a*) lorfqu'il y a des Vers, le jus de citron eft d'un grand fecours.

Si avec les Vers & la fiévre, il y a convulfion & vomiffement, il faut faire le remede fuivant.

Prendre quatre onces d'eau de pourpier , trois gros d'eau thériacale , un gros de confection d'hyacinthe , & autant de poudre de coraline , méler le tout enfemble , & en faire une potion que l'on prendra en une fois ou en deux , felon l'âge du Malade. La coraline, dont nous parlons , eft fi bonne contre les Vers , qu'il arrive fouvent qu'un feul gros pris dans du vin , les tue & les chaffe en même temps.

La vertu de ce fimple a été inconnue à Diofcoride , à Galien , & à tous les Anciens. Nous en devons la connoiffance aux Modernes , qui en ont fait diverfes expériences. Mathiole , Antonius

______

(*a*) *Peftem viennes̄em nuperrime à vermiculis ortam Medici notarunt , à fucco citri profligari.* Thom. Barth. Act. Medic. tom. V. p. 83.

Mufa, Mercurial, (a) relevent l'excellence de ce remede par-deſſus celle de tous les autres, & en rapportent pluſieurs effets furprenans, dont ils ont été les témoins.

L'huile eſt un excellent remede contre les Vers, il en faut prendre quelques cuillerées à jeun ; je dis à jeun, parce qu'alors l'eſtomac & les inteſtins étant vuides, cette huile touche les Vers plus facilement.

Le Ver meurt ſitôt qu'il ne peut plus reſpirer ; or, il ne reſpire que par le moyen de certaines petites trachées, qui ſont rangées le long de ſon corps ; enſorte que ſi l'on bouche ces trachées avec quelque choſe d'onctueux, qui empêche le commerce de l'air, il faut néceſſairement que l'Animal meure faute de reſpiration, ſans même que la tête, & tout ce qui n'eſt pas trachée, ſoient frottés. Cela eſt ſi vrai, que ſi l'on met de l'huile à un Ver ailleurs qu'aux trachées, ſans même épargner la tête, le Ver vivra, &

(a) *Mercurial, Lib. III. Cap.* 10. *de Morb. Pueror.*

aura fon mouvement ordinaire. Si on en met à quelques trachées feulement, on verra les parties, où feront ces trachées, devenir fans mouvement propre ; & fi on en met à toutes les trachées, le Ver demeurera immobile, & mourra prefque fur le champ.

M. Malpighi a fait toutes ces expériences ; j'en dis autant du beurre, lequel produit le même effet, & qui étant pris à jeun, tue les Vers mieux que ne fait l'ail. Nous pouvons remarquer ici que l'effet de l'huile fur les Vers n'eft point une chofe, que les Modernes ayent découverte les premiers, les Anciens l'ont reconnue comme nous ; & Ariftote dit en termes exprès dans le Chapitre 27. du huitiéme Livre de fon Hiftoire des Animaux, que tous les Infeétes meurent quand ils font touchés d'huile : il ajoûte même une chofe, dont il eft facile de faire l'expérience, qui eft que fi l'on ne fe contente pas de toucher tout le corps avec de l'huile, mais qu'on en touche auffi la tête, & qu'enfuite on expofe le

Ver

Ver au Soleil , il meurt encore plus promptement ; Pline écrit la même chose.

De toutes les huiles ordinaires , celle de noix est la meilleure contre les Vers ; & à Milan les meres ont coûtume de donner une ou deux fois la semaine à leurs petits enfans , des roties d'huile de noix , avec un peu de vin , pour faire mourir les Vers. Nous remarquerons ici que l'huile d'amandes douces ne fait pas sur les Vers un effet si prompt , ainsi qu'on le peut voir par l'expérience que nous avons rapportée dans le Chapitre huitiéme : ce qui vient sans doute, de ce que les parties de cette huile sont plus poreuses , & par conséquent moins capables d'empêcher l'entrée de l'air dans le corps du Ver. Au reste il ne faut pas croire que l'huile lorsqu'elle est dans notre corps , puisse tuer les Vers , comme elle tue un Ver de terre que nous en frottons, ou que nous y jettons ; car il en faudroit avaler une trop grande dose pour cela , & cette quantité seroit dangereuse ; mais

toûjours elle les tue à la longue,
quand on en prend plusieurs jours
de suite.

Quelques goutes de vin le matin
à jeûn sont bonnes contre les Vers ;
sur-tout il n'est pas à propos quand
on est attaqué de cette maladie, de
boire de l'eau pure aux repas, il
faut y mêler un peu de vin, pourvu toutefois que ce ne soit pas du
vin verd, car celui-là loin d'être
contraire à la vermine, est capable
d'en engendrer. Il vaut bien mieux
boire de l'eau seule, que d'y mêler
du vin qui n'ait pas assez de maturité. Au moins l'eau seule, pourvu
qu'elle soit bien pure, & qu'on n'en
boive point trop, n'est point malfai-
sante, & c'est une erreur grossiere
de penser que cette boisson, quand
elle est ordinaire, rende les gens
chagrins & de mauvaise humeur,
comme se l'imaginoient les Grecs,
qui traitoient Demosthene d'homme épineux & difficile, parce qu'il
ne buvoit que de l'eau ; car c'est le
reproche qu'ils faisoient à cet Ora-
teur, lorsqu'il leur représentoit un
peu vivement leur devoir.

Si l'on y fait réflexion , on verra
que le vin a dérangé bien des cer-
veaux , qu'il a abruti bien des gens
d'esprit , & souvent changé en fé-
rocité les mœurs les plus douces.
Aussi les personnes les plus sages ont
toûjours été sobres sur le vin. Dé-
mosthene dont nous venons de parler , n'en buvoit point , & on l'ap-
pelloit le buveur d'eau , comme il
le témoigne lui-même sur la fin de
sa seconde Philippique. Ciceron en
buvoit très-peu aussi ; en effet, le vin
peut fournir quelques bons mots ,
il rend pour l'ordinaire les gens
agréables dans les repas, il donne de
la facilité dans les conversations ,
ainsi que le remarque le même Ciceron (*a*). Mais, comme l'insinue si
bien cet Auteur , il y a une grande
différence entre ce qui fait un homme de compagnie , & ce qui fait un
homme grave & sensé. Lors donc
que je conseille ici le vin contre les
Vers , je prétends qu'on en use sobrement , & qu'on le regarde comme un breuvage sur lequel il faut
grandement se ménager. Du reste ,

______
(*a*) *Cicer. pro Cælio. versus finem.*

K ij

on a un grand nombre d'exemples de l'efficacité singuliere du vin contre les Vers, & en voici un bien remarquable qu'un Médecin de la Ville de Todi dans le Duché de Spolette, a écrite à M. Baglini sur le sujet de cette boisson donnée dans une maladie vermineuse épidemique. M. Baglini me l'a communiquée dans une sçavante Lettre qu'il m'a écrite sur le vingt-deuxiéme Aphorisme de la premiere Section; laquelle Lettre est aussi imprimée dans ses Oeuvres.

Observation importante sur l'effet du Vin contre les Vers, laquelle m'a été communiquée par M. Baglivi, Médecin de Rome.

Circa finem epistolæ, utilem de lumbricis observationem adjicere visum est, de qua elapso anno 1700. eruditus Massæ Tudertinorum in Umbria Medicus ad me scripsit. Constitutio ferè epidemica febrium putridarum & malignarum erat, ægroti circa septimum vel decimum quartum mor-

bi diem moriebantur , & continuò vexa-
bat illos ingens pectoris anxietas. Vermes
teretes magnâ copiâ excernebant singuli.
Hi Vermes in vino positi statim peribant ;
in oleo , aquâ saccharatâ , spiritu vini ,
aceto , succo limonum per plures horas at-
que dies vivebant. Qui vinum biberunt
ægroti , omnes convaluere. Inter eos mu-
lieres atque senes majori numero interiere.
Vinum itaque antidotum fuit morbi , &
morbi causæ. C'est-à-dire. Un sçavant
Médecin de la Ville de Todi m'a
écrit l'année derniere 1700. l'observation suivante. Il regnoit dans ce
pays-là des fiévres malignes épidé-
miques : les malades qui en étoient
attaqués mouroient vers le sept ou
vers le quatorze ; ils sentoient de
grandes oppressions de poitrine, &
rendoient force Vers longs & ronds.
Ces Vers mis dans du vin y mouroient aussi-tôt : jettés dans de l'huile , dans de l'eau sucrée , dans de
l'esprit de vin , dans du vinaigre,
dans du jus de limon , ils vivoient
plusieurs heures , & quelques-uns
même plusieurs jours. Les malades
à qui on fit boire du vin guérirent
tous. La mortalité fut plus grande

fur les femmes & fur les vieillards, que fur les autres. Enfin, comme on voit, le vin fut l'antidote de ces maladies, & de la caufe de ces maladies.

Je remarquerai ici à cette occafion, qu'encore que le vin foit un bon remede contre les Vers, ce n'eft pas un remede univerfel contre ce mal, & voici là-deffus un fait que les Lecteurs ne feront peut-être pas fâchés que je rapporte.

Le mois de Septembre 1703. on m'écrivit de Bar-le-Duc, que pendant tout le Printemps & tout l'Eté de cette année-là, des maladies caufées par les Vers, ayant regné dans le Barrois, les Malades avoient reçus de grands foulagemens par l'ufage des remedes indiqués dans mon Livre. Que Madame la Comteffe de Nétancourt, qui étoit alors dans le pays, s'étant employée elle-même au foulagement des pauvres, avoit fait avec le fecours des remedes que je marque, plufieurs cures confidérables, & celle entre autres d'un Boucher de Revigni, à une lieue de chez elle, lequel jetta un Ver semblable à celui de la premiere planche de mon Livre, & long de huit aulnes, sans y comprendre plusieurs morceaux rompus, qui sortirent en si grand nombre, que les personnes qui les virent, jugerent qu'il falloit que ce Ver eût eu dans le corps d'où il venoit de sortir, plus de douze aulnes de long. Le Malade avoit une violente fiévre continue, avec transport au cerveau ; c'étoit un homme accoûtumé au vin. En santé il en buvoit abondamment, & il ne voulut pas même s'en priver pendant sa maladie. Son mal augmentant de plus en plus, Madame la Comtesse de Nétancourt, lui fit user d'un des remedes marqués dans le Traité de la Génération des Vers, & le Malade rendit le Ver dont nous venons de parler. La sortie de cet Insecte fut suivie d'une guérison si prompte, qu'au bout de 24. heures, la fiévre cessa, & que peu de jours ensuite le Malade se porta mieux que jamais. La personne qui m'écrit fut mandée pour confesser le Malade qui étoit

abandonné, & pour le difpofer à
la mort. Ce qui furprit davantage,
c'eft que cet homme eût des Vers ;
car il eft à remarquer, m'écrit-on,
qu'il avoit fon corps aviné ; qu'en
fanté il buvoit du vin avec excès ;
& que nonobftant fa fiévre toute
violente & continue qu'elle étoit,
il n'avoit jamais voulu quitter le
vin, quoique défendu par tous
ceux qui le voyoient, lefquels di-
foient que c'étoit le vin qui le rédui-
foit à cet état : mais il a bien fait
voir, me mande-t'on, que l'on fe
trompoit ; car dès le moment qu'il
eut mis bas le Ver, il commença
à dormir, ce qu'il n'avoit fait depuis long temps ; la fiévre le quitta
au bout de vingt-quatre heures, &
quelques jours après il ne parut pas
qu'il eût été malade. *Je l'ai vu plu-*
fieurs fois depuis, m'ajoute la perfonne qui m'écrit (a), *& il eft dans une*
parfaite fanté.

La graine de chanvre eft encore
très-bonne contre les Vers. On la
pile bien, & on la jette dans une
fuffifante quantité d'eau, puis on la

(a) Voyez la Lettre ci-après ;

remue

remue jufqu'à ce qu'elle faffe une efpéce de pâte claire. Enfuite on paffe le tout par un linge , & il en fort
un iait, dont il faut prendre un verre à jeûn.

Le millepertuis eft admirable
contre les Vers ; il en préferve même le fromage, fi l'on a foin de l'en-
veloper de cette herbe. (a) Quercetan & quelques autres Auteurs recommandent ce remede. La maniere de prendre le millepertuis eft de
le faire bouillir dans de l'eau, & de
boire de cette eau avec un peu de
fucre. On en peut faire auffi du fyrop. Bartholin confeille les feuilles
de millepertuis infufées dans de l'efprit de vin , & données dans quelque liqueur convenable (b). L'effen-
ce de millepertuis eft encore excellente pour chaffer les Vers , & même les Vers plats (c).

[a] *Quercet. Rediviv.*
(b) *Barthol. Acta Aphnienfia , vol. 1. cap. 40.*
(c) *Sed nec infantes ab his monftris prorfus immu-
nes effe docuit me filia bimula quæ anno 1674. poft
ufum Hypericonis aliquandiu continuatum , particu-
lam de lumbrico lato , fpithamam longam per alvum
rejecit, & hoc ipfo ab omni quâ antea affligebatur molef-
tiâ , liberata eft. Joann. Henr. Brechtfeld , in Actis
Th. Barth. tom. 5. c. 71.*

Tome II.   L

Le pourpier est un souverain remede contre les Vers des intestins, mais on ne devineroit pas par quel endroit : c'est parce qu'il contient du mercure qui est si bon contre les Vers. On doit cette découverte à un Auteur Chinois. Il y a, dit-il (a), un moyen de se procurer du mercure à peu de frais : il n'y a pour cela qu'à prendre de petites feuilles de cette plante, les broyer dans un mortier, avec un pilon de bois d'Acacia, les exposer au soleil levant, & les laisser à cette exposition durant trois jours ou environ ; puis lorsqu'elles sont séches, les faire bruler legerement ; enfermer ensuite cette poudre dans un vase de terre vernissé, le bien boucher, l'enfouir dans la terre, & l'y laisser quarante-neuf à cinquante jours; après quoi retirer le vase, l'on y trouvera le vif-argent bien formé.

L'on vend à Pekin deux sortes de mercure, l'un qui se tire des mines, & qu'on appelle *Chan-choui-in*, & l'autre qui se tire de certaines plan-

(a) XXIII. Recueil des L. Ed. & Cur. pag. 458. 59. & suiv.

res , entre autres du pourpier , &
qu'on nomme *Tsdo-choui-in.*

L'Herbier Chinois , qui en cela
s'accorde avec le sentiment des Botanistes d'Europe , donne au pourpier les mêmes vertus qu'on attribue au mercure. On y lit que le
pourpier est froid de sa nature, qu'il
fait mourir toute sorte de vermine ,
qu'il dissout les viscosités , qu'il est
volatil , qu'il debouche & tient ouverts les différens canaux du corps
humain.

Quoi qu'il en soit , le vif-argent
tiré des plantes , & entre autres du
pourpier , doit être plus dégagé
d'impuretés que celui qui se tire
des mines , parce que pour s'exal-
ter dans une plante , il faut qu'il se
décharge des fibres rameuses & sul-
phureuses qui l'embarrassent ; enforte que cette exaltation le purifie , & produit le même effet que la
peau de chamois , à travers laquelle
les Chymistes le font passer.

Les feuilles de pourpier , quand
on les regarde au grand jour , paroissent comme pointillées d'argent ; ce qui pourroit bien venir

des particules de mercure qui y sont
contenues.

Le pourpier se peut prendre en
salade, il se peut prendre dans des
bouillons, on en peut mettre dans
les potages ; il faut emplòyer les
feuilles & les côtes ensemble, les
côtes, sur-tout, ont plus de vertu
contre les Vers ; elles imitent
assez la figure des Vers ordinaires,
ce qui paroîtroit favoriser le sentiment de ceux qui prétendent que les
plantes portent la signature des choses contre lesquelles elles sont propres, ce que nous ne remarquons
qu'en passant. L'eau de pourpier
distillée, la décoction, & l'infusion de pourpier sont encore de
bons contre-Vers.

En voilà bien assez pour ce qui
regarde les remedes qui se prennent
en dedans, venons à ceux qui s'employent en dehors.

Remedes extérieurs, ou topiques contre les Vers.

Ces remedes extérieurs sont le
fiel de bœuf, l'huile d'absynthe,
celle de ruë, ou celle d'amandes

ameres , avec quoi on peut mêler de la poudre de cumin , de la poudre d'aloës , ou de celle de petite centaurée. Ces topiques se mettent sur le nombril ; l'emplâtre suivant peut encore être fort bon.

Farine d'orge , suc de vermicularis , une demi-livre de chacun, fumeterre broyée grossierement , vinaigre blanc quatre onces , faire de cela un emplâtre , qu'on appliquera sur le nombril. Cet emplâtre appaise aussi la fiévre.

Ces remedes , tant intérieurs , qu'extérieurs , tuent quelquefois les Vers, mais ils ne les chassent pas toûjours , c'est pourquoi il faut se purger après. Venons aux remedes qui les tuent & qui les chassent.

Section II.

Remedes qui tuent & qui chassent les Vers.

LEs remedes qui tuent & qui chassent les Vers , se prennent presque tous en dedans. Ces remedes sont l'aloës, l'hiere picre, la poudre d'écorce d'orange amere, la rhubarbe , &c.

On diffout l'hiere picre dans un peu de vin blanc, ou bien on la mêle avec un peu de diaphœnic, ou on en fait des pilules avec un peu d'agaric & de fyrop d'abfynthe. La poudre d'orange amere fe prend dans du vin. Borel la recommande fort, & il dit avoir vu un Ethique abandonné de tous les Médecins, auquel ce reme-de pris jufqu'à trois fois, fit rendre force Vers, & procura la guérifon (a), la dofe eft un gros chaque fois.

Pour les enfans bien jeunes, on peut faire infufer dans l'eau de pour-pier quatre fcrupules de rhubarbe, avec fix grains de canelle, paffer le tout à travers un linge, & dans la colature diffoudre une once de fyrop de chicorée fimple, & avant que l'en-fant prenne ce breuvage, lui donner un lavement de lait, pour attirer les Vers par bas.

Ou bien.

Faire infufer un gros & demi de rhubarbe dans un verre d'eau de pourpier, paffer cela à travers un linge le lendemain matin, & le

[a] *Bor. ll. obferv. medicophy. cent. 1. obferv. 90.*

donner à boire à l'heure ordinaire du réveil ; réiterer le breuvage deux fois par femaines , jufqu'à ce que la corruption du corps foit évacuée. On peut ajouter à cette purgation , pour la rendre plus forte, une once de fyrop de chicorée , compofé de rhubarbe ; fi c'eft un enfant délicat , il fuffira de demi-once. Le fuc de verveine eft encore un bon remede *(a)*.

J'ai mis le fucre au rang des chofes qu'il faut éviter, pour fe garantir des Vers ; mais cependant quand il eft pris en grande quantité , il ne laifle pas quelquefois de tuer les Vers , & de les chaffer. Aldrovandus parle d'une petite fille, qui pour en avoir mangé un gros morceau , rendit un grand nombre de Vers par bas ; le miel fait le même effet quand il eft pris à pleine cuillere. Mais il eft bon là-deffus d'avoir égard à la remarque que nous avons faite p. 216. l. 20. 21. &c.

Les pommes douces, nommées en Latin *Melimela*, font faire auffi beaucoup de Vers ; les raifins féchés au foleil ont la même vertu , étant

______
(a) *Monard. lib.* 3. *fimpl. medicam. ex novo orbe delator. cap. de verbenâ.*

pris à jeûn en grand nombre.

Levinus Lemnius dit que c'eſt une expérience qu'il a faite avec ſuccès (a): la raiſon de cela eſt, que les Vers attirés par ces nourritures douces s'en rempliſſent ſi fort, qu'ils ſont obligés de crever ; & comme les choſes douces , étant priſes avec abondance, lâchent le ventre , il faut néceſſairement que les Vers ſortent ou morts ou mourans. Nous avons déja touché cette raiſon dans le Chapitre VIII.

On parle d'un certain moyen, pour tirer du corps les Vers, comme on tireroit des poiſſons de l'eau: c'eſt d'attacher à un fil quelque appas , qui attire les Vers , & puis de faire avaler cet appas, ayant ſoin auparavant que le malade demeure quelque temps ſans manger, pour affamer les Vers, & les obliger à venir à ce qui ſe préſente : on tire enſuite le fil , & le Ver vient, dit-on, avec l'appas.

Schenchius rapporte un exemple de cet artifice , & dit qu'on tira un jour par ce moyen , un ſerpent du corps d'une femme , en ſe ſervant

______

(a) *Levin. Lemn. de occult. natur. mirac. lib. 1. cap. 21.*

d'un appas composé de miel & de farine. Cet expédient peut être bon, pour tirer de l'estomac, des animaux entrés par la bouche, comme il en est entré quelquefois à quelques personnes qui dormoient sur l'herbe ; mais pour tirer des Vers engendrés dans le corps, c'est une pratique sur laquelle je ne veux rien dire ; quelques personnes assurent·l'avoir vu réussir depuis peu, en mettant pour appas des cœurs de pigeons ; mais ce que je puis assurer aussi, est qu'il s'est vu des Charlatans imposer au peuple, en cachant adroitement des Vers dans le prétendu appas qu'ils faisoient avaler.

Contre les Vers de la jaunisse.

Dans la maladie de la jaunisse les intestins sont souvent remplis de Vers, parce que la bile, qui est si contraire à ces animaux, ne se décharge pas alors dans les intestins ; le meilleur remede contre ces Vers est de prendre plusieurs matins de suite un verre de la décoction suivante. Chelidoine, une poignée ; feuilles & fleurs de millepertuis, de chacune

demi-poignée ; rafure d'yvoire, fiente d'oye pulverifée , de chacun trois
gros ; fafran, un demi gros ; ces deux
derniers dans un noüet : jetter le tout
dans un pot où il y ait une chopine
de vin blanc , & une chopine de vin
d'abfinthe , mettre le pot fur le feu ,
& quand cela aura bien boüilli , le
paffer , & dans un verre de la colature diffoudre une once & demie de
bonne manne , avec un fcrupule de
diagrede : il y en aura là pour trois
matins.

Ce remede ne chaffe pas feulement les Vers , mais guerit en même
temps la jauniffe. Je ne puis m'empêcher , à cette occafion , de blâ-
mer ici un remede que certaines
perfonnes confeillent contre cette
maladie , & qui à la vérité la guerit
effectivement , mais dont les fuites
font fi mauvaifes qu'on ne fçauroit
trop le comdamner. C'eft de donner adroitement au malade , dans un
demi verre de vin blanc , huit ou
neuf poux. Car j'avertis que ce remede remplit quelquefois de vermine les inteftins , & qu'après avoir
ôté la jauniffe au malade , il le fait

tomber dans une maigreur extraordinaire, & lui cause une faim devo-
rante, que rien ne peut assouvir :
George Hannæus rapporte là-dessus
l'histoire d'un homme gueri de la
jaunisse par ce moyen, & mort peu
de jours ensuite, dans le corps duquel on trouva un nombre inom-
brable de poux vivans qui lui devo-
roient les intestins. (a)

La bile qui tombe dans le duodenum, est souvent ce qui empêche les vers de monter jusqu'à l'estomac : mais dans la jaunisse comme cette bile est retenuë au foye, ils
vont plus facilement dans le ventricule ; c'est ce qui fait que quand
on donne quelque remede contre les
vers à ces sortes de malades, ils en
rendent quelquefois par haut. Le
17. de Juillet de l'année 1699. chez
M. Dugono, Secretaire du Roi, vers
S. Landry, un Domestique que je

____

(a) *Ex Epistolâ Georgii Annæi ann.* 1674. *Ægrum ictero laborantem, pediculis ore sumptis septem aut novem sanatum fuisse per aliquot dies ; sed brevi fames canina eum cepit & atrophia, unde mors. In aperto hujus cadavere innumeri pediculi in intestinis viventes visi fuerunt. Thom. Barthol. Acta Medica, Volum.* 3. *Cap.* XCI.

traitois , qui avoit une jauniffe univerfelle, en vomit un fort gros après
avoir pris d'un fyrop contre les vers.
Il faut avoir foin dans ces occafions ,
de donner des lavemens de lait, pour
attirer les Vers par bas ; car il faut
les empêcher autant qu'on peut , de
monter dans l'eftomac , parce qu'a-
lors ils font plus difficiles à chaffer, &
qu'ils peuvent nuire davantage.

Contre les Vers dans la Pleurefie.

Quand la pleurefie eft mêlée de
Vers, ce qui arrive quelquefois ,
comme nous l'avons remarqué , il
faut fuivre la pratique qu'obfervoit
Rulandus , (*a*) & que Quercetan (*b*)
recommande fi fort, qui eft de commencer d'abord par la purgation ,
c'eft là principalement que doit avoir
lieu l'Aphorifme d'Hippocrate , (*c*)
que lorfqu'il eft befoin de purger
dans une maladie , il faut le faire
dans le commencement. Les fréquentes faignées en cette occafion
font très-dangereufes : il n'en eft

(*a*) *Ruland. centur.*
(*b*) *Quercetan. rediviv. tom. 3. de pleuritide.*
(*c*) *Aph. 29. fect. 2.*

pas de même dans les autres pleurefies.

Remedes contre les Afcarides.

Les Afcarides font des Vers difficiles à chaffer, & cela pour plufieurs raifons. La premiere, c'eft que ces animaux font fort éloignez du ventricule ; en forte que les remedes perdent leur force avant que de parvenir jufques où font ces vers. La feconde, c'eft que les Afcarides font envelopez dans des humeurs vifqueufes, qui empêchent l'action des medicamens. La troifiéme, c'eft que ces Vers montent quelquefois dans le cœcum. Or, cet inteftin étant en forme de cul-de-fac, les Afcarides s'y tiennent comme retranchez. Quoi qu'il en foit, il vaut mieux les attaquer par bas, & pour cela il n'y a rien de meilleur que de mettre au fondement un fuppofitoire de cotton, trempé dans du fiel de bœuf, ou dans de l'aloës diffout. Ou un petit morceau de lard attaché à un fil : on l'y laiffe quelque temps, & après on le retire tout rempli de vers. On peut, au lieu de

lard, prendre de la vieille chair sa-
lée. Les lavemens de décoction de
fumeterre font très-bons contre les
Afcarides ; on peut joindre à la fumeterre l'ariftoloche, la chicorée,
la tanaifie, la perficaire, l'atriplex,
& en faire la décoction avec de l'eau
& du vin blanc : quand elle eft faite, il eft bon d'y joindre un peu de
confection d'hiere.

Pour les enfans, voici le lavement
qu'on peut faire.

Prendre feüilles de mauves & de
violiers, de chacune une poignée ;
feüilles de choux, une ou deux ;
graines de coriandre & de fenoüil,
de chacune deux gros ; fleurs de
camomille & de petite centaurée,
de chacune une pincée : faire une
décoction du tout avec du lait, &
diffoudre dans la colature une once
de miel commun, & deux gros de
confection d'hiere.

Hippocrate (*a*) confeille, pour
chaffer les Afcarides, de prendre de
la femence d'agnus caftus, de la bien
broyer avec un peu de fiel de bœuf,

[*a*] *Hip.* περὶ γυναικείων *B.* 66.

puis de délayer le tout avec un peu d'huile de cedre, ensuite d'en faire un suppositoire avec de la laine grasse.

Remedes contre le Ver Solitaire, ou Tænia.

Les remedes que nous avons rapportés jusques ici, sont la plûpart inutiles contre le Tænia. Les autres Vers sortent quelquefois d'eux-mêmes, mais le Solitaire ne sort presque jamais ainsi : & comme le remarque Hippocrate, quand on ne le chasse par aucun médicament, il vieillit avec son hôte.

Avicenne dit qu'il résiste à l'absynthe, & que la fougere est un remede efficace pour le chasser. Cet Auteur a raison, mais il faut sçavoir préparer la fougere. L'écorce de racine de fougere femelle & de meurier, pulvérisées, & données tantôt séparément, tantôt mêlées ensemble, tantôt accompagnées de quelques autres simples, sont d'excellens remedes contre le Solitaire. C'est avec ces deux racines que je fais préparer l'eau de fougere, si connue aujourd'hui par ses bons effets contre les Vers, & même contre la maladie qui noue les enfans. Je me flatte qu'on me pardonnera bien de ne pas divulguer la préparation de cette eau, dont je n'ai donné la recette qu'à M. Dionis mon gendre, Docteur-Régent de la Faculté de Médecine de Paris, & qui demeure avec moi depuis long-temps : je m'en flatte d'autant plus, que j'enseigne dans ce Livre la maniere de préparer plusieurs autres remedes qui peuvent être substitués avec succès à celui-là. Quand on voudra employer la poudre de racine de fougere femelle, on pourra y joindre, s'il est nécessaire, un peu de poudre de tanaisie pour fortifier l'estomac. Mais il y a ici deux choses à observer ; l'une, qu'il est bon de choisir la tanaisie la plus champêtre, parce qu'elle a plus de vertu. Et généralement parlant, les herbes de la campagne ont plus de force. Ce qui fait dire à un Ancien, que la nature est la mere des plantes des champs, & la marâtre des

plantes

plantes domeſtiques. (*a*) L'autre, c'eſt qu'il faut prendre l'écorce de la racine de meurier avant que les meures ſoient en maturité, ſans quoi cette écorce eſt privée de la meilleure portion de l'humeur qu'elle contenoit auparavant. Ce qui s'accorde avec ce que remarque Pline, que les racines ont moins de vertu étant cueillies après la maturité du fruit, (*b*) que devant.

Pour les enfans à la mammelle.

On peut donner aux enfans à la mammelle, un demi gros de poudre de racine de fougere femelle, le matin dans un peu de lait, ou de bouillie, en deux priſes, d'une heure à l'autre, ayant ſoin de les purger le lendemain avec quelque choſe qui ne ſoit pas violent.

Pour les enfans un peu grands.

Aux enfans un peu grands, on

(*a*) *Dici ſolet tellurem eſſe matrem Sylveſtrium, novercam autem urbanorum. Alexandri Aphrodiſei problemat. Lib. 2. problem. 52.*

(*b*) *Ne illud quidem dubitatur omnium radicum vim effectuſque minui, ſi fructus priùs mmatureſcant. Plin. Hiſt. natur. Lib. 27. Cap. ultim.*

peut donner cette poudre dans du
syrop de fleur de pêcher, ou dans
de l'eau de centinode, ou de plantain, selon les circonstances que
nous allons marquer.

Si les enfans ont le ventre resserré,
il faudra mettre la poudre dans le
syrop de fleur de pêcher : mais s'ils
ont le cours de ventre, il faudra la
leur donner dans l'eau de centinode, ou de plantain ; car il faut observer, quand on veut chasser les
Vers, de mêler des astringens avec
les remedes qu'on donne, lorsque
le ventre est trop libre, parce que
sans cela le médicament sortant trop
tôt, n'a pas le temps d'agir sur les
Vers.

Remarque sur la racine de fougere.

La racine de fougere femelle est
une des choses les plus propres contre les Vers plats, ou Solitaires, &
contre tous les autres ; elle a cela
d'avantageux, qu'elle convient à
toutes sortes de personnes, à ceux
qui ont la fiévre, comme à ceux
qui ne l'ont pas, aux enfans, aux

jeunes gens, & aux vieillards; elle fait venir outre cela le lait aux nourices. Quelques Auteurs ont écrit qu'elle étoit dangereuse aux femmes grosses; mais ils se sont trompés, comme le fait voir Spigelius, dans son Traité de *Lumbrico lato.*

Opiate contre le même Ver.

Prenez coralline, verveine, scordium, pouliot, origan, de chacun une demi-poignée : racine de dictamne blanc, de fougere, d'angélique, & de gentiane, de chacune deux gros ; écorce de racine de meurier, un gros & demi ; graines de moutarde, de pourpier & de cresson, de chacune un gros ; poivre, un demi gros ; safran, un demi scrupule : faire de tout cela une poudre, & avec du miel écumé mêler le tout en forme d'opiate ; à quoi on peut ajoûter un demi scrupule d'huile de vitriol : la doze est d'un demi gros, d'un gros, & d'un gros & demi : c'est assez d'un demi gros pour les petits enfans.

L'huile d'amandes douces que nou

avons dit être moins propre contre les Vers, que celle d'olive ou de noix, ne laisse pas cependant d'être fort bonne contre les Vers plats. Il semble même, nonobstant ce que nous en avons dit, qu'elle soit spécifique contre ce Ver. Un Malade que j'ai vu au mois de Juin 1734. & qui avoit le Ver Solitaire, prit par le conseil de sa mere, à qui on avoit fort vanté l'huile d'amandes douces, deux onces de cette huile, & peu de temps après, il rendit quinze aulnes de son Ver. Quelques jours ensuite, il reprit la même quantité d'huile d'amandes douces, & il rendit plusieurs aulnes du même Ver.

Comme ce Malade n'étoit pas de Paris, & qu'il s'en retourna dans son pays, je n'en ai pas eu de nouvelle depuis.

La graine de citrouille & de concombre, prise en émulsion, est d'un grand effet contre le Ver Solitaire; ce qui est appuyé du témoignage d'Edouard Tyson, qui dit dans sa Dissertation Angloise sur le Ver plat, qu'il a un morceau de Tænia de 24.

pieds de long, qui a été rendu par
un jeune homme de 20. ans, après
que ce jeune homme eut avalé un
verre d'émulſion, préparée avec ces
deux ſortes de graines. Edouard
Tyſon remarque à ce ſujet, que ceux
qui croyent que les ſimples portent
la ſignature des maladies auxquelles
ils ſont propres, ne manqueront pas
de tirer de ce fait, un grand argu-
ment en faveur de leur opinion.
Nous avons dit la même choſe du
pourpier , page 520. Les côtes du
pourpier reſſemblent aux Vers ronds
& longs , & les graines de concombre & de citrouille aux petites portions que rendent ceux qui ont le
Tænia , leſquelles ne ſont que des
morceaux qui ſe ſéparent de ce
Ver.

Ces remedes ne ſont pas les ſeuls
qu'on puiſſe employer contre le Solitaire. Guillaume Fabricius, Philibert Sarrazenus, Jean Jacques Crafftius, Olaus Borrigius, rapportent
des exemples de Vers ſemblables
qu'ils aſſurent avoir fait ſortir ; &
comme ils diſent les remedes dont
ils ſe ſont ſervis, & en même temps

les symptômes des Malades, avec plusieurs circonstances utiles à sçavoir ; je crois qu'on ne sera pas fâché de voir ici les remarques de ces Auteurs sur ce sujet : les voici traduites en François.

Remarques de Guillaume Fabricius, (a) écrivant à Philibert Sarrazenus , traduites du Latin.

A mon retour de Lyon , je vis ici un Ver plat, d'une longueur surprenante ; comme le fait est curieux, je me ferai un plaisir de vous le rapporter. Une Dame de cette Ville, âgée d'environ vingt ans , d'une compléxion assez délicate , avoit de grandes douleurs de ventre, des foiblesses d'estomac, des nausées, des rapports, & un dégout général pour tous les alimens. Elle me fit appeller sur la fin du mois d'Avril de cette année 1609. Je lui fis prendre le premier jour de May d'une poudre composée de rhubarbe, de turbith , & de senné ; à quoi j'ajoûtai du syrop de rose laxatif, composé de rhu-

(a) *Guill. Fabric. cent. 2. Obferv. 70.*

barbe, d'agaric, & de senné. Ce remede lui fit rendre par bas, un Ver
plat, qu'elle me montra, & dont je
fus étonné; car il avoit vingt palmes
de long, étoit large de six grains, &
épais de deux; maintenant qu'il est
desseché, il n'est pas si large : il a
des interstices tout le long du corps,
& ces interstices sont de l'espace de
deux grains, & élevés d'un côté en
forme de dents de scie : il est tout
blanc, & a au milieu de ces interstices de petites taches noires; une des
extrémités est mince comme un fil,
& l'autre large comme le reste du
corps; je n'y ai point vu de tête, &
je n'en ai jamais trouvé à ces sortes
de Vers. Après que le Ver fut sorti,
je purgeai la Malade, & lui ayant
donné ensuite pendant quelques
jours, des fortifians, elle se rétablit
entierement. Elle est à présent dans
une santé entiere. Pour le Ver je le
conserve desseché, & le regarde
comme une des choses les plus rares
que j'aye. Voilà, Mr, l'histoire suc-
cincte de ce Ver, dont j'oppose la
description à ce bruit faux & ridicule, qui s'est répandu dans la Suisse,

& jufques dans la Bourgogne, du monftre de Payerne.

A Payerne, ce 28. Août 1609.

Il y a une chofe à obferver ici, c'eft le dégoût qu'avoit la Malade pour toute forte de nourriture ; quelques-uns de ceux qui ont ce Ver étant tourmentés d'une faim extraordinaire.

Réponfe de Philibert Sarrazenus, à Fabricius, traduite du Latin. (a)

QUand j'ai reçû la Lettre où vous me parlez de ce Ver plat, j'avois en même temps une Malade attaquée de la même maladie. Comme j'attendois le fuccès des remedes que je lui faifois, j'ai differé à vous écrire jufqu'à ce que je pûffe vous en donner des nouvelles. Voici en peu de mots ce que j'ai obfervé dans cette maladie, & la conduite que j'y ai tenue. La Malade eft âgée de trente-quatre ans, affez replette, & a été dans fes premieres années fi fujette aux Vers, qu'elle en rendoit fouvent par les felles, de tout plats,

(a) *Guill. Fabric. cent. 2. Obferv. 70.*

longs

longs d'une aulne, d'une aulne &
demie, quelquefois de davantage,
& larges du doigt ; quand elle a
été mariée, elle a eu plufieurs enfans, qui font tous morts peu de
mois après leur naiffance, ce que
nous avons attribué à la mauvaife
difpofition de la mere. Ce fond de
vermine s'eft acru en elle à un point,
que ces dernieres années elle a rendu des Vers par le fondement, par
la bouche, & par le nez. Quand il
en devoit fortir, le ventre de cette
femme enfloit, & fouffroit les mêmes mouvemens que celui d'une
femme groffe, lorfque le fœtus
change de place ; peu de temps après
ils montoient à la bouche, & elle
en tiroit avec les doigts, des longueurs
confidérables ; ce mouvement de
ventre perfévéroit quelquefois, &
alors la Malade tomboit en délire :
C'eft quelque chofe d'incroyable,
que le nombre de remedes qu'on
lui a faits, les fréquentes médecines,
l'ail, la coralline, la poudre à Vers,
la thériaque, l'abfynthe, tout a été
mis en ufage, mais inutilement.
Cette pauvre femme affligée de fouf-

frir si long-temps , m'envoya querir il y a quelques jours , je lui ordonnai l'apozeme suivant.

Ⳃ. Racine de dictamne , de fougere , de polypode de chêne , de chacune une once ; écorcé de racine de caprier , de tamaris , écorce moyenne de frêne , de chacune six gros ; germandrée , chamæpitys , absynthe , sauge , de chacune un manipule ; petite centaurée , une pincée ; graines d'anis , de citron , de pourpier , semen-contra , de chacun deux gros ; coralline , une demi-pincée ; senné , semence de carthame , de chacune deux onces ; agaric trochisqué , une demi-once ; écorce de myrobolans citrins , de chacun trois gros : Faire une décoction du tout , dans une suffisante quantité d'eau , réduire la décoction à dix onces de liqueur , dans la colature dissoudre une once & demie de syrop de chicorée composé de rhubarbe , autant de syrop de fleurs de pêcher , oxymel scillitique , une once : mêler le tout , en faire un apozeme pour quatre doses ; mettre sur le tout quatre scrupules de poudre de dia-

margaritum froid ; ufer de cet apozeme quatre matins de fuite , une
dofe chaque fois , dans laquelle on
diffoudra cinq gros de diacarthami,
& une once de fyrop de chicorée ,
compofé de rhubarbe.

Trois heures après avoir pris de
cet apozeme, je lui faifois mettre
fur le ventre bien chaudement, un
peu de l'onguent fuivant.

Onguent d'Agrippa, trois onces ;
pulpe de coloquinte pulvérifée , fix
gros ; fcammonée, demi-once ; myrrhe, aloës , de chacun trois gros ;
agaric blanc , cinq gros ; poudre de
racine de cyclamen , un gros & demi ; faffran , autant ; huile d'amandes ameres , fix onces ; fuc d'ail &
de fcordium , de chacun demi-once ;
mêler le tout fur le feu jufqu'à con-
fomption des fucs, y ajoûtant une
once de pétrole , avec une fuffifante
quantité de cire , & en faire un onguent.

Sur le foir je lui faifois prendre
un lavement de lait , compofé de
plufieurs chofes douces propres à attirer les Vers en bas.

Ainfi attaqués de tous côtés , ils

font fortis en pelottons. Il y en avoit des longueurs qui paſſoient vingt pieds. La Malade depuis ce temps-là, ſe porte mieux, elle a meilleure couleur, ſes douleurs de ventre ſont appaiſées, elle dort, & ne tombe plus en délire.

Outre tous ces remedes, je lui ai fait prendre un gros & demi de mercure en ſubſtance, tout pur, paſſé à travers le cuir, & depuis ce temps-là, elle n'a plus été tourmentée de Vers. Mais voici une choſe à remarquer au ſujet du mercure, c'eſt que la Malade, qui portoit alors un emplâtre pour la matrice, trouva peu de temps après, cet emplâtre tout rempli de mercure : ce qui fait voir combien les parties du mercure ſont ſubtiles, pour traverſer ainſi les inteſtins, les muſcles, & tous les tégumens. Nous avons conſeillé à préſent à la Malade de manger du pain de ſégle, d'uſer de thériaque de temps en temps, & de prendre des pilules ſuivantes.

℞. Maſſe de pilules d'hiere, compoſée d'agaric, demi-once ; extrait d'eſula, deux gros ; myrrhe, un

gros & demi ; coralline , quatre
ſcrupules ; ſafran , un ſcrupule ; réduire le tout en maſſe avec du ſyrop
de chicorée, compoſé de rhubarbe ;
partager en cinq pilules, une dragme
de cette compoſition , & prendre
deux de ces pilules de deux jours
l'un , le matin à jeun. Adieu, je
vous manderai quel ſera le ſuccès
de tout ceci ; j'attends de vous un
peu d'extrait d'éſula de votre façon.
A Lyon ce 12. Décembre 1609.

Autres Remarques de Guill. (a) *Fabricius,*
écrivant à Crafftius , traduites
du Latin.

IL faut que je vous communique
ce que j'ai remarqué ſur les Vers
plats. En 1604. la fille d'un Bour-
geois de cette Ville , (b) nommé
Daniel Romay , âgée de neuf ans ,
étoit malade d'un bubonocele : comme je voulois faire inciſion à la
partie, je préparai le corps à cette
opération , par des apozemes & des
médecines ; & ayant donné à la

(a) *Guill. Fabr. cent.* 2. *Obſerv.* 70.
(b) De Payerne.

N iij

Malade un breuvage fait avec le syrop de rose laxatif, composé de rhubarbe, d'agaric & de senné ; elle rendit par bas un morceau de Ver plat, long de sept palmes environ. Peu de jours après, qui étoit le 8. de Novembre, je fis l'opération, & ayant conduit la plaie à une parfaite guérison, l'enfant se rétablit, & elle s'est toûjours bien portée depuis. J'ai chez moi ce Ver tout desséché, & je le conserve avec soin dans mon Cabinet.

L'année derniere, une Dame de qualité de cette Ville, me consulta sur un mal de matrice qu'elle avoit : elle me dit qu'elle sentoit un froid incommode à la région du nombril, & au bas ventre : comme elle se plaignoit outre cela, d'une douleur de tête, je lui ordonnai des pilules céphaliques, qui la purgerent bien, & lui firent rendre par les selles un morceau de Ver plat, long de neuf palmes, de la même largeur, & de la même figure que celui dont je vous ai parlé dans ma premiere Lettre.

Il y a quelques années que je délivrai d'une dangereuse & longue maladie une petite fille, qui fit un Ver tout semblable ; la négligence de ceux qui étoient auprès d'elle, fut cause qu'on jetta une partie de ce Ver, dont il ne resta qu'une portion, qui est venue jusques à moi. Quand on passe le doigt sur ces sortes de Vers, on les sent raboteux d'un côté, & unis de l'autre : il ne m'est jamais arrivé d'en voir d'entiers. Je laisse plusieurs exemples semblables, à cause de mon peu de loisir. Adieu.

Autres Remarques de Guill. (a) Fabricius, écrivant à Crasstius, traduites du Latin.

POur ne pas vous écrire sans vous rien mander de particulier, il faut qu'à présent je vous fasse part de ce que je n'eus pas le temps de vous marquer dans ma derniere Lettre, au sujet des Vers plats. Je vous dirai donc qu'une Dame, nommée Madame Macé, à présent Veuve de M. Rohault, qui étoit un célèbre Apoticaire de Lausanne, fut fort su-

____

(a) *Guill. Fabr. cent. 2. Observ. 70.*

jette pendant sa jeuneſſe à des palpitations de cœur, à des foibleſſes d'eſtomac, & à des obſtructions de viſceres;
elle fit divers remedes par l'ordon-
nance des Médecins, & de temps en
temps après un certain purgatif,
qu'elle prenoit quelquefois, elle rendoit des morceaux de Vers plats aſſez
longs. Quand elle fut mariée, &
qu'elle eut commencé à avoir des
enfans, ſes palpitations ceſſerent,
ſon viſage devint meilleur; mais
elle demeura incommodée d'une
lienterie, pendant laquelle elle rendoit quelqufois par bas, des morceaux de Vers rompus, qui étoient
longs, les uns de ſix palmes, les autres de neuf, les autres de dix. Or,
ce qui eſt à remarquer, c'eſt que
toutes les fois qu'elle en rendoit,
elle les ſentoit ſe rompre dans ſes
inteſtins. Cela ne l'empêcha pas d'a-
voir pluſieurs enfans, & ſur-tout
des garçons, dont pluſieurs vivent.
Un certain jour, après avoir pris une
médecine, elle rendit un morceau
de Ver qui avoit ſept aulnes, meſure de Lauſanne, c'eſt-à-di?, ſix
palmes · le reſte du Ver demeura

dans le corps : mais peu de jours
après, elle en rendit la plus grande
partie, fans fentir comme auparavant, que rien fe rompît : ce qui
lui fit juger qu'elle étoit entierement
délivrée de ce Ver ; en effet, il ne
lui eft plus rien arrivé de femblable
depuis ce temps-là, & même le flux
de ventre, dont elle avoit toûjours
été incommodée, s'arrêta : enforte
que depuis douze ans, elle a été en
parfaite fanté. J'ai appris cela de
fon mari même, qui me le dit en
préfence de fa femme. Ils m'ajoû-
terent l'un & l'autre, que fi tous
les morceaux qu'elle avoit rendus,
étoient joints enfemble, ils feroient
plus de vingt aulnes.

Chez M. de Villadin le Gouver-
neur, il y a une Servante, âgée de
trente-un ans, laquelle eft tourmentée depuis long-temps par cette
forte de Ver plat : & ce qui eft digne de remarque, c'eft que depuis
quelques années, elle ne manque
point tous les ans, vers la S. Jean-
Baptifte, d'en rendre des morceaux
fort longs.

Madame Marguerite de Mullinen, femme de M. de Villadin, que je viens de nommer, me montra en 1607. trois de ces morceaux de Vers plats, que cette Servante avoit rendus, lesquels faisoient plus de six aulnes. Je n'oublierai pas de vous dire, que cette Servante sent continuellement dans le ventre un certain froid qui l'incommode beaucoup, souvent aussi elle est attaquée de Diarrhée, & quelquefois elle est trop resserrée ; à cela près, elle jouit d'une assez bonne santé, elle est robuste, & ne s'inquiete pas beaucoup de son mal. Je l'ai purgée quelquefois avec des pilules faites d'aloës, de rhubarbe, d'agaric, & d'extrait de coloquinte. Je lui ai fait prendre aussi d'une poudre pour tuer & pour chasser les Vers : mais une chose surprenante, c'est qu'un certain Empirique lui ayant fait boire trois ou quatre fois d'une ptisanne faite avec la seule coloquinte, elle fut purgée violemment sans rendre aucun Ver ; & cependant lorsque la S. Jean approche, ces morceaux de Ver sortent d'eux-mêmes comme par un mouvement critique de la nature. Adieu.

Remarques d'Olaus Borrigius.

UN jeune homme de 26. ans, tourmenté d'une faim dévorante, qu'on nomme *Boulimie*, lequel se plaignoit de différentes douleurs dans le dos, & dans les intestins, sentoit un si grand froid au nez, qu'il croyoit que le nez lui alloit tomber. Je fus mandé pour voir le Malade : je lui ordonnai une juste dose de diacatholicon & de diaphœnix, mêlés dans des eaux convenables, & je lui fis rendre par ce moyen deux lambeaux de Ver plat tout vivans, de la longueur de 24. pieds, mais morts quand ils me furent apportés. Les incisions de ce Ver, lesquelles étoient en grand nombre, ne composoient pas une ligne droite comme celles de Sennert & Tulpius, mais elles étoient crenelées & dentelées, & le long du milieu du dos la bande n'étoit pas distinguée par des interfections contigues, comme celles de la figure que Sennert a fait graver ; mais entre chaque interfection, on voyoit au mi-

lieu certains points élevés , tantôt
trois comme dans la figure de Tulpius , tantôt davantage. Ces points
étoient quelquefois exagones , &
tout remplis d'une liqueur épaisse,
qui le premier jour paroissoit blan-
che comme du lait, & ensuite approchoit de la couleur du sang. Mais
ce qu'il y a de surprenant, c'est que
le Malade n'a pas seulement rendu
pour cette fois, de tels morceaux de
Vers, mais que toute l'année il a
continué d'en rendre, soit de plus
longs, soit de plus courts, toutes les
fois qu'il a réitéré la même médecine : or, il l'a réitérée environ quarante fois : mais ce n'est pas encore la
fin , & si l'on supputoit tout ce qu'il
a rendu de ce Ver jusqu'à présent,
cela monteroit à plus de huit cens
pieds. Quant à moi, j'en conserve
dans mon Cabinet environ la longueur de deux cens pieds. Au reste
je n'y ai point remarqué de tête, &
il y a bien apparence qu'il n'est pas
tout sorti, car le Malade sent de
temps en temps des morceaux de
ce Ver se rompre dans son corps.
J'ai essayé contre l'Insecte dont il

s'agit, le mercure doux, & autres remedes ordinaires qu'on employe avec succès contre les Vers Strongles & contre les Ascarides ; mais cela n'a servi de rien. Je n'ai jamais pû chasser que par des purgatifs ce mauvais hôte. La même chose m'est arrivée à l'égard de la femme d'un Marchand de Biere, & d'une Dame de qualité. Enfin après avoir mis le jeune homme à l'usage fréquent des amers, je suis venu à bout de le guérir de sa boulimie, & depuis l'on n'a plus vu en lui de signes de Vers. (*a*)

Fabricius, & Olaus Borrigius, comme nous venons de voir, disent qu'ils n'ont point vu de tête au Tænia, c'est que cette partie s'en sépare aisément, & reste ordinairement dans le corps du Malade.

Après tout ce détail, il est important de faire ici une remarque générale ; sçavoir, que dans la plûpart des maladies des Vers, soit Vers plats, soit Vers ronds & longs, ou autres, il faut souvent avoir moins d'égard aux Vers mêmes, qu'à la

_____

(a) *Thom. Bartholin, Acta Medica & Philosoph. Hafniensin. volumen* 2. *anni* 1673.

matiere vermineuſe, parce que cette
matiere, comme nous l'avons déja
remarqué plus haut, eſt la principale cauſe du mal; ainſi dans le traitement de ces maladies, on doit ſonger ſur-tout, à deux choſes, & c'eſt
ce que nous allons voir dans la Section ſuivante.

SECTION III.

Remarques générales ſur le traitement des maladies vermineuſes.

JE viens de dire que dans le traitement des maladies de Vers, on
doit, ſur-tout, ſonger à deux choſes; voici ce que c'eſt. La premiere
eſt d'évacuer la plus grande quantité
qu'il ſe peut, de cette matiere vermineuſe dont nous venons de parler; & la ſeconde de corriger ce
qu'il en reſte après l'évacuation. Si
donc cette matiere cauſe des con-
vulſions, des affections ſoporeuſes,
des tranſports, de groſſes fiévres,
comme il arrive quelquefois, ſelon
la remarque que nous avons faite
dans le Chapitre IV. il faut d'abord

désemplir les vaisseaux par la faignée, pour faciliter l'oscillation des
vaisseaux, & favoriser par ce moyen
la circulation du sang, laquelle est
toûjours embarrassée dans ces occa-
sions, à cause de l'épaisseur des sucs
produits par cette humeur vermineuse, qui est un acide coagulant;
puis venir à la purgation des premieres voyes, pour en enlever cette
matiere, dont quelques parties s'in-
troduisant dans la masse du sang,
deviennent un des plus forts obsta-
cles à la transpiration, & par conséquent une source de maladies. La
seconde chose à quoi il faut songer,
est de recourir après la purgation à
l'usage des amers : ces amers trouvant alors moins d'empêchement,
sont tout autrement efficaces, soit
pour corriger l'aigre pernicieux qui
reste, soit pour chasser les Vers qui
ont échappé à la purgation.

Je conseille ici la purgation après
la saignée, parce que l'expérience
m'a appris que cette méthode est la
meilleure qu'on puisse suivre pour
guérir radicalement ces maladies ;
quoi qu'en dise un Auteur Moder-

ne, (*a*) qui prétend que la purgation ne sçauroit être d'aucun secours, dans quelque maladie que ce soit, & qui soûtient contre toute raison, & toute expérience, que l'avantage qu'on attend de la purgation, se doit uniquement attendre de la saignée. Comme ce sentiment, s'il avoit cours, seroit d'une funeste conséquence pour la vie des hommes, & que l'Auteur qui le voudroit introduire, s'appuye d'un raisonnement spécieux, qui pourroit imposer à quelques jeunes Médecins, nous croyons qu'il est de notre devoir de montrer ici le faux d'un tel raisonnement.

Nous avouerons d'abord avec l'Auteur dont il s'agit, que la transpiration est la plus abondante & en même temps la plus nécessaire de toutes les évacuations. Enforte que lorsque cette évacuation est troublée, soit par l'épaisseur que l'acide d'une matiere vermineuse produit dans le sang, soit par quelqu'autre

______

(*a*) Mr H ** dans son Explication Physique & méchanique, des effets de la saignée & de la boisson dans la cure des maladies.

cause,

cause, il ne peut arriver que du défordre dans les fonctions du corps. La vérité de cette propofition eft juftifiée par des expériences inconteftables, & il n'y a aucun Médecin qui la révoque en doute. Mais notre Auteur abufe vifiblement de ce principe, pour le faire fervir de preuve à fon opinion.

Ce qui doit, dit il, parfaitement convaincre de l'inutilité de la purgation dans les maladies même où il faut évacuer, c'eft que la purgation vuide infiniment moins que la tranfpiration, & voici, continuet'il, comment on peut le démontrer.

» L'évacuation du bas-ventre, eft
» en proportion avec la tranfpira-
» tion, comme d'un à dix, c'eft-à-
» dire, que la tranfpiration évacue
» dix fois autant que l'évacuation du
» bas-ventre ; de forte qu'une per-
» fonne qui dans un certain intervale
» de temps, perdroit quatre onces
» de matiere par les felles ; cette
» même perfonne dans un égal ef-
» pace de temps, fe déchargeroit de
» quarante onces de matiere par la

» tranfpiration. Il feroit donc vrai
» de dire que fi l'on tranfpire d'un
» dixiéme moins qu'à l'ordinaire,
» on en fera autant incommodé que
» fi l'on n'alloit point du tout à la
» felle. Donc on foulagera un Ma-
» lade en le faifant tranfpirer d'un
» dixiéme plus qu'il ne faifoit, au-
» tant que fi on lui rendoit une plei-
» ne & parfaite liberté de ventre.
» Mais fur ce principe, cette der-
» niere évacuation doit beaucoup
» perdre de fon crédit ; car quand
» on parviendroit à la rendre cent
» fois plus copieufe qu'à l'ordinaire,
» on ne feroit pas plus que fi on avoit
» rendu la tranfpiration dix fois plus
» abondante que de coûtume. Ainfi
» une perfonne à qui il fuffifoit
» pour fe conferver en fanté, d'aller
» une fois à la felle, fera obligée d'y
» aller cent fois pour guérir d'une
» maladie, & fi elle avoit coûtume
» d'y aller deux fois, il faudra l'y
» faire aller deux cens fois. De plus,
» ajoûte-t'il, s'il eft vrai que la fai-
» gnée, comme on l'a obfervé, vui-
» de autant en un moment, que la
» tranfpiration en fix heures ; la fai-

» gnée doit être préférée au-dessus de
» la purgation, (*a*) d'autant qu'elle
» aura plus de facilité que le bas-
» ventre, pour suppléer au défaut de
» la transpiration.

Voilà ce que Mr Hecquet nous
donne pour une Démonstration dans
son Livre intitulé : *Explication Physi-*
que & méchanique des effets de la saignée,
& de la boisson dans la cure des maladies.
Il dit donc que l'évacuation du bas-
ventre est à l'égard de la transpiration comme un à dix, ensorte que
si quelqu'un qui aura coûtume en
santé, d'aller tous les jours deux fois
à la selle, & de se délivrer par-là
d'environ quatre onces de matiere
chaque fois, vient à transpirer d'un
dixiéme moins qu'à l'ordinaire, il
faudra pour le guérir par la purgation, le faire aller deux cens fois à
la selle, c'est-à-dire, lui faire évacuer huit cens onces de matiere par
le bas-ventre. Mais si ce principe est
vrai, il ne conclud pas moins contre
la saignée, que contre la purgation.
En effet, dès qu'il faut une évacua-

______

[*a*] Préférée au-dessus de la purgation, *il veut*
dire sans doute, préférée à la purgation.

tion de huit cens onces pour suppléer ici, par le moyen des selles,
au défaut de la transpiration, il n'en
faudra pas une moindre pour suppléer à ce même défaut par le moyen
de la saignée ; & par conséquent ce
sera huit cens onces de sang qu'il
faudra tirer à ce Malade, si on veut
suppléer par la saignée au défaut du
dixiéme, dont on suppose que sa
transpiration est diminuée ; c'est-à-
dire, qu'il faudra lui faire quatre-
vingt saignées de neuf onces chacune.

L'Auteur se trompe donc visible-
ment, & son erreur vient de deux
méprises. La premiere, de supposer,
comme il fait, qu'un purgatif, pour
remédier au défaut de la transpiration, doive évacuer d'autant plus
par les selles, que la transpiration
est diminuée ; ce qui est absurde. Car
une médiocre évacuation du bas-
ventre, peut donner assez de liberté
aux liqueurs & aux vaisseaux qui les
contiennent, pour que les humeurs
reprennent leurs cours, & se filtrent
dans leurs différens couloirs, moyen-
nant quoi, la transpiration se réta-

blira, & sera d'autant plus abondante, qu'il y aura eu plus de matiere transpirable retenue. C'est ainsi qu'on voit quelquefois une évacuation légére, rappeller tout d'un coup la circulation, procurer d'heureuses sueurs, & calmer de grands symptômes. Ceux qui ont quelque expérience dans la pratique de Médecine, sçavent par exemple avec quel succés on purge, soit par haut, soit par bas, aux premieres approches de la petite vérole, & avec quelle promptitude l'humeur maligne qui ne pouvoit sortir auparavant, se fait jour ensuite au travers de la peau, qu'elle couvre de pustules. C'est que la purgation ne dégage pas seulement le bas-ventre, mais oblige les glandes intestinales en les picotant, à se décharger de l'humeur que la masse du sang y dépose, ce qui leur donne plus de facilité à en recevoir d'autre, & met par conséquent plus à l'aise le sang & les vaisseaux. L'Auteur ne mesure ici le bon effet de la purgation, que sur la quantité qui s'évacue par les selles, sans se souvenir du sage avis d'Hippocrate, que

c'est par la qualité , & non par la
quantité de l'humeur évacuée , qu'il
faut juger du succès d'un purgatif. En
effet , l'évacuation d'une petite quantité d'humeur qui fera de l'obstruction quelque part , ou qui fournira
quelque levain coagulant , capable
de retarder le mouvement des liquides , suffira souvent pour rétablir le
cours de toutes les humeurs , tandis
qu'une plus grande évacuation qui
enlevera une autre humeur , dans
laquelle ne résidera pas la cause de
la maladie , ne servira de rien , ou
sera même dangereuse. La seconde
méprise de l'Auteur , c'est de supposer que plus on va à la selle , quand
on se porte bien , & plus on dissipe
par la transpiration. » Celui , dit il ,
» à qui il suffisoit pour se bien por-
» ter , d'aller une fois à la selle , sera
» obligé d'y aller cent fois pour gué-
» rir d'une maladie où la transpira-
» tion sera diminuée d'un dixiéme ;
» & s'il avoit coûtume d'y aller deux
» fois , il faudra l'y faire aller deux
» cens. Il se fonde sur ce que quelques Médecins disent que la transpiration dissipe dix fois autant que

l'évacuation du bas-ventre ; mais il
ne prend pas garde que lorfque ces
Médecins parlent ainfi, c'eft en fuppofant que l'évacuation du bas-ventre ne paffe pas une certaine mefure :
ainfi dès qu'on fera monter cette
évacuation au double & au triple,
ce ne fera pas la même proportion ,
& la tranfpiration ne pourra plus
l'emporter de dix fois autant. Les
Médecins dont il s'agit , ont obfervé à peu près ce qui fe diffipe chaque jour par les divers endroits du
corps pour l'entretien de la fanté ;
& après avoir fupputé en général,
ce qui s'évacue par les urines, par le
cracher , par les felles, ils ont con-
clu, que fuppofé qu'il forte chaque
jour tant de matiere par les urines ,
tant par le cracher , tant par les felles, la tranfpiration doit être en telle
& telle proportion à l'égard de chacune de ces évacuations ; d'où il eft
facile de voir que fi on vient à changer leur fuppofition, & à vouloir
qu'il s'évacue plus ou moins de matiere par le bas-ventre, il ne doit
plus y avoir la même proportion
entre l'évacuation qui fe fait par les

selles, & celle qui se fait par la transpiration ; cela est constant. Ainsi c'est
se méprendre étrangement ,,de croire
que pour rétablir la transpiration
dans un Malade qui avoit coutume
en santé, d'aller deux fois par jour à
la selle, il faille l'y faire aller deux
cens fois, si on veut venir à bout de
le guérir en le purgeant. Mais une
remarque qu'il ne faut pas oublier
ici, c'est qu'il est faux que l'évacuation du bas ventre, soit à la transpiration, comme 1. à 10. selon Sanctorius, Aph. 4. 6 7. Sect. 1. elle n'est
que comme 3. à 5, c'est-à-dire, que
la transpiration passe d'un peu plus
que de la moitié, l'évacuation du
bas-ventre Il faut de plus considérer que Sanctorius étoit Italien, &
qu'il écrivoit ceci dans un pays où
l'on transpire beaucoup.

Ce que l'Auteur ajoûte, sçavoir,
que s'il est vrai, comme on l'a observé, que la saignée vuide autant en
un moment ; que la transpiration en
six heures, la saignée doit être préférée à la purgation, ou ,,*pour ne rien
changer dans ses termes*, au dessus de
la purgation, n'est pas plus exact.
Nous

Nous remarquerons d'abord, que cet Auteur dit à la page 17. (*a*) que ce qui s'évacue chaque jour par le bas ventre, ne va pas à plus de quatre onces; & page 12. qu'on ne perd pas plus en quinze jours par les selles, qu'en un seul par la transpiration; d'où il s'ensuit, que la transpiration doit dissiper soixante onces de matiere en un jour, & par conséquent quinze onces en six heures. Or, sur ce principe, une saignée ordinaire, qui n'est que de neuf onces, ne sçauroit donc évacuer autant en un moment, que la transpiration en six heures. Mais l'Auteur, voyant bien que pour ce qui regarde sa prétendue Démonstration, il ne sçauroit trouver son compte à ce calcul, s'est avisé d'en suivre un autre : nous nous y tiendrons. Selon ce calcul, l'évacuation du bas ventre n'est plus en proportion avec la transpiration, comme d'un à quinze; elle l'est seulement comme d'un à dix. Enforte qu'en six heures, ce n'est que dix onces de matiere qui s'échapent par l'insensible transpiration, au lieu de

______
(*a*) Thefe fur la faignée.

Tome II. P

quinze, ce qui répond aux neuf à dix onces de sang qui s'évacuent par une saignée de trois palettes. Mais quoique selon cette supputation, il soit vrai que la saignée enleve autant en un moment, que la transpiration en six heures, il ne s'enfuit pas pour cela, que la saignée doive être préférée à la purgation, puisque une simple médecine fait rendre sans peine par une seule selle, plus du double & du triple de ce que peuvent tenir trois palettes de sang. Ainsi une purgation qui fera faire quatre ou cinq selles en un matin, évacuera plus alors que quatre ou cinq saignées. Si donc on n'a égard ici, comme fait notre Auteur, qu'à la quantité de l'évacuation, bien loin que l'on doive préférer la saignée à la purgation, on doit au contraire, préférer la purgation à la saignée, puisque pour évacuer autant en un matin par la saignée, qu'on évacueroit par la purgation, il faudroit au moins trois saignées en un matin.

La prétendue Démonstration de notre Auteur n'a donc rien de concluant, bien loin d'être une Démonſtration. Ainſi elle ne doit point nous empêcher de demeurer toûjours dans le ſentiment où nous ſommes ſur l'utilité de la purgation dans les maladies vermineuſes ; pourvu toutefois qu'on ne néglige point la ſaignée, qui eſt ici très-ſouvent d'un grand ſecours, comme nous l'avons remarqué plus haut : mais ce remede, auſſi-bien que le purgatif, veut être ſagement ménagé ; car de croire avec le même Auteur, qu'on puiſſe ſans riſque, tirer preſque tout le ſang d'un Malade, c'eſt renoncer aux lumieres les plus claires de la raiſon & de l'expérience, pour ne rien dire de plus. Auſſi les preuves que cet Auteur apporte pour juſtifier une ſi étrange propoſition, ne ſont pas moins étranges, que la propoſition même qu'il veut établir. » Il ſuffit, » dit-il, dans ſa Diſſertation ſur la » Saignée, de faire attention au peu » de forces & de ſang qu'il faut pour » empêcher un Malade de mourir. » Car enfin un Malade n'étant obli- » gé à aucun mouvement, ou exer- » cice conſidérable, & n'ayant à fai- » re que de ne point mourir, il ne

» lui faut ni plus de sang, ni p us de
» force qu'à un homme endormi,
» par la raison que vivre, pour l'un
» & pour l'autre, n'est que respirer ;
» ou pour parler plus exactement, la
» vie dans tous les deux ne consiste
» que dans le pouls & dans la respi-
» ration ; en un mot, dans la circula-
» tion du sang .... Donc un Mala-
» de n'a besoin que de très-peu d'es-
» prits & de sang, puisqu'il vit avec
» si peu de force.... La vie se con-
» servant donc pendant le temps du
» sommeil & de la maladie, moyen-
» nant le mouvement de si peu de
» parties solides, on doit conclure
» que très-peu d'esprits & de sang est
» destiné pour faire vivre un Mala-
» de, & un homme qui dort. Sup-
» posons qu'une personne vienne à
» tomber malade ; alors tout le sang
» qui devoit être employé pour faire
» agir tout le corps, demeure oisif
» & sans action. Or, supposé que
» de vingt livres de sang qui se trou-
» vent dans le corps, cinq livres suf-
» fisent pour entretenir la circulation
» & la vie dans ce Malade, ce se-
» ront quinze livres de sang qui ne

» ferviront pas alors à le faire vivre.
» Ajoûtez à ces quinze livres ce qui
» fera retenu dans les vaiffeaux, par-
» ce que la tranfpiration, comme il
» arrive ordinairement dans les ma-
» ladies, fe trouvera arrêtée, cette
» quantité de fang inutile à la vie,
» devra groffir confidérablement.

Il faut prouver ici trois chofes. La
premiere, qu'un Malade eft femblable à un homme qui dort. La feconde, que dans un homme qui a
vingt livres de fang, cinq livres fuf-
fifent pendant le fommeil, pour faire
la circulation ; & la troifiéme, que
de vingt livres de fang qui feront
dans le corps d'un homme endormi,
il y en doit avoir par conféquent
quinze d'oifives, & qui ne fervent
de rien. Après cela, on pourra pro-
noncer hardiment que pendant le
fommeil & pendant la maladie, les
trois quarts du fang font fuperflus,
d'où s'enfuivra que le fommeil qui
eft fi néceffaire pour rétablir les forces, ne fera plus qu'un déréglement
de la nature, & la fource d'une infinité de maladies, puifque la plus
grande partie des liquides demeu-
P iij

rant *oisive alors & sans action*, ne pourra plus se dépurer. Cependant, selon
les Observations de Sanctorius, la
transpiration augmente du double
dans le sommeil; jusques là même,
que selon cet Auteur, elle est quelquefois plus grande alors, que dans
les plus grands exercices de la veille, en supposant presque l'égalité
de temps. Or, comment pourroit-il
arriver que pendant sept heures de
sommeil, on transpirât insensiblement & sans peine le double de ce
qu'on transpire pendant la veille, si
dans le sommeil, la plus grande
partie des liqueurs étoient *oisives &
sans action*. Mais quand on pourroit
prouver toutes ces chimeres, cela
ne serviroit qu'à détruire le systême
qu'on veut établir; car enfin, supposer qu'un homme endormi & un
Malade n'ayent besoin pour vivre,
que de cinq livres de sang; & que
15. livres demeurent en eux, oisives & sans action, c'est supposer que
lorsqu'on dort, ou qu'on est malade, l'équilibre des liquides & des
solides n'est pas nécessaire à la vie:
cependant l'hypothese de celui à qui

appartient cette comparaison, roule entierement sur l'équilibre des liquides & des solides, dans lequel confiste la vie & la santé. Cet Auteur soûtient dans sa même Dissertation sur la Saignée, que vingt livres de liqueurs sont nécessaires pour répondre à la force des solides; & que cette force est naturellement bornée à faire circuler vingt livres de liquide; de sorte, dit-il, que pour faire subsister la vie, & pour entretenir la santé, il faut que les liquides & les solides soient toûjours dans cette proportion. Il ajoûte que le Médecin ne doit avoir d'autre vûe que de rétablir cet ordre & cet équilibre entre les solides & les liquides. Ces principes une fois posés, comment peut-il avancer qu'il n'y a nul danger à diminuer des trois quarts la masse du sang, & de la réduire à cinq livres dans les Malades qui en ont vingt ? Est-ce-là un moyen bien sûr de remettre les liquides & les solides en proportion les uns avec les autres ? Car si l'augmentation des liqueurs au-dessus de ce qui est né-cessaire pour l'équilibre des solides

& des liquides, est un déréglement ;
la diminution de ces mêmes liqueurs
au-dessous d'un certain point, sera
un autre déréglement. Ainsi les suppositions que nous venons de combattre, sont non-seulement absurdes
dans la spéculation, mais d'une conséquence dangereuse dans la pratique. J'ajoûterai même, sans crainte
d'être désavoué par la sçavante Faculté qui m'a instruit, & dont je
fais gloire de suivre la Doctrine,
qu'il n'y a point de Médecin zélé
pour l'honneur de sa Profession, &
pour la vie des hommes, qui ne
doive s'élever avec force, contre
des maximes si téméraires, & si
meurtrieres.

Je terminerai ce Chapitre, en re-
marquant que si la purgation est
d'un grand secours dans les maladies
vermineuses, c'est sur-tout lorsque
la maladie est aigue, & qu'elle commence ; parce que c'est alors ordinairement que se présente l'heureux moment de l'orgasme, dont nous avons
suffisamment parlé ailleurs, (a) &

____

(a) Voyez Remarques de Médecine sur l'orgasme
dans les maladies, sur la saignée, sur la purgation

dont pour cette raiſon, nous ne dirons rien ici. Qu'il nous ſoit permis
ſeulement, de finir par ces excellen-
tes paroles d'un des plus ſçavans Médecins de la Faculté de Paris, *Pur-*
gationem ſanè in acutorum initiis ſæpius
ſuadet vera medendi ratio, comprobat felix
experientia, nec prohibet, quin imo paſſim
præſcribit, & imperat divinus Senex. (a)
Paroles qui ne peuvent trouver d'autres adverſaires, que ceux à qui la
raiſon, l'expérience, & Hippocrate,
ſont abſolument inconnus.

SECTION IV.

Sur la maniere dont agiſſent les remédes
antivermineux.

DE ces remedes, les uns agiſſent par une vertu manifeſte,
les autres par une vertu cachée, dont
on ne peut découvrir la raiſon. Entre les premiers, on compte toutes
les huiles, parce qu'elles bouchent

& la boiſſon, imprimées chez d'Houry, rue de la
Harpe, au Saint Eſprit.

(a) *Quæſt. Medic. M. Petro Bourdelot Præſide.*
An per-acutis ut plurimum purgatio per ſuperiora ?
Art. 3. versùs finem.

les pores des Vers, & qu'il est visible que si elles tuent ces Insectes,
comme elles font, c'est parce qu'en
bouchant leurs potes, ou leurs trachées, dont toute leur peau est parsemée, elles empêchent ces Animaux de tirer l'air au-dedans de leur
corps, ce qui les doit étouffer.

Ces trachées, comme nous l'a-
vons remarqué plus haut, & que le
remarque Mr le Clerc dans son
Histoire des Vers plats, ont été ob-
servées & décrites par Mr Malpighi, dans sa Dissertation sur le Ver
à soie. Ce dernier a en même temps
découvert par plusieurs expériences,
que l'huile étoit un poison pour les
Vers. Ayant touché, dit il, avec
un pinceau trempé d'huile, les trachées de quelques Vers à soie, je
les vis tomber sur le champ en convulsion, & expirer. Pour mieux
m'assurer de cette propriété de l'huile, j'oignis d'huile, les trachées supérieures d'un Ver à soie, depuis la
tête jusqu'au milieu du corps, &
alors il devint paralytique de cette
partie, remuant seulement l'autre
moitié du corps, que je n'avois pas

touchée d'huile. Il demeura une nuit en cet état, mais le matin il reprit son mouvement entier. Je lui donnai de la pâture, & il fabriqua sa coque. Je fis la même expérience sur d'autres Vers à soie, & la même chose arriva.

Comme j'avois frotté d'huile les parties supérieures de ces Vers, je frottai à d'autres, les parties inférieures jusqu'au même endroit, & je vis alors ces Vers à soie remuer la moitié supérieure de leur corps, sans pouvoir remuer l'inférieure, celle-ci étant devenue toute paralytique. Une circonstance bien digne de remarque, c'est que dans ceux-ci que j'avois oints d'huile par en bas, la moitié supérieure du corps tiroit l'autre à soi, au lieu que dans les premiers, l'inférieure ne tiroit point la supérieure. Au reste le battement du cœur se faisoit très-rarement sentir dans les parties d'en-bas. Quelques-uns de ces Vers, après avoir demeuré deux heures ainsi perclus de la moitié inférieure de leurs corps, commencerent à manger, & se mirent à faire leur coque,

qu'ils acheverent dans le temps ordinaire. Deux d'entre eux moururent plusieurs jours après, & un autre ayant vécu long-temps au-delà,
jetta sa soie, & puis mourut.

Je touchai avec de l'huile tout le
côté droit de quelques autres Vers
à soie, & tout le côté gauche de
quelques autres : ils devinrent tous
engourdis, & à peine pouvoient-ils
se mouvoir lorsqu'on les excitoit.
Enfin le haut de leurs corps ayant
repris vigueur, car le bas étoit toûjours sans mouvement, ils commencerent à manger, & acheverent
leur ouvrage.

Pour avoir là-dessus un éclaircissement entier, je me contentai de leur
mettre de l'huile seulement à la tête,
à la queue, & au dos, sans toucher
aux trachées ; il n'en mourut aucun,
& rien d'extraordinaire ne leur arriva ; ce qui m'a fait conclure que
s'ils mouroient lorsque leurs trachées étoient couvertes d'huile,
c'est parce qu'elles ne pouvoient
plus recevoir l'air, ce qui causoit une
suffocation. Mais pour m'assurer davantage de la chose, j'oignis avec

du beurre tous les orifices des trachées, & ces Insectes moururent sur
le champ. Le même effet arriva par
l'usage du lard, du suif, & autres
graisses.

Le miel liquide, quand on en
frotte ces Vers, les tue tout de même.
Je tentai sur des Sauterelles, sur
des Grillons, & sur d'autres Insectes
semblables, les mêmes expériences
de l'huile, du beurre, & du miel, &
elles réussirent de la même maniere.

Voilà ce que rapporte Mr Malpighi; plusieurs autres expériences de
même nature ont été faites par le
célébre Mr Rédi (*a*) sur des Vers de
terre, & elles ont eû le même succès; avec cette différence néanmoins
qu'ils ont résisté un peu plus long-
temps à l'huile que les Vers à soie.
Voici comme s'explique là-dessus ce
sçavant Auteur. J'oignis plusieurs
fois d'huile d'olive, quatre Vers de
terre; puis je les mis dans une phiole
de verre, avec un peu de terre, &
ils y vécurent plus de quinze jours.
Je ne m'en tins pas à cette épreuve,

(*a*) De gli animali viventi dentre g.' animali viventi.

je remplis d'huile d'olive deux autres vases de verre, dans lesquels je
jettai deux gros Vers de terre bien
vigoureux : Ils y devinrent vingt-
quatres heures après, tout engourdis, mais ils ne laisserent pas d'y
vivre. Voyant cela, je les tirai de
l'huile, & les mis dans un autre vase
avec de la terre fraiche ; l'un y mourut au bout de trois jours, & l'autre en vécut six, mais très-languis-
sant. Il est donc certain, conclud
Mr Rédi, que l'huile est contraire
aux Vers de terre, mais qu'elle ne
leur est pas un poison aussi présent
qu'elle l'est aux Mouches, par exemple, aux Guêpres, aux Abeilles,
aux Scorpions, aux Grillons, aux
Limaces, aux Vers à soie, à toutes
les sortes de Chenilles, aux Scolo-
pendres marines, aux Sangsues, &
à plusieurs autres Insectes semblables.

Au reste, ainsi que le remarque
fort à propos Mr le Clerc, il faut
bien distinguer d'avec l'huile d'olive
toutes celles qui sont composées de
particules âcres & pénétrantes ; parce
que celles-là agissent moins par leur

onctuofité , que par leurs particules
falines, bitumineufes, qui font très-
actives. Telle eft l'huile de pétrole ,
laquelle par les pointes de fes fels ,
perce tout d'un coup le corps tendre
du Ver; enforte que fi vous verfez
feulement deux ou trois gouttes de
cette huile dans le fond d'une phiole, & que vous jettiez enfuite dans
cette phiole plufieurs Vers , vous les
voyez périr prefque fur le champ.
Toutes les huiles tirées par le feu,
produifent le même effet ; telles
font par exemple, les huiles de fuc-
cin, de bois & de bayes de geniévre, de coudrier, & toutes les huiles
extraites d'aromates , & de plantes
aromatiques.

C'eft par la même caufe que le fel
commun , le fel gemme, & plufieurs eaux minérales, foit froides,
foit chaudes, dans lefquelles regne
un fel fixe, font fi contraires aux
Vers. Mais il faut écouter encore là-
deffus le fçavant Mr Rédi , cité fort
à propos à ce fujet par le même
Mr le Clerc.

Si, dit-il, l'on fait fondre dans
de l'eau de fontaine, autant de fel

qu'elle en peut diſſoudre, & que dans cette diſſolution, l'on jette des Vers de terre ; ils y meurent à l'inſtant. Si à cette même eau ſalée, l'on ajoûte une égale quantité d'autre eau, où il n'y ait point de ſel, les Vers qu'on y jette, y meurent en auſſi peu de temps. Si l'on y ajoûte pour la troiſiéme fois autant d'eau nouvelle, ils meurent en un quart d'heure. Si l'on réitere une quatriéme fois, ils demeurent deux heures ſans mourir. Le ſel gemme, le vitriol de Chypre, l'alum, le nitre, font le même effet ; mais la diſſolution de ſel commun, celle de ſel gemme, celle de nitre, a plus de force ; le vitriol en a un peu moins, & l'alum un peu moins encore. On voit par - là , conclud Mr Rédi, pourquoi certaines eaux minérales, telles par exemple, que les eaux de Tectucium, *Aquæ Tectucii*, les eaux de Bagnols, *del Bagnuolo*, étant bues, tuent ſi puiſſamment les Vers du corps humain ; étant facile de comprendre que cette vertu leur vient du ſel fixe qu'elles contiennent : ſel, au reſte qui les rend en même temps

purgatives,

purgatives, ce qui eſt cauſe qu'elles chaſſent auſſi les Vers qu'elles tuent. Ces expériences que Mr Rédi a faites ſur la vertu antivermineuſe des ſels fixes naturels, ont porté Mr le Clerc à en faire de ſemblables ſur la vertu des ſels fixes préparés par le feu, & il a trouvé qu'ils avoient contre les Vers, la même vertu; ſur quoi il cite le ſel de tartre (*a*). Il a trouvé de plus que l'eſprit volatil de ſel de Vipére, & autres volatils ſemblables, ne ſont pas moins efficaces contre ces Inſectes.

Si l'on jette dans de l'eſprit de vin des Vers de terre, ils y meurent tout d'un coup; ils vivent très-peu dans le vin ſoit rouge ou blanc, ſoit doux ou non; ils ne s'accommodent pas mieux du vinaigre. Plongés dans de l'eau poivrée, ils n'ont guére qu'un quart d'heure de vie, ſi l'eau eſt bien chargée de poivre; mais ſi elle l'eſt peu, ils y durent quelques heures ſelon le plus ou le moins de poivre qu'on y a mis.

(*a*) *Quod autem de ſalibus fixis naturalibus obſer-vavit vir celeberrimus, comperi & ipſe ſalia fixa vi ignis parata ſal tartari puta, adhibens.*

Ils meurent très-vîte, lorsqu'on leur jette deſſus de la poudre de poivre, ou de canelle, ou de tabac ; celle de tabac leur eſt plus contraire. Dans le jus de limon aigre, ils vivent quelque peu de temps ; mais ce qu'il y a de ſurprenant, ils périſſent beaucoup plûtôt, dans le jus de limon doux, & dans celui d'orange de Portugal.

L'eau de vif-argent eſt fort contraire aux Vers, comme l'on ſçait ; mais comment agit-elle ſur ces Inſectes ? C'eſt ce qu'il n'eſt pas facile d'expliquer, non plus que la raiſon pourquoi le jus de limon doux & d'orange douce, leur eſt plus contraire que celui du limon aigre & de l'orange aigre. Que l'eau de mercure ſoit ennemie des Vers, voici là-deſſus des expériences qui ne permettent pas d'en douter, ſur-tout à l'égard des Vers de terre ; car pour ceux du corps, on ne peut pas s'en convaincre auſſi certainement par les mêmes expériences ; ces Vers ne vivant pas tous auſſi long-temps hors du corps, que vivent hors de terre les Vers de terre, & n'ayant pas la même vigueur. Enforte qu'on peut les comparer en cela aux Poiſſons de mer, dont la plûpart meurent dès qu'ils ſont hors de la mer. Quoi qu'il en ſoit, voici les expériences qu'on peut faire ſur les Vers de terre avec l'eau de mercure, & qu'a faites Mr Rédi.

Je jettai, dit-il, une grande quantité de mercure, dans une bouteille de verre pleine d'eau commune, preſque bouillante ; j'y laiſſai le mercure infuſer pendant douze heures. Après quoi, l'eau étant froide, j'y mis quatre gros Vers de terre, ſans ôter le mercure, ils y vécurent vingt heures.

Je mis dans un autre vaiſſeau de verre une quantité beaucoup plus conſidérable de mercure ; enforte que tout le fond du vaiſſeau en étoit couvert, puis je gliſſai doucement ſur ce mercure un gros Ver de terre ; l'Inſecte commença auſſi-tôt à s'agiter avec force, rendant beaucoup d'écume & d'eau épaiſſe ; enfin au bout de 24 heures, il mourut en convulſion.

Ce qu'on peut dire de plus probable pour expliquer l'action du mercure fur les Vers, eft qu'étant compofé comme il l'eft, de particules extrêmement fines & pénétrantes, ces particules fines s'accrochent avec les fucs épais & vifqueux dont le Ver eft compofé, & y font une divifion, qui rompant toute la liaifon des parties du Ver, ne permet plus par conféquent à l'Infecte de vivre.

La raifon pourquoi la plûpart des amers tuent ou chaffent les Vers, eft bien plus facile à rendre ; la mordacité de ces amers parle d'elle-même fur ce fujet, fans qu'il foit befoin de faire là-deffus de grands raifonnemens ; mais ils ne font pas tous également *lumbricides*, (a) ou *lumbrifuges* ; c'eft ce qu'on va voir par les expériences fuivantes. Je délayai, dit Mr Rédi, une affez grande quantité d'aloës dans de l'eau, pour la rendre bien amere. Je jettai dans cette eau quatre Vers de terre ; ils en parurent d'abord très-contrariés, mais ils ne laifferent pas d'y vivre

(a) *Lumbricides*, c'eft à dire, qui tuent les Vers ; *Lumbrifuges*, c'eft-à-dire, qui les chaffent.

affez tranquillement pendant 24.
heures. L'un d'eux commença à fe
dépouiller de fa peau depuis la
queue jufqu'au milieu du dos & du
ventre ; là cette peau fe renverfa &
fe ramaffa, de maniére qu'elle en-
toura comme un cercle tout le corps
du Ver : autres vingt-quatre heures
s'étant paffées, je tirai de cette eau
amere les Vers en queftion, & les
mis dans un vaiffeau de verre, avec
un peu de terre fraîche, où j'avois
mêlé quelque peu d'aloës pilé : ils
vécurent plufieurs jours dans cette
phiole. Je réitérai la premiere expérience fur autres quatre Vers de terre, & ils vécurent dans l'eau amere
quatre jours entiers. Qui croira après
cela, dit Mr Rédi, que l'aloës foit
auffi contraire aux Vers du corps,
que l'ont écrit quelques Auteurs ?
Mais fi ce fuc, tout amer qu'il eft, eft
fi foible contre les Vers, lors même
qu'il les touche, quel effet, demande le même Mr Rédi, doit-on attendre, lorfqu'on l'applique en cataplâ-
me fur le ventre, ou qu'on y applique
des amers encore moins forts, tels
que les feuilles de pécher broyées

avec du vinaigre , & autres remedes semblables , si fort vantés parmi le vulgaire. La décoction de lupins, qui est si amere, n'est pas plus ennemie des Vers ; ceux de terre qu'on y jette y vivent plusieurs jours.

Dans une forte décoction d'absynthe , ces Vers vivent quelquefois des vingt-quatre & des trente heures. Dans une infusion de pomme de coloquinte, ils vivent un peu moins, & ne passent guère quatorze heures.

Dans de l'eau où l'on a laissé tremper un jour ou deux, du *semen contra,* autrement, dit Barbotine , ils ne vivent guère plus de sept ou huit heures.

Dans de l'eau où l'on a fait infuser du senné ou de la rhubarbe , les Vers de terre meurent en quinze ou vingt heures.

Dans une infusion de quinquina , ils vont quelquefois jusqu'à quarante-six heures.

On voit par-là 1°. que les amers n'ont pas tous la même vertu contre les Vers. 2°. Que ce n'est pas précisément à leur amertume qu'il faut attribuer cette propriété, puisque l'aloës beaucoup plus amer que le *semen contra*, leur est cependant moins contraire, que le *semen contra*. On dira peut-être que la force de ce dernier, vient de son odeur, qui est fort pénétrante ; au lieu que celle de l'aloës est fort foible. : mais l'absynthe, qui n'a pas moins d'amertume que le *semen contra*, & qui n'a pas non plus une odeur moins sensible, est cependant, comme le remarque Mr Rédi, moins bonne contre les Vers, que le *semen contra*. Bien plus, le *trifolium fibrinum*, qui n'a presque point d'odeur, & qui est très-amer, épargne beaucoup moins les Vers de terre, que ne fait le *semen contra*, ni l'absynthe. C'est de quoi s'est convaincu Mr Rédi par plusieurs expériences, en jettant dans une forte décoction de cette herbe même desséchée, un certain nombre de Vers de terre ; car ils y sont tous morts en deux, trois, ou au plus vingt-quatre heures, & cela après de violentes convulsions, & un dépouillement entier de leur peau, ensorte qu'ils paroissoient tout écorchés.

La racine d'énula campana, qui a beaucoup d'odeur, & encore plus d'amertume, est si contraire aux Vers dont il s'agit, que dans une décoction de cette racine, ils meurent en quatre ou cinq heures de temps, & se dépouillent tout de même de leur peau. Ces sortes d'amers agissent donc violemment contre les Vers. Il faut avouer cependant, que dans d'autres amers absolument dénués d'odeur, on ne trouve pas la même propriété ; c'est dequoi Mr Rédi s'est aussi convaincu par plusieurs expériences.

La petite centaurée, qu'à cause de son extrême amertume, quelques Auteurs ont appellée Fiel de terre, n'a pas plus de force sur les Vers en question, que l'aloës dont nous avons parlé. Car si on en met quelques-uns dans une décoction de cette plante, on les y trouve encore vivans trois jours après, quoique cependant peu après qu'on les y a jettés, leur peau se sépare presque toute, comme Mr Rédi a observé qu'elle se sépare dans l'infusion d'aloës. Cette Observation

Obſervation eſt de Mr le Clerc. (*a*)

Si les amers en tant qu'amers, ſont ſi différens entre eux, par rapport à leur vertu *anthelmintique*, ceux qui ſe diſtinguent particulierement par leur odeur, ſoit qu'à cette odeur il y ait peu d'amertume mêlée, ou qu'il y en ait beaucoup, ne ſont pas moins différens entre eux, par rapport à la même vertu contre les Vers. Nous avons là-deſſus, parlé de l'abſynthe & du *ſemen contra*, qui ſont de ce genre ; quant aux autres amers, (*b*) qui comme ceux-là, frappent fortement l'odorat, les perſonnes qui ont lu Dioſcoride, & les autres anciens Auteurs, ſçavent combien la menthe, qui eſt du nombre de ces amers odorans, eſt recommandée contre les Vers. Mais ſa vertu en cela eſt telle, qu'on peut ſeulement la comparer à celle de l'abſynthe ; car ſi dans une décoction de feuilles de menthe deſſéchées, l'on jette des Vers de terre, ils y vivent environ vingt heures. La même choſe arrive dans une déco-

(a) *Daniel. Clerici Hiſtoria , lator. lumbr. Cap. XV*
(b) *Daniel. Cler. ibid.*

ction de feuilles séches d'auronne, soit mâle ou femelle : la décoction de fleurs de camomille, a une vertu semblable ; mais de toutes les herbes de ce genre, la tanaisie est celle qui a le plus de vertu contre les Vers, aussi-bien que le marrube blanc & la matricaire, dont la décoction, lors même qu'elle est faite de ces herbes seches, tue les Vers de terre en cinq ou six heures, après les avoir auparavant dépouillés de leur peau.

Le scordium desséché perd son odeur, & la décoction de cette herbe ainsi desséchée, & sans odeur, ne produit aucun effet sur les Vers, si ce n'est qu'elle les dépouille de leur peau.

La décoction de rhue fraîche tue les Vers en cinq ou six heures. Cette herbe cependant perd toute son odeur, & en même temps la plus grande partie de son amertume par l'ébullition. La même perte lui arrive par le dessechement ; en quoi elle differe bien du marrube blanc, & de la tanaisie, qui étant secs, ne laissent pas de conserver toute leur amertume , & toute leur odeur.

Il fembleroit par tout ce qui a été dit ci-deffus , que les feuilles de fabine qui ont une odeur & une amertume très-confidérable que la décoction ne leur ôte point , devroient avoir une grande force contre les Vers ; cependant les Vers de terre jettés dans l'eau où cette herbe broyée toute fraîche a bouilli , y vivent environ douze heures. (a)

On peut mettre au rang des amers propres contre les Vers , la décoction de caffé ; les Vers de terre y vivent cependant environ vingt-quatre heures , mais auparavant ils y quittent leur peau , & deviennent mols & flafques , comme tous les autres dont il a été fait mention jufqu'ici.

Quoique l'infufion de thé ne foit pas amere , nous fuivrons ici l'exemple de Mr le Cler , qui croit en devoir parler à l'occafion du caffé ; les Vers de terre y vivent quinze à vingt heures , quelque forte que foit l'infufion , mais ils n'y quittent point leur peau comme dans la décoction

(a) *Daniel. Cleric. ibid.*

de caffé ; ils y deviennent feulement très-liſſes & très-refplendiſſans ; ils y prennent de plus comme une couleur d'amétiſte, (*a*) & au lieu de tomber mols & flaſques au fond du vaiſſeau, ils acquierent au contraire plus de dureté ; d'où il eſt à juger, ſelon Mr le Clerc, qu'aux particules déterſives du thé, ſont jointes des particules aſtringentes qui reſſerrent les trachées de l'Inſecte, & les empêchant de recevoir l'air, le font mourir faute de refpiration.

La décoction de fœnu-grec a beaucoup d'amertume & d'odeur ; elle fait mourir en douze heures au plus tard les Vers de terre qu'on y jette, & les rend mols & flaſques. La graine de cette plante bouillie dans de l'eau, rend la décoction mucilagineuſe ; mais ce mucilage n'eſt pas fort contraire aux Vers, & généralement parlant, on peut dire que les liqueurs mucilagineuſes ne nuiſent pas beaucoup d'elles – mêmes aux Vers de terre, & c'eſt ce qu'a éprouvé Mr le Clerc par diverſes expériences qu'il a faites à ce ſujet, &

______

(*a*) *Daniel. Clerc. ibid.*

dont nous aurons plus bas occasion
de parler, aussi-bien que de plusieurs
que Mr Rédi a faites sur la coraline,
qui est si amere, & d'une odeur si
pénétrante.

Tous ces amers sont plus ou
moins contraires aux Vers, selon
qu'ils abondent plus ou moins en
particules abstersives, autrement di-
tes savonneuses, lesquelles dépen-
dent d'un sel fixe mêlé dans une matiere grasse & sulphureuse.

Quant à l'ail, dont la saveur âcre
semble plus pencher du côté de l'a-
cide, que de celui de l'amer, & dont
l'odeur fétide, peut être regardée
comme la peste du nez : voici comme s'en explique M. Rédi.

Je fis frotter d'ail tout le dedans
d'un pot de terre, & jetter au fond
du vaisseau les morceaux d'ail qui
étoient restés, puis je mis dans ce
pot, six Vers de terre, dont trois
étoient fort gros, & trois plus petits. Sitôt qu'ils y furent, ils parurent
frappés de l'odeur & de l'attouche-
ment de l'ail, puis ils devinrent engourdis. Je les couvris alors de bonne terre, où j'avois mêlé plusieurs

morceaux d'ail bien broyés & écra-
fés. Je les tirai de là vingt jours
après tout vivans ; il y a apparence
qu'ils auroient vécu encore un grand
nombre de jours, fi je les avois laif-
fés dans le vafe, car ils étoient très-
vifs.

On voit par cette expérience,
que l'ail n'eft pas fi contraire aux
Vers de terre, qu'on fe l'imagine-
roit d'abord ; & que fi on leur laiffe
de la terre qui eft leur nourriture,
ils éludent par le moyen de cette
terre, les coups mortels que l'ail
leur pourroit porter ; en quoi ils
reffemblent, dit Mr le Clerc, à ce
Géant Antéé, fils de la Terre, qui
attaqué par Hercule, reprenoit fes
forces fitôt qu'il touchoit la terre ;
c'eft la comparaifon de Mr le Clerc.
Il conclud de-là, que c'eft fe tromper, de croire qu'en frottant avec
de l'ail le nombril des enfans qui
ont des Vers, on les guérit de cette
maladie ; mais cette conféquence ne
doit pas être regardée comme bien
certaine, les Vers de terre & les
Vers du corps étant de différente
nature ; enforte que ce qui eft peu

contraire aux Vers de terre, peut bien l'être davantage aux Vers du corps, qui font plus foibles & plus tendres ; joint à cela que l'ail appliquée fur le nombril, fait faire aux mufcles du bas-ventre, des mouvemens qui peuvent beaucoup aider l'action de l'ail pour chaffer les Vers.

Quoi qu'il en foit, pour bien s'affurer de la force ou de la foibleffe de l'ail contre les Vers de terre, il faut faire bouillir légerement quelques gouffes d'ail dans de l'eau, & quand la décoction eft froide, y plonger deux ou trois de ces Vers, on verra qu'ils y vivent plufieurs heures, les uns plus, les autres moins. Mais felon une expérience que rapporte là-deffus Mr le Clerc, & qu'il a faite, ils y vivent environ fix heures, & demeurent roides après la mort.

Dans la décoction de racines de biftorte pulvérifées, ils vivent environ vingt-quatre heures, & dans celle de racine de tormentille, auffi pulvérifée, ils vont jufqu'à trente heures. Mais foit dans l'une, foit dans l'autre, ils fe durciffent & fe

R iv

roidiſſent en mourant ; ce que Mr le
Clerc attribue avec raiſon, à la qualité aſtringente de ces racines. (*a*)

On voit aiſément pourquoi les
choſes huileuſes, ſalées, âcres, acides, aſtringentes, tuent les Vers ;
mais on ne conçoit pas de même d'où
vient que les choſes douces, telles
que le miel, le ſucre, & autres ſemblables, produiſent cet effet, & le
produiſent même plus efficacement
que la plûpart des amers.

Ayant délayé du miel d'Eſpagne
dans un peu d'eau, dit Mr Rédi, &
dans cette eau miellée, ayant jetté
quatre Vers, je les y ai vu mourir
tous quatre en moins d'un quart
d'heure. J'ai réitéré l'expérience un
grand nombre d'autres fois, & je
l'ai vu réuſſir de même pour l'eſpace
de temps. L'eau ſucrée produit le
même effet, comme le remarque
cet Auteur ; il conclud de-là, qu'au
lieu de tourmenter les enfans comme l'on fait, par des remedes amers
qui les révoltent, il vaudroit bien
mieux leur donner du miel, du ſucre, & autres choſes ſemblables,

(*a*) *Daniel. Cleric. ibid.*

qu'ils avaleroient avec plaifir , &
qui les délivreroient plus furement
de leurs Vers. Nous avons touché
cet Article.p.465.on y peut recourir.

Mr Rédi confeille de même contre les Vers des enfans , les fucs qui
fe tirent des fruits doux ; il faut l'entendre fur ce fujet.

Je pris, dit-il , des raifins que j'a-
vois fait fufpendre depuis long-
temps au plancher , & qui étoient
très-doux ; j'en exprimai le jus , &
dans ce jus je jettai quelques Vers ;
je les y vis mourir en une demi-
heure , & ils devinrent durs & fecs.
» Croyons après cela , ajoûte-t'il ,
» que les fruits doux, produifent des
» Vers dans le corps des enfans ! bien
» loin de-là : Si l'on mâche des pommes, des poires, des abricots, des pê-
ches,que l'on tire de fa bouche ce qui
aura été ainfi mâché,& que dans cette
bouillie , on mette des Vers vivans,
j'attefte qu'on les y verra mourir
en peu de temps.

Comme ces expériences ne regardent que les Vers de terre , & que
ces Vers font d'une nature différente de celle des Vers du corps »

Mr Rédi ne s'en est pas tenu aux
épreuves que nous venons de rapporter. Il en a faites fur les Vers du
corps, & voici ce que ces dernieres
nous apprennent.

Si l'on prend des Vers récemment
fortis du corps, qu'on les mette dans
un lieu où il n'y ait point d'humidité, ils y meurent en peu de temps ;
mais fi on les met dans de l'eau, &
de l'eau qui foit bien pure, ils y vivent des foixante, & quelquefois
des foixante & dix heures. Nous
rappellerons fur cela ce que nous
avons rapporté ci-devant, au fujet
de ce Ver qui fut rendu par une
Penfionnaire de l'Affomption, lequel vécut pendant près d'un mois
dans une cuvette d'eau fur une fe-
nêtre, c'eft bien plus que de vivre
foixante & dix heures.

Dans l'eau où l'on a mêlé de la
terre figillée, qui paffe pour être fi
contraire aux Vers du corps, ils vivent environ ce nombre d'heures.
Dans celle où l'on a mêlé de la coraline, qui paffe tout de même pour
être un fi bon remede contre les
Vers, ils vivent jufqu'à des fix & fept

jours ; & dans l'eau où l'on a diſſout de l'aloës , ils ne paſſent guère trente heures.

La poudre de corne de Cerf miſe dans de l'eau , ne fait rien à ces Vers , non plus que celle de l'ongle de pied d'Elan , ni celle d'yvoire ; le Bézoar , ſoit Occidental , ſoit Oriental , eſt également inutile contre ces Vers ; mais ils meurent promptement dans l'eau ſalée , & plus promptement encore dans l'eau-de-vie ; ce qui arrive de même aux Vers de terre , avec cette différence, que les Vers du corps réſiſtent plus à l'action des médicamens , que ne font les Vers de terre ; ce qui paroîtroit incroyable , ſi des expériences certaines & conſtantes n'en étoient la preuve ; vu qu'il eſt certain auſſi par l'expérience , que les Vers de terre , ont un mouvement plus fort , ſont plus vigoureux & plus agiles , & que les Vers ſortis du corps , ſont au contraire lents , engourdis , & preſque ſans action , en comparaiſon de ceux qu'on tire de terre.

Nous avons remarqué que ces Vers ſortis de terre , mouroient

promptement dans le vin ; il n'en
est pas de même des Vers sortis du
corps : Mr Rédi observe qu'ils vivent dans le vin, les uns vingt-quatre heures, les autres quarante, les
autres soixante, plus ou moins.

Mais il y a ici une circonstance à
examiner, qui est que les Vers sortis du corps, viennent d'un lieu où
ils ont pu s'accoûtumer au vin, y
ayant peu de personnes qui n'en boi-
vent ; au lieu que les Vers de terre,
n'ont que l'eau & la terre pour nourriture.

Il faudroit pour pouvoir raisonner juste là-dessus, mettre dans un
verre de vin, des Vers rendus par de
petits enfans, & dans un autre verre
de vin, des Vers rendus par des personnes qui büssent du vin, on ver-
roit alors lesquels de ces Vers vi-
vroient plus long-temps dans la liqueur dont il s'agit ; & encore ne
faudroit-il pas s'en tenir à une seule
expérience, il faudroit réitérer la
chose plusieurs fois.

Les Vers ronds & longs du corps
humain, vivent au plus dix heures
dans l'eau rose, dans celle de fleurs

d'orange , dans celle de myrte , mais les ronds & courts, qui font les Afcarides , y meurent fur le champ.

Dans l'eau fucrée en confiftance de julep , les Vers du corps vivent environ trois heures, ou au plus, quatre ; c'eft ce que Mr Rédi affure avoir éprouvé un grand nombre de fois. Au refte quand on fait les expériences dont nous avons parlé jufqu'ici , il faut prendre garde de noyer les Vers dans les liqueurs où on les jette ; car alors, comme ils ne peuvent manquer d'y étouffer par la trop grande abondance de la liqueur qui les couvre, on n'a pas lieu d'attribuer leur mort à la qualité de la liqueur, & tout ce qu'on peut juger, c'eft que ces Vers étouffent plûtôt les uns que les autres dans les liqueurs où on les noye ; ce qui ne fert de rien pour fe régler dans le choix des remedes qu'on doit employer contre les Vers ; ces remedes ne fe prenant pas, & ne devant pas non plus fe prendre dans la quantité qu'il faudroit pour noyer ces Vers dans le corps.

Quoi qu'il en foit, comme il y a très-peu de différence entre l'effet que certains médicamens produifent fur les Vers de terre, & celui que ces mêmes médicamens produifent fur les Vers du corps, nonobftant la différence qu'il y a entre la ftructure intérieure des Vers de terre , & celle des Vers du corps ; on peut fans erreur, regarder en général comme contraire aux Vers du corps, ce qui eft contraire aux Vers de terre. La différence qu'il peut y avoir là-deffus, confiftant en peu de chofe.

L'eau où l'on a fait bouillir de la guimauve , eft bonne contre les Vers ; mais comme elle agit foible-ment , (car fi dans cette décoction on met des Vers de terre , ils y vivent quelquefois jufqu'à trente & trente-fix heures) il eft bon d'y mê-ler du vin ; la guimauve en acquiert alors plus de force : on peut même faire infufer la guimauve dans du vin pur , elle fera alors un puiffant remede contre les Vers. Ce que je dis de la guimauve , fe doit entendre auffi de la mauve ; & ce vin de mau-ve aura pour le moins autant de vertu , que celui de malvoifie.

Quelques Critiques , faute de fçavoir, & je puis dire même, faute de soupçonner que la mauve fût bonne contre les Vers, se sont à ce sujet répandus en déclamations contre moi, après s'être instruits par l'errata de la premiere édition de mon Livre, qu'au lieu de *vin de mauve*, qui s'y étoit glissé par erreur d'impreffion, il falloit lire vin de malvoifie ; ne s'imaginant pas que le vin préparé avec la mauve, pût être en fait de contre-Vers, l'équivalent du vin de malvoifie ; enforte qu'ils ont cru que la faute en queftion, dont ils ne fe font inftruits que dans mon errata, choquoit non-feulement la Grammaire, mais la Médecine. Au refte, c'eft une voye bien facile pour critiquer les livres, de vifiter les errata, d'expofer enfuite les fautes qu'on y a vues, & de faire femblant de ne les y avoir pas vues.

On prépare un excellent vin de mauve contre les Vers avec la graine de cette plante : on fait bouillir légérement la graine dans du vin rouge, & on donne quelques cuillerées de ce vin. Il a outre cela la propriété d'être bon contre les naufées,

& contre un nombre confidérable de maladies. Les Anciens ont regardé la mauve comme un remede prefque univerfel, (*a*) ce qui eft caufe qu'ils l'ont appellée, *Omnimorbie.*

Dans la décoction de polypode, les Vers de terre ne vivent guère plus de huit ou neuf heures. Dans celle de fébeftes, ils vivent auffi très-peu ; & voici là-deffus une expérience de Mr le Clerc. Je mis, dit-il, dans une livre d'eau bouillante, trois onces de fébeftes avec les noyaux, dont j'avois feulement détaché la pulpe ; je laiffai réduire la décoction à moitié , puis l'ayant laiffé réfroidir, j'en pris une fuffifante quantité, où je jettai quelques Vers de terre, ils y moururent environ fix heures après.

Je fis enfuite une femblable décoction, mais plus forte , & dans la colature quand elle fut froide , je

(*a*) *Mathiol. Comment. in Lib. fecundum Diofcoridis , Cap. CXI.*

Semen malvæ ex vino rubro potum naufeam tollit. Malva ad multa utilis eft, ideoque non immeritò antiqui malvam omni-morbiam appellarunt.

jettai

jettai cinq Vers ; ils n'y vécurent
pas au plus, quatre heures.

Dans une forte infusion de réguelisse, fraîchement tirée de terre, ils
vivent plusieurs jours, & tout autant que si c'étoit dans de l'eau simple, avec cette différence que dans
la décoction dont il s'agit, toute
leur peau s'enleve. Mais dans la décoction de réguelisse seche, ils ne
vivent guère au-delà de quinze ou
seize heures, quelquefois cependant
ils vont jusqu'à vingt heures, mais
c'est tout le plus ; leur peau se détache de même de dessus tout leur
corps.

Nous avons souvent parlé jusqu'ici
de cette séparation de peau ; mais
une réfléxion que nous n'avons point
encore faite là-dessus, non plus que
Mr le Clerc, & qui paroît assez importante, c'est que certaines pellicules que rendent dans leurs déjections la plûpart de ceux qui ont
des Vers, pourroient bien venir de
ce que les Vers du corps, par l'action
de certains remedes sur ces Vers se
dépouilleroient de leur peau, comme se dépouillent de la leur, les Vers

de terre : la chose paroît assez vrai-
semblable , & quand on voit de ces
pellicules & especes de membranes
dans les déjections , il n'y a pas d'apparence que ce fût se tromper , de
les regarder comme des signes certains de Vers.

Mais en fait de régueliße , il n'y a
rien de plus contraire aux Vers de
terre , que la poudre de cette racine.
Elle les tue en un quart d'heure lorfqu'on en asperfe leur corps. On pourroit croire que cet effet viendroit
de ce que la poudre en queftion ,
bouche les pores de leurs corps , &
empêche par ce moyen , l'air d'entrer dans les trachées ; mais voici
une expérience de Mr le Clerc , laquelle ôte tout lieu de le penser. Il
prit de la poudre de bouis extrêmement fine , il en couvrit toute la su-
perficie du corps de quelques Vers ,
& ces Vers bien loin de mourir en
un quart d'heure , vécurent les uns
fix heures , les autres fept ; d'où il
faut conclure que la caufe pourquoi
la régueliße en poudre jettée fur ces
Vers , a tant de vertu , eft autre que
le bouchement des pores.

Si l'on demande pourquoi le miel,
le sucre, la réguelisse, la mauve, le
polypode, & autres choses douces,
dont les particules qui s'en détachent sur la langue, picotent &
ébranlent vivement les papilles ner-
veuses de cet organe, sont contraires aux Vers ; je réponds avec Mr le
Clerc, que cela provient d'un sel
particulier, renfermé dans les sub-
stances dont il s'agit, lequel s'introduit par ses pointes dans le corps
tendre & délicat des Vers, & y produit des déchiremens.

Le sucre, par exemple, qui est si
doux, n'est autre chose, qu'un suc
épaissi qu'on peut regarder comme
le sel essentiel de la plante d'où on
le tire, & comme très-peu différent du suc que les Abeilles tirent
des fleurs. Or, le miel, ainsi qu'on
sçait, est une substance saline sulphureuse, qui fermente aisément,
qui fournit un esprit ardent, ce qu'on
découvre de même dans le sucre.
Quant à la réguelisse, on y sent au
milieu de sa douceur dominante,
une saveur détersive, qui ne peut
procéder que d'un principe salin &

oléagineux, d ont les particules venant à se répandre sur les Vers, dérangent nécessairement la tissure de leur corps.

Cette propriété de la réguelisse est sur-tout indiquée par une amertume secrette qui s'y dévelope, lorsque la racine est seche.

La mauve ou guimauve a tout de même, des particules abstersives très-propres à déranger la tissure tendre & délicate du corps des Vers. Mais le polypode l'emporte en cela sur la mauve & sur la réguelisse ; aussi renferme-t'il dans sa douceur, une amertume assez sensible.

Le sucre étoit inconnu aux Anciens. Aldrovandus passe pour le premier des Modernes, (*a*) qui l'ait recommandé contre les Vers.

Il n'y a guère de maladies contre lesquelles la Médecine se soit mise plus en peine de chercher des remedes, que contre ces Insectes. Il est étonnant à quel nombre on a fait monter les remedes dont il s'agit : c'est ce qui se va voir par la liste suivante. (*b*)

(a) *Aldrov. de Insect. Lib. VI. Dan. Cleric. Hist. Lat. Lumbr. Cap. XV.*

b) *Dan. Cleric. Hist. later. Lumbric.*

Liste des Remedes contre les Vers.

CEs remedes se tirent ou des plantes, ou des Animaux, ou des minéraux. Les uns & les autres font ou simples, ou composés. Les simples que fournissent les plantes font ou racines, ou feuilles, ou fleurs, ou fruits, ou suc de ces fruits, ou graines, ou bois, ou écorces, ou gommes, ou résines, ou gommes-résines, ou huiles : nous les allons exposer par ordre.

REMEDES ANTIVERMINEUX
tirés des Racines.

RACINES de	RACINES de
Ache.	Calamus aromatique.
Acorus.	Carline.
Ail.	Chicorée sauvage.
Androsæmum.	Contra-yerva.
Angélique.	Croisette.
Anthora.	Cyclamen.
Aristoloche.	Daucus de Crete.
Arum.	Enula-campana.
Asphodele.	Esule.
Azarum.	Fougere femelle.
Barbe de bouc.	Fraxinelle.
Bistorte.	Fumeterre.
Brione.	Galanga.

RACINES de	RACINES de
Garance.	Petafites.
Gentiane.	Polypode.
Gingembre.	Porreau.
Gramen.	Prime-verre.
Gratiole.	Pyretre.
Hyffope.	Raifort.
Ieble.	Réponce.
Impératoire.	Romarin.
Ipecacuanha.	Sanicle.
Iris.	Scorfonaire.
Méchoacan.	Scrophulaire.
Murier.	Souchet.
Oignon.	Succife.
Ozeille.	Terre-mérite.
Patience.	Tormentille.

REMEDES ANTIVERMINEUX
qui fe tirent des feuilles.

FEUILLES de	FEUILLES de
Abfynthe.	Betule, *dont on fait un extrait.*
Agripaume, *cuite dans de l'huile d'ab-fynthe, & appliquée fur le nombril.*	Buglofe.
	Buis, *dont on fait un extrait & une huile.*
Alliaria.	Calamenthe.
Apiaftrum.	Calega.
Armoife.	Cataputia Cataria.
Arnoglofe.	Chamœdris.
Artichaux.	Chamœpitis.
Auricula muris.	Chardon benit
Aurone, mâle.	Chicorée fauvage.
Bete blanche.	Conifa.
Bétoine.	Coralline.

FEUILLES de	FEUILLES de
Coftus hortenfis.	Millepertuis.
Creffon.	Myrthe.
Dent de Lion.	Noyer.
Eftragon.	Origan.
Eupatoire.	Ortie.
Fumeterre.	Perficaire.
Garance.	Pêcher.
Gingembre.	Plantain.
Gui.	Polium montanum.
Héliotrope.	Pouliot.
Hyffope.	Pourpier.
Iéble.	Reine des prés.
Joubarbe.	Sabine.
Laitue fauvage.	Sariette.
Lavende.	Scabicufe.
Laurier.	Scordium.
Linaire.	Seneçon.
Marjolaine.	Senné.
Marrube.	Tabac.
Matricaire.	Tanaifie.
Meliffe.	Thym.
Menthe.	Trefle.
Mercuriale.	Vervéne.

REMEDES ANTIVERMINEUX
qui fe tirent des Fleurs.

FLEURS de	FLEURS de
Camomille.	Mille Pertuis.
Centaurée. (petite)	Oranges.
Houblon.	Pêcher.
Jacinthe.	Safran.

REMEDES ANTIVERMINEUX
qui se tirent des fruits.

FRUITS de	FRUITS & les de buisson.
Amandes douces.	Myrobolans.
Amandes ameres.	Noisettes.
Amande de Pêche.	Olives & leur huile.
Citrons.	Oranges aigres & douces.
Coins.	
Coloquinte.	Pignons.
Concombre sauvage.	Pistaches.
Dattes,	Poivre.
Epine vinette.	Prunes sauvages.
Figues seches.	Raisins & leur vin.
Gérofles.	Sebestes.
Grénades.	Tamarins.
Mures ordinaires, *tel-*	

REMEDES ANTIVERMINEUX
qui se tirent des graines.

GRAINES de	GRAINES de
Ache.	Courge.
Ammi.	Cresson.
Anet.	Cubebes.
Arroche.	Cumin.
Basilic.	Epine vinette.
Chanvre.	Eupatoire.
Chou.	Fenouil.
Citron.	Fœnugrec.
Concombre.	Galega.
Coriandre.	Genest.

Geniévre

GRAINES de	GRAINES de
Geniévre.	Ozeille.
Herbes aux poux.	Persil.
Herbes aux puces.	Plantain.
Houblon. *la cendre de son sarment bue dans du lait.*	Pois-rouges, *en décoction.*
Laurier.	Porreau.
Lin.	Pourpier.
Lupin.	Queue de pourceau.
Maniguette.	Ricin. *son huile mise sur le nombril & sur l'estomac, tue les vers.*
Mauve & Guimauve.	
Melon.	Roquette.
Mille-pertuis.	Rue.
Moutarde.	Santoline.
Myrthe.	Seigle, *en décoction.*
Navet.	Sumac.
Orange.	Tanasie.
Ortie.	Vesse, *en décoction.*

REMEDES ANTIVERMINEUX
tirés des bois & écorces.

BOIS, E'CORCES.	BOIS, E'CORCES.
Aloës.	Oranger.
Caprier, *écorce de sa racine.*	Picea.
Chêne.	Quinquina, *sa moyenne écorce.*
Citronier.	Santal.
Coulevrée.	Sapin, *ses branches tendres, & son écorce, en décoction*
Frêne.	
Genevrier.	
Grenadier.	Saffafras.
Guaïac.	Tremble, *son écorce moyenne.*
Lierre, *en décoct. dans du lait, son écorce.*	Turbith.

Tom. II.   T

REMEDES ANTIVERMINEUX
qui se tirent des Gommes, des Re-
sines, & des gommes-resines.

GOMMES ET RESINES.	GOMMES RESINES.
Acacia.	Cerisier, *gomme*.
Aloës.	Euphorbe, *gomme re-sineuse*.
Ammoniac.	
Assa fœtida, *à deux ou trois grains, dissouts dans de l'eau*.	Geniévre, *gomme*.
	Lierre, *gomme*.
	Mastich.
Baumes, *tous les baumes naturels*.	Myrrhe.
	Scammonée.
Bdellium.	Suye de cheminée.
Camphre.	Térébenthine.
Cedria, *resine*.	

REMEDES ANTIVERMINEUX
tirés des huiles.

HUILES de	HUILES de
Amandes *douces & a-meres*.	Noix.
	Noyaux de pêche.
Buis.	Ricin.
Geniévre, *tirée des bayes*.	Succin.
	Thym.

Fin des Remedes antivermineux, tirés des plantes.

REMEDES ANTIVERMINEUX
composés, qui se tirent des
plantes.

Remedes composés, qui se tirent des plantes principalement.

Confection hamech.　Diacurthami.

Diaphenix.
Diafcordium.
Diaturbith, *cum Rha-*
  harbaro.
Elixir de proprieté.
Hiere picre.
Opiat de falomon.
Orviétan.

Philonium.
Syrop de chicorée,
  comp. de Rh.
Syrop de fleurs dePê-
  cher.
Thériaque.
Vin d'abfynthe.

REMEDES ANTIVERMINEUX
tirés des animaux.

Beure frais.
Bézoard.
Caftoreum.
Corne de cerf.
Fiel de Bœuf.
Fiente de chevre *fé-*

chée.
Graiffe d'oye.
Ivoire rapée.
Miel.
Ongle d'élan.
Poudre de vipéres.

REMEDES ANTIVERMINEUX
tirés des mineraux.

Bol d'Armenie.
Corail.
Eau de chaux.
Limaille de fer.
Pétrole.

Sel.
Souphre.
Vitriol, *fur tout le*
  blanc.

MEDICAMENS ANTIVERMINEUX
compofés, qui fe tirent des
mineraux.

Eau *où l'on a jetté de*
  l'étaim & du plomb
  fondus.

Saphran de mars.
Tartre ftybié.

Ti

RÉFLÉXIONS - PRATIQUES
sur la quantité extraordinaire des remedes contre les Vers.

Nous venons de donner une grande liste de remedes ; mais cette liste demande beaucoup de choix. Voici sur cela quelques réfléxions.

La coralline est un des plus puissans & des plus innocens remedes qui s'offrent dans la liste dont il s'agit. Brassavolus, Mathiole, Mercurial, & les plus fameux Auteurs de Médecine, regardent avec raison, cette herbe comme une des plus souveraines contre les Vers, ainsi que le remarque Mr le Clerc (a). Mathiole (b) parle d'un petit enfant, qui pour avoir pris une dragme de coralline, rendit jusqu'à cent Vers ; & Brassavolus fait mention d'un vieillard de 82. ans (c), réduit à l'extrémité, lequel rendit cinq cens Vers par l'effet d'un médicament composé de scordium & de coralline.

(a) *Daniel. Cleric. Historia Lator.*
(b) *Mathiol. in simplic. examine.*
(c) *Brassav. in simplic. examine.*

Mr Rédi dit, qu'ayant mis quatre Vers dans une forte infusion de coralline, ils y vécurent jusqu'à six jours ; d'où il conclud que la vertu de cette herbe n'est pas aussi souveraine contre les Vers qu'on se l'imagine. Mr le Clerc fait à cela une réponse qui paroît bien juste, sçavoir, que la coralline en poudre & prise en substance, peut avoir beaucoup plus de vertu contre les Vers, qu'étant prise en infusion, ou en décoction ; aussi les Auteurs qui conseillent cette herbe contre les Vers, ne conseillent jamais de la prendre en infusion, mais toûjours en substance. En effet, comme l'observe le même Mr le Clerc, & que nous l'avons aussi observé ailleurs dans ce Livre page 463. il y a une grande différence entre les dissolvans de l'estomac, & l'eau commune ; celle-ci ne peut tirer qu'une légére teinture des mixtes, au lieu que la liqueur stomachale agit sur les principes les plus intimes de ces mixtes & les sépare. Les principes de la coralline ainsi détachés, & rendus à eux-mêmes, sont portés du ventricule dans tout le corduit intestinal , où ils ne peuvent manquer de contrarier les Vers qu'ils rencontrent , ces principes étant dégagés de tout ce qui pourroit retarder leur action.

Le semen contra, & autres simples d'une amertume & d'une odeur très forte , sont d'une nature différente de celle de la coralline ; leur décoction ou infusion agit autant que si on les prenoit en substance , parce que l'amertume dont ils sont remplis , & l'odeur qu'ils répandent, qui est ce qui les rend contraires aux Vers , se communiquent facilement aux liqueurs où on les fait infuser ou bouillir.

La tanaisie tient le premier rang après la coralline , ce qui lui a fait donner avec raison , comme à la coralline, le nom *d'Herbe aux Vers.*

La rhue , le marrube blanc , l'énula campana , approchent de la vertu de ces herbes , aussi-bien que les autres amers dont les noms sont rapportés dans la liste précédente ; ce qui leur vient de leur qualité amere.

Quant aux médicamens doux & huileux , nous avons suffisamment marqué plus haut, d'où vient qu'ils font contraires aux Vers ; c'est pourquoi nous n'en dirons rien davantage ici , non plus que de ceux qui font âcres, acides, ou falés, dont nous avons fait voir que les pointes s'infinuoient aifément dans le corps tendre des Vers, & en dérangeoient la tiffure.

Mais il y en a d'autres dans le catalogue ci-devant, qui ne paroiffent agir contre les Vers par aucune qualité manifeste. De ce genre est le pourpier , qui étant presque infipide, ne femble pas devoir être fort contraire aux Vers , & qui cependant est un des remedes les plus efficaces contre ces Infectes ; ce qui lui vient des particules de mercure qu'il contient , comme nous l'avons remarqué plus haut page 518. où nous renvoyons.

Cette herbe cependant renferme quelque chofe d'auftere , qui pourroit bien auffi contribuer à fa qualité antivermineufe.

Le gramen, ou chiendent n'a non plus aucune faveur marquée , & cependant il ne laiffe pas d'être contraire aux Vers ; fon eau même di-

ftillée eft fort bonne contre ces Infectes. Elle les fait mourir quand on
les en arrofe ; ce que ne font pas
bien des eaux ameres.

Nous paffons pour la briéveté,
plufieurs autres plantes marquées
dans le catalogue ci-deffus, & nous
venons aux remedes tirés des Animaux.

Ces remedes font en petit nombre ; car nous en excluons la poudre
de Vers defféchés, foit de Vers de
terre, ou de Vers fortis du corps ;
cette poudre, comme nous en avons
averti page 445. ne pouvant introduire que des femences de Vers dans
le corps. Nous en excluons les cornes & les os tant de Cerf, que des
autres Animaux, comme d'un fort
petit fecours, à moins que ces cornes & ces os ne foient brulés ; ce
qui les rend un peu plus propres
contre les Vers, mais affez cependant, pour qu'on doive les mettre
au rang de véritables remedes anti-
vermineux ; quoique l'action du feu
leur ait donné un peu de pointe &
d'âcreté.

Nous en excluons les cantharides,

comme capables de produire dans les viſcéres des éroſions très-dangereuſes, & de nuire encore plus aux Malades qu'aux Vers.

Le caſtoreum eſt preſque le ſeul des remedes tirés des Animaux, qui puiſſe être employé utilement contre les Vers.

Quant aux minéraux, le mercure eſt un bon remede contre les Vers ; on en fait bouillir une certaine quantité dans de l'eau, & on donne à boire cette eau ; mais il faut le faire bouillir long-temps, & en mettre beaucoup ; ſans quoi, cette décoction n'a pas beaucoup de vertu.

Il faut au reſte prendre garde de donner de cette eau de mercure aux enfans ; nous en avons dit la raiſon dans le Chapitre des remedes qu'il faut éviter, nous y renvoyons.

Le mercure doux, autrement dit, aquila alba, eſt bon auſſi contre les Vers ; mais il faut y apporter des précautions ; nous les avons marquées dans le même Chapitre, nous y renvoyons tout de même, c'eſt page 444.

Les médicamens qui évacuent,

fourniffent un grand nombre de remedes contre les Vers , mais il faut
bien de la prudence pour choifir
ceux qui conviennent. Il y en a de
dangereux, tels que font parmi les
plantes , l'hellebore , l'épurge , la
coloquinte , le concombre fauvage,
l'éfule , l'euphorbe , la gratiole , le
ricin , &c.

Tous les violens évacuans , foit
par haut , foit par bas , tant ceux qui
font tirés des plantes , que ceux qui
font tirés des minéraux , doivent
être évités ici , de peur qu'en voulant tuer les Vers , on ne tue les Malades mêmes. Mais pour les évacuans doux & modérés , tels que le
fenné , la rhubarbe , le fyrop de
fleurs de pêcher, celui de rofes, celui
de chicorée compofé de rhubarbe,
& autres remedes femblables ; on
peut s'en fervir fans crainte, pourvu
qu'on n'excede pas dans les dofes.

Il y a des remedes évacuans fi forts
& fi vifs, qu'ils produifent même
leur effet, étant feulement appliqués
fur le ventre ; tels font la bryone, le
concombre fauvage , la gratiole,
l'iris, le cyclamen , ou pain de pour-

ceau, l'épurge, l'ieble, la lauréole, l'euphorbe, la coloquinte, le ricin.

On fait avec ces remedes diverſes ſortes d'onguens, & entre autres celui de *Atharnita*, qui étant mis ſur le ventre, purge abondamment ; mais ces purgatifs extérieurs qui paroiſſent d'ailleurs ſi commodes, en épargnant la peine de rien prendre par la bouche, ſont très-dangereux, & on ne ſçauroit trop approuver ce que dit là-deſſus Jacques Sylvius, qui, en parlant de ce dernier, dit que c'eſt un remede peu ſur pour les tempéramens qui ne ſont pas extrêmement robuſtes. *Parum tutum niſi in robuſto corpore.* Mais ce qu'il y a encore de fâcheux dans ces remedes, c'eſt 1°. qu'ils cauſent quelquefois des ſuperpurgations, comme l'obſerve Mr le Clerc ; 2°. qu'ils cauſent ſouvent de rudes tranchées, de violens teneſmes ſans évacuer aucune matiere ; ainſi il vaut mieux s'en tenir aux purgatifs doux qui ſe prennent par la bouche.

Il y a d'autres remedes, qui, appliqués ſur le ventre, ne cauſent aucun accident, & qui chaſſent les

Vers ; ceux-là se peuvent employer en toute occasion, & à l'égard de tous les tempéramens ; telles sont toutes les espéces d'absynthe & de menthe, la tanaisie, l'aurone, la rhue, les feuilles d'artichaud, l'ail, l'oignon, le fiel de bœuf, la suye de cheminée, le souphre, le sel ammoniac, la myrrhe, l'assa fœtida, les huiles de pétrole, de coudrier, de geniévre, le vinaigre, l'esprit de vin.

CHAPITRE X.

Des précautions à observer quand on fait des remedes contre les Vers.

IL ne suffit pas pour tuer ou pour chasser les Vers, de faire les remedes que nous avons marqués dans le Chapitre précédent. Il pourroit y avoir du danger de s'en tenir à ces seuls secours, parce que les Vers attaqués ne mourant pas d'abord, ou ne mourant pas tous à la fois du

même coup, il arrive souvent que
ceux qui ont réfifté à l'effort des
médicamens, étant ainfi contrariés,
mordent les inteftins & les percent.
Il y a une précaution à prendre contre ce danger, c'eft de ne point demeurer long-temps fans manger.
Bien des meres ont befoin de cet avis;
elles croyent la plûpart, que quand
leurs enfans ont des Vers, il faut
faire jeûner ces pauvres enfans, pour
éviter, difent elles, la corruption;
ne prenant pas garde, qu'en voulant
ainfi éviter un mal, elles en caufent
un autre. Les Vers lorfqu'ils font
trop affamés, ne manquent guère
de percer tôt ou tard, la cavité qui
les renferme.

Il faut donc tenir pour certain,
que ceux qui ont des Vers, ont befoin d'être plus nourris que les autres; il faut faire alors ce qu'on fait
quand on a des Rats dans un Cabinet, où font des papiers de conféquence, qu'on veut garantir de la
dent de ces Animaux : On y laiffe
du pain & de l'eau, les Rats s'en
raffafient, & on les empêche par ce
moyen, de faire leur proye d'autre

chose. Mais autant qu'il est avantageux de beaucoup manger lorsqu'on
a des Vers, autant il est dangereux
de le faire lorsqu'on en est délivré ;
car il faut en cette occasion vivre
le plus sobrement & le plus frugale-
ment qu'il est possible, pour éviter
toute sorte de corruption ; sans quoi
ce seroit s'exposer de nouveau à la
même maladie : cette sobriété cependant doit avoir ses regles, & il
ne faut point la faire pratiquer avec
trop d'exactitude aux enfans, parce
qu'ayant plus de chaleur naturelle
que les autres, & avec cela un corps
qui prend son accroissement tous les
jours, ils ont besoin d'être soûtenus
par une plus abondante & plus fré-
quente nourriture ; aussi remarque-
t'on que les jeunes gens portent le
jeûne avec bien plus de peine, que
ne font les personnes d'un âge avancé ; c'est pourquoi Hippocrate dit
dans un Aphorisme exprès, que les
enfans, & tous ceux dont le corps
n'a pas encore pris son accroissement, doivent être plus nourris,
sans quoi, dit-il, il faut qu'ils dessè-
chent, parce qu'ils ont une chaleur
plus grande.

Il y a une autre précaution à obferver quand on fait des remedes
contre les Vers, c'eft d'interrompre
ces remedes de temps en temps, &
cela de peur que les Vers, trop ob-
ftinément attaqués, ne fe cantonnent
dans les cavités de l'inteftin colon,
ou qu'ils ne tournent leur corps d'une
maniere qui les mette hors d'attein-
te à l'action des remedes ; car l'un
ou l'autre arrive quelquefois. Ce
n'eft pas toûjours de l'ufage opiniâtre des médicamens, que dépend la
guérifon ; le point eft de fçavoir
prendre fon temps, & dans le traitement d'une maladie, comme dans
le gouvernement d'une affaire, la
trop grande précipitation eft fouvent caufe qu'on échoue.

Il y a des occafions où c'eft un
grand remede, pour rétablir la fanté, que de fufpendre tout remede,
& fi Pline (a) le jeune dit fi bien,
en parlant de l'Eloquence, que cet
Art ne confifte pas moins à fe taire
qu'à parler ; on peut bien dire de
celui de la Médecine, qu'il ne con-

(a) *Accepi non minus interdum oratorium effe tacere
quàm dicere. Plin. jun. Epift. Lib. 7. Epift. 126.*

fifte pas moins quelquefois à s'abfte-
nir d'ordonner des remedes, qu'à en
prefcrire.

Nous finirons ce Chapitre par une
remarque importante touchant les
médicamens que l'on prend d'ordinaire contre les Vers ; elle regarde
en même temps les autres dont on a
coûtume d'ufer dans la plûpart des
maladies : c'eft qu'il faut quelquefois éviter de les prendre en bol, à
moins qu'il ne s'agiffe d'avaler quelque drogue qui puiffe gâter les dents
en s'y arrêtant (*a*) ; la raifon de cela,
c'eft que le bol eft une maffe que l'on
ne mâche point, & qui entrant dans
l'eftomac fans avoir été divifée, ré-
fifte fouvent à l'action des diffolvans
de ce vifcére, lefquels ne font que
gliffer fur cette maffe fans la pénétrer;
en forte que le remede demeurant
trop long-temps fans fe déveloper,
ne produit pas l'effet qu'il devroit.
Tous les eftomacs des Malades ne
font pas tels qu'ils puiffent diffoudre
les bols. Les Partifans du fyftême de
la trituration, répondront fans doute, que l'eftomac a une fi grande

(*a*) Comme le mercure.

force

force pour broyer tout ce qui y entre, qu'il ne faut pas craindre qu'un
petit bol puiſſe réſiſter à cette action :
ils diront que dans l'état de ſanté,
cette force broyante paſſe de beaucoup celle des mâchoires ; qu'elle
eſt capable de ſurmonter une réſi-
ſtance de douze mille neuf cens cinquante & une livres, & qu'ainſi il
n'eſt pas poſſible qu'elle diminue
aſſez dans une maladie, pour ne
pouvoir écraſer un petit bol. A cela
je n'ai que deux choſes à oppoſer ;
la premiere, c'eſt l'expérience, &
ſans citer là-deſſus un grand nombre
d'exemples, en voici un qui pourra
ſuffire.

En 1711. à l'Hôtel de Tours à
Paris, je traitois Mr le Marquis de
Seneĉterre, malade d'une fiévre ;
je lui donnai en diverſes fois des bols
de quinquina, préparés avec le ſyrop
d'abſynthe. Pluſieurs jours s'étant
paſſés ſans que le Malade reſſentît
du ſoulagement, j'eus recours à d'autres fébrifuges, & quelques jours enſuite j'ordonnai, de concert avec Mr
Dumoulin, qui fut appellé en con-
ſultation, un breuvage purgatif, qui

Tome II. V

entraîna avec des excrémens bien
liés, plusieurs bols de quinquina,
qui avoient été avalés quatre jours
auparavant, & ils sortirent aussi entiers que si on les avoit conservés
dans une boëte.

La seconde chose que j'ai à opposer, c'est qu'à consulter la structure
de l'estomac, ses mouvemens, la
disposition de ses fibres, &c. il n'est
pas possible qu'il soit capable d'un
broyement tel que les Partisans de
la Trituration le supposent ici. On
peut voir ce que nous avons dit là-
dessus dans le Traité des alimens de
Carême ; il est inutile de le répéter :
au surplus les efforts que quelques
Auteurs modernes ont fait depuis
peu pour tirer de l'oubli ce système
abandonné (*a*), ont tellement ache-

(*a*) Le système de la digestion par le broyement,
naquit du temps d'Hippocrate, c'est-à-dire, dans un
temps où l'Anatomie n'étoit encore guère connue,
c'est ce qui favorisa d'abord le cours de ce système,
& donna lieu à quelques Médecins de soûtenir que
l'estomac n'étoit que le réceptacle des alimens solides ; que ces alimens après avoir été délayés & broyés
dans la bouche, achevoient de se broyer dans l'estomac, où par ce moyen, ils se convertissoient en chyle ; mais que la boisson à cause de sa liquidité, ne
pouvant être sujette au broyement, alloit aux poumons, & non à l'estomac, où par son abondance elle

vé de le décrier , que ce n'est prefque plus la peine de le combatre.

CHAPITRE XIII.

*Aphorifmes fur les Vers du corps
de l'homme.*

J'Ai cru devoir terminer ce Traité
par des maximes ,qui en fiffent
comme une récapitulation générale ,
& dont quelques-unes pûffent fervir
d'éclairciffement & de fupplément
à l'Ouvrage. Ces maximes font
courtes , & quelquefois exprimées à
demi mot. Pour les bien entendre ,
il faut avoir lu tous les Chapitres.

auroit , difoient-ils , plûtôt nui à la digeftion , qu'elle
n'y auroit aidé Hippocrate , comme on le voit dans
fon quatriéme Livre des Maladies , s'éleva fortement
contre une opinion fi vifiblement contraire à la raifon
& à l'expérience ; & il nous apprend que s'il fe donna ce foin c'eft parce que l'erreur dont il s'agiffoit,
avoit déja un grand nombre de Partifans. Elle ne tint
pas long-temps contre les raifons d'Hippocrate , & la
ruine d'une erreur fi groffiere fut bien-tôt fuivie de
la déroute du fyftême *de la Trituration* qui y avoit
donné lieu Mais Erafiftrate le releva enfuite , & le
fyftême s'étant foûtenu quelque temps, retomba de
nouveau dans l'oubli , d'où quelques Auteurs récens
s'efforcent en vain aujourd'hui de le tirer. Voyez le
38e. Journal des Sçavans, 1713. page 599. in-4.

SECTION I.

I. LE Ver est un Animal complet, & aussi complet qu'aucun autre Animal qui soit dans la Nature.

II. Le Ver respire, & a des poûmons.

III. Tous les Vers ont du sang, quelques petits qu'ils soient.

IV. Ce n'est point par la couleur rouge que le sang est sang, c'est par l'usage auquel il sert.

V. Il y a des Vers qui ont plusieurs cœurs & plusieurs poûmons.

VI. Les Vers, ainsi que tous les Animaux, viennent de germes, où ils sont renfermés en petit.

VII. Plusieurs œufs de Vers entrent dans notre corps avec l'air & les alimens, & souvent dans notre chair par dehors.

VIII. Quand les œufs des Vers font en nous, les Vers renfermés dans ces œufs éclosent, pourvu qu'il y ait en nous une matiere propre à les faire éclorre.

IX. Il en est des œufs des Vers, comme des graines des plantes, qui ne pouſſent pas en toutes ſortes de terres.

X. Comme les Vers s'engendrent par des germes , il eſt impoſſible d'en voir des eſpéces nouvelles.

XI. La plûpart des Vers qui s'engendrent dans la chair corrompue d'un Animal mort , y étoient déja en œuf, du vivant de l'Animal.

XII. Certains grains d'avoine ne laiſſent pas que de pouſſer , après avoir été enfermés dans le ventre du Cheval ; les œufs de Vers que l'Animal a avalés , produiſent tout de même leurs Vers après la mort de l'Animal.

XIII. L'air eſt rempli de ſemences de Vers ; l'eau de pluye, le vinaigre , le vin pouſſé , la vieille biere , le cidre , le lait aigre en ſont tout pleins.

XIV. Toutes les parties du corps ſont ſujettes aux Vers , ſans en excepter aucune.

XV. Le ſang & l'urine en ſont quelquefois tout remplis.

XVI. Les grains de la petite vérole renferment quelquefois des Vers.

SECTION II.

I. **L**Es Vers des inteſtins ſont de trois ſortes ; les Strongles,(*a*) les Aſcarides , & les Tænia. Les Strongles ſont ronds & longs , les Aſcarides longs & courts , & les Tænia longs & plats.

II. Le Ver Solitaire, ou Tænia , s'engendre en l'homme dès le ventre de la mere.

III. Le Ver Solitaire eſt d'une longueur exceſſive, il a ordinairement cinq à ſix aulnes, & quelquefois beaucoup au delà.

IV. Le Solitaire eſt ordinairement ſeul de ſon eſpéce dans le corps de l'homme. Il ne s'y rengendre plus quand il en eſt une fois ſorti.

V. Le Solitaire ne ſort preſque jamais ſans remede ; c'eſt un ſeul Ver, & non pluſieurs Vers joints enſemble.

VI. Les Vers qui ſe produiſent hors des inteſtins , s'engendrent à la tété , aux oreilles, au nez, au foie, au cœur , &c.

(*a*) Ainſi appellés du mot Grec στρογγύλος longs & ronds.

VII. Les Vers du cœur causent quelquefois des morts subites.

VIII. Les Vers qui s'engendrent dans le sang, n'empêchent point le sang d'être vermeil.

IX. Les Vers Cutanés font quelquefois des fosses sous la peau, comme les Taupes en font sous la terre; & de même que celles des Taupes se connoissent par la terre qu'elles ont élevées, celles des Vers se connoissent quelquefois par des espéces de cordes qui s'élevent sur la peau, & qui font semblables à la broderie qu'on remarque sur l'écorce des melons. Ces cordes pénétrent fort avant, & on les enleve avec la pointe d'une aiguille.

X. Il y a des personnes qui ont les pieds si gâtés de ces cordes, qu'ils ne peuvent marcher. *Il y a quelque temps que je fus appellé chez une Dame, pour voir un mal qu'elle avoit aux pieds, & ce mal se trouva être de ces cordons, qui lui rendoient la peau des pieds comme une écorce de melon.*

XI. Les cancers font tout pleins de petits Vers imperceptibles, qui rongent les fibres des parties, &

tous les cribles des glandes ; en sorte
que les glandes , recevant presque
tout ce qui se présente , grossissent
d'abord outre mesure : ensuite ces
Vers s'augmentant , & continuant
de ronger ce qu'ils trouvent , ils ul-
cerent souvent la partie & la consument.

XII. L'hydropisie peut être quelquefois causée par des Vers.

XIII. Les Vers peuvent causer
des tumeurs au corps & des excroissances , comme ils en causent aux
feuilles de chêne , où par leur piquure ils empêchent le suc de la
feuille de circuler à l'ordinaire : ce
qui produit sur la feuille cette ex-
croissance , qu'on appelle noix de
galle , & qu'on regarde mal-à-propos comme un fruit.

XIV. Il y a certaines difformités,
qu'on apporte en naissant , lesquelles
peuvent venir quelquefois de Vers ,
qui auront rongé les parties tendres
du fœtus , & par ce moyen auront
causé des tumeurs , ou des tortuosités.

XV. Plusieurs maladies , qu'on
attribue

attribue mal-à-propos à des forts, viennent de Vers.

XVI. Dans la jauniffe, les inteftins font quelquefois attaqués de Vers.

XVII. Les Vers Umbilicaux ne font, felon toutes les apparences, que des Vers des inteftins.

XVIII. Les Crinons paffent pour des Vers, & il y a bien de l'apparence qu'ils n'en font pas.

XIX. Les Crinons & les petits Dragons font différens.

XX. Le petit Dragon eft un véritable Ver, ce n'eft ni une varice, ni un abfcès.

Section III.

I. **D**Ans quelque maladie que tombent les enfans, il faut fe défier des Vers, ou d'une matiere vermineufe.

II. Les enfans font plus fujets aux Vers que les autres, & entre ceux-ci les pituiteux plus que les bilieux.

III. Quand les enfans portent fouvent leurs mains à leur ventre, on doit craindre qu'ils n'ayent des

Vers, particulierement s'ils se plai-
gnent de quelques tranchées.

IV. Perdre la voix, être tout à
coup attaqué de manie, sont quelquefois des effets de Vers.

V. S'éveiller avec surprise & alar-
me, particulierement dans les enfans, est un signe certain de Vers,
ou de petite vérole.

VI. Il y a une certaine haleine
aigre, qui est une marque assurée de
Vers.

VII. Etre toûjours affamé, quoiqu'on mange beaucoup, signe assez
ordinaire de Vers.

VIII. Les Vers longs & ronds
piquent souvent, & font sentir de
grandes douleurs ; les Vers plats ne
piquent pas.

IX. Les yeux caves, le visage
bleuâtre, & en même temps une fiévre intermittente, sont assez souvent
des effets & des signes de Vers.

X. Le Solitaire, ou Tænia, se con-
noît par de petites portions, faites
en forme de graines de citrouille,
qui se trouvent dans les excrémens.

XI. Les petites portions en forme de graines de citrouille, qui se

trouvent dans les excrémens de ceux qui ont le Solitaire, font des portions de ce Ver, qui fe rompt facilement.

XII. Le Solitaire confume le chyle le plus pur.

XIII. Le Solitaire caufe quelquefois des apparences de groffeffe.

XIV. Le Pays & la Saifon peuvent fouvent fervir à confirmer les fignes de Vers.

XV. Trois chofes rendent nos corps fujets aux Vers; le mauvais air, les mauvais alimens, & l'excès des bons.

XVI. Le vinaigre qui tue les Vers de terre, ne tue pas toûjours ceux du corps; il y en a de ces derniers qui y vivent quelquefois fort long-temps.

XVII. Les pignons font pernicieux quand on a des Vers.

XVIII. Les melons caufent des indigeftions, qui fouvent fervent à faire éclorre des Vers dans les inteftins.

XIX. Les champignons font capables de produire beaucoup de Vers dans le corps.

X ij

X X. Souvent les enfans deviennent sujets aux Vers, à cause qu'on
leur donne trop tôt de la bouillie,
ou que cette bouillie est faite avec
de la farine crue, qui n'a pas été cuite sur le feu, ou dans le four.

X X I. Ce qui engendre le plus de
vermine dans les corps des enfans, est
la pernicieuse coûtume que l'on a de
leur refuser dès qu'ils sont nés, le
lait que la nature prépare dans les
mammelles des nouvelles accouchées, & de leur donner des nourrices, qui sont relevées de couche
depuis long-temps, & dont le lait
par conséquent est plus nourrissant,
qu'il ne faut alors.

X X I I. Les remedes qui désob-
struent le foye, sont de bons pré-
servatifs contre les Vers.

X X I I I. Le lait des nourrices
peut être quelquefois plein de Vers;
pour le connoître, il en faut examiner quelques gouttes avec le microscope.

X X I V. Quand le lait d'une nourrice est plein de Vers, il faut changer la nourrice, sinon on expose l'enfant à des maladies mortelles.

XXV. La plûpart des nourrices de la campagne font fujettes aux Vers, parce qu'elles mangent beaucoup de laitage & de fruits.

Section IV.

I. LA fortie des Vers, bien confidérée, fert à faire des prognoftics juftes de ce qu'il y a à craindre, ou à efpérer pour le Malade.

II. Il faut confidérer dans la fortie des Vers l'état de la perfonne qui les rend ; le temps de la maladie, dans lequel ils fortent ; le lieu par lequel ils fortent ; les excrémens dans lefquels ils font ; la quantité, la couleur, la groffeur des Vers, & s'ils font morts ou vivans.

III. Quand on eft en fanté, & qu'on rend des Vers, fans avoir rien pris qui les puiffe chaffer, il en faut tirer un bon augure.

IV. Les Vers qui fortent par le nez, viennent quelquefois des inteftins.

V. Quand les Vers fortent fur le déclin de la maladie, le figne eft bon ; quand ils fortent au commencement, il eft mauvais.

VI. Au commencement, ou dans l'état de la maladie, il vaut toûjours mieux que les Vers fortent avec les déjections, que tout feuls, à moins que ce ne foit par l'effet de quelque médicament.

VII. Après avoir rendu des Vers par haut, vomir une matiere noire femblable à de l'encre, eft un figne mortel, fur-tout au commencement de la maladie.

VIII. Quand les excrémens, qui fortent avec les Vers, font de couleur jaune, c'eft un bon figne; s'ils font blancs, le Malade eft en danger.

IX. Si l'on fe porte bien, il n'importe que les Vers fortent morts ou vivans. Mais dans le commencement ou dans l'état de la maladie, c'eft un mauvais préfage qu'ils fortent morts.

X. Il n'arrive guères qu'aux Vers plats de fortir rompus.

XI. Quand une partie du Ver plat eft fortie, & que l'autre demeure dans le corps, pourvu que la tête foit dehors, il n'y a rien à craindre.

XII. Quand les Vers fortent enfermés dans des envelopes, c'eft fou-

vent le préfage d'une prompte guérifon.

XIII. Les envelopes où font renfermés les Vers, font tiffues par les
Vers, comme la toile de l'Araignée
eft tiffue par l'Araignée, & comme
la coque du Ver à foie eft tiffue par
le Ver à foie.

XIV. Les Vers du corps fe ré-
duifent quelquefois tout en eau après
être fortis ; ils fe fondent fouvent de
la forte dans le corps même.

XV. Quand les Vers fortent en
glaires & fondus, le figne eft bon.

XVI. De l'eau à la glace jettée
fur des Vers, qui viennent de fortir
du corps, les fait quelquefois tomber tout d'un coup en eau.

XVII. Quand les Vers font rouges, le prognoftic eft mauvais ; les
blancs ne préfagent ni bien ni mal
par leur couleur ; les jaunes & les
livides n'annoncent rien de bon.

XVIII. Les Vers minces font
d'un préfage moins mauvais que les
gros.

X iv

SECTION V.

I. ON employe souvent contre les Vers, des remedes qui sont plus capables de les multiplier que de les tuer.

II. La poudre de Vers desséchés, est un mauvais remede contre les Vers : elle en produit d'autres.

III. Le mercure est bon contre les Vers ; mais il a de fâcheuses suites, & on ne doit guères l'employer que lorsque les Malades sont attaqués de Vers vénériens.

IV. Il faut éviter contre les Vers, le semen contra.

V. Si l'on met dans de l'esprit de vin, des Vers du corps, qui soient vivans, ils y vivent quelque temps ; ils vivent long temps dans du jus de limon.

VI. Le jus d'oignon, la vieille urine mêlée avec un peu de miel, le suc de calamenthe, le lait de femme rayé dans l'oreille, tout cela sont de bons remedes contre les Vers auriculaires.

VII. L'esprit de sel mêlé dans un peu d'eau, est un bon remede contre les Vers des dents, auſſi-bien que la racine de plantain mâchée.

VIII. C'eſt une fable que ces Vers, qu'on dit s'envoler avec la fumée de la graine de juſquiame.

IX. Le ſuc de marrube, mêlé avec un peu de miel, eſt bon contre les Vers pulmonaires.

X. La poudre de Cloportes eſt bonne contre les Vers hépatiques.

XI. L'ail, les raifforts, le creſſon, la racine de gentiane, celle de pivoine, la myrrhe, ſont ſouverains contre les Vers cardiaires.

XII. Le jus de cerfeuil s'employe avec ſuccès contre les Vers ſanguins.

XIII. Le ſel végétal chaſſe les Vers véſiculaires.

XIV. Quand un enfant eſt ſujet aux crinons, il faut le baigner dans de l'eau tiede, puis le frotter avec du miel auprès du feu, & enſuite lui paſſer un linge rude ſur le corps.

XV. Laver le corps avec de l'eau où a bouilli de la racine de gentiane, eſt un bon remede contre les Cirons, & contre les Vers nommés Bouviers.

XVI. L'huile d'olive & de noix

tuent les Vers promptement.

XVII. Le grand jeûne est contraire à ceux qui ont des Vers dans les intestins.

XVIII. Quand on fait des remedes contre les Vers des intestins, il faut les interrompre de temps en temps.

XIX. La fougere femelle, & l'écorce de racine de meurier, sont spécifiques contre le Solitaire.

XX. La raison pourquoi certains Vers sortis du corps, vivent dans le vinaigre, c'est que la plûpart de ces Vers se nourrissent d'une matiere aigre qui est dans le corps.

Voilà ce que je m'étois proposé d'écrire sur les Vers qui s'engendrent dans le corps humain. J'aurois pu rapporter ici un grand nombre de remedes qui sont répandus dans la plûpart des Livres de Médecine, & remplir ce Traité de plusieurs formules différentes que je n'y ai point mises ; mais j'ai cru qu'il valoit mieux m'en tenir à peu de remedes, & en choisir de bons, que de faire un amas de receptes, qui auroient rendu ce Livre plus gros, sans le rendre meilleur.

En fait de remedes, nous n'avons pas d'autre chemin à suivre, que la voye des observations ; & vouloir découvrir par la raison seule, la vertu des médicamens, c'est ne vouloir jamais trouver ce qu'on cherche. Attachons-nous donc à l'expérience, & laissons ces chicanes & ces vaines subtilités, qui selon la pensée d'un Ancien, (*a*) nous rendent semblables à ces petits Insectes qui ne se plaisent que dans les broffailles. Evitons cette Médecine Scholastique, qui n'est bonne que pour la dispute, & faisons-nous une Médecine positive qui nous puisse servir dans la Pratique. Par une Médecine positive, je n'entends pas une positive d'autorités, laquelle consiste à sçavoir les sentimens de divers Auteurs sur un même point, comme est la positive de Théologie. J'entends une positive de faits, laquelle nous ap-

____

(a) *Reperias quosdam in disputando mirè callidos, cum ab illâ cavillatione discesserint non magis sufficere in aliquo graviore actu, quùm parva quædam animalia, quæ in angustiis mobilia campo detrahenduntur.* Quintil. Instituí. Orator. Lib. XII.

prenne ce qui a réuſſi le plus ſouvent dans les mêmes circonſtances, & je dis que cette Médecine poſitive, réglée par la méthode, eſt la véritable Médecine.

La Médecine Scholaſtique nous rend habiles à la repartie, pour nous tirer adroitement d'une objection ; & l'autre nous rend ſenſés & prudens pour ne rien ordonner que de convenable : l'une fait des entêtés & des opiniâtres, l'autre des Médecins de bonne foi, qui ne cherchent qu'à s'inſtruire, & à être utiles : l'une ne s'applique qu'à forger des ſyſtêmes, & l'autre s'étudie principalement à regler ſa conduite : l'une cherche des détours pour ſe défendre, & l'autre des remedes pour guérir les maladies : l'une conſulte ſes préjugés, & l'autre conſulte la raiſon & l'expérience : l'une fait des Pédans, & l'autre des Médecins.

CHAPITRE XIV.

Eclaircissement sur divers endroits de ce Livre.

LE sujet de cet éclaircissement, est une Lettre de Mr Lémeri, Docteur-Régent de la Faculté de Médecine de Paris, imprimée dans les Mémoires de Trévoux au mois de Novembre 1703. contre la premiere Edition de ce Livre. Entre les Articles que mon Censeur reprend dans le Traité qu'il attaque, les uns y sont, les autres n'y sont pas ; & les autres y sont à la vérité, mais se trouvent en même temps corrigés dans l'Errata, où il les a pu voir.

Voilà tout l'ordre que nous suivrons dans cet éclaircissement, que nous ne donnerions point cependant au Public, sans l'occasion qu'il nous va fournir d'expliquer ici des matieres, dont l'examen ne peut être qu'utile.

Les Articles que l'Auteur de la Lettre censure dans le Livre de la

Génération des Vers, & qu'on y lit effectivement, font :

Premierement, Que peu de perfonnes, ou faines ou malades, font exemptes de Vers. Le Cenfeur dit là-deffus, qu'on devine affez mon motif, & que c'eſt que je veux par ce petit préliminaire, autorifer mes explications touchant les maladies dont je parlerai dans la fuite. Je n'ai rien à dire fur cela, finon que ce Cenfeur oublie de remarquer qu'après avoir avancé la propofition, j'ajoûte que c'eſt ce qu'obferve Platerus, & ce que l'expérience confirme lorfqu'on ouvre des corps morts.

Secondement : Que les Vers fanguins fuivent le cours du fang, c'eſt-à-dire, que du cœur ils font portés par les artéres dans les chairs, d'où ils font repris par les veines ; mais que comme il arrive quelquefois qu'ils font trop gros, pour être reçûs avec le fang dans ces mêmes veines, ils reſtent dans les chairs, où ils produifent des furoncles, des élevures, & fouvent de ces galles univerfelles qui affligent tout le corps.

L'Auteur de la Lettre dit, que cette explication paroît suppoſer deux fauſſetés évidentes. La premiere, que la capacité des veines, qui eſt beaucoup plus grande que celle des artéres, doit, ſuivant cette explication, être beaucoup plus petite, puiſqu'il ſemble que les artéres ont bien pu contenir les Vers dont il s'agit, & que les veines qui leur répondent, ſont trop étroites pour les pouvoir laiſſer paſſer. La ſeconde, c'eſt que les pores des chairs qui ſont effectivement très-petits, répondent néanmois, ſelon moi, à la capacité des artéres; puiſqu'ils peuvent contenir auſſi-bien qu'elles, les gros Vers qui en viennent, & que cependant ces pores ont en même temps une capacité plus grande que celles des veines, qui ne permettent pas le paſſage à ces Vers.

L'Auteur de la Lettre n'auroit ſans doute pas fait une telle objection, s'il eût conſidéré que ces Vers, quoique fort petits, ſont néanmoins des corps ſolides; & qu'ainſi il peut arriver facilement que pluſieurs Vers ſanguins demeurent engagés dans les fibres des chairs ; en forte que ceux qui y féjourneront affez pour y pouvoir un peu groffir par la différente nourriture qui s'y trouve, ne pourront plus être repris fi facilement par les veines, & feront obligés de refter dans les chairs. Il n'eft pas befoin pour cela, de fuppofer que les entrées des veines foient plus étroites que les extrémités des artéres ; le feul accroiffement du Ver difpenfe de recourir à des fubtilités de cette nature, & il femble même qu'on pourroit ici, affez à propos, renvoyer notre Auteur à la Fable de la Belette, pour y trouver l'éclairciffement de fa difficulté.

Il y a une réfléxion à faire fur ce que l'Auteur dit touchant les artéres & les veines. Il foûtient que les entrées des veines qui répondent aux extrémités des artéres, font plus groffes que les extrémités de ces artéres ; & il ajoûte que cela eft de l'aveu de tous les Anatomiftes. Il auroit bien fait de dire comment on a pu fçavoir la chofe fi certainement, & de quels microfcopes on s'eft fervi pour s'en convaincre.

Troifiémement

Troifiémement : Que la pleuréfie
eft très-fouvent caufée par les Vers.
L'Auteur de la Lettre fait ici une réfléxion ; c'eft que dans les maladies
où il y a des Vers, on n'a pas plus
de raifon de juger que les Vers foient
la caufe, que le produit de la maladie. Ce que dit là notre Auteur, fe
trouve vrai quelquefois ; mais quelquefois auffi il y a des fignes qui dé-
terminent le Médecin à croire l'un
plûtôt que l'autre ; comme par exemple, lorfqu'il voit qu'en certaines
rencontres, on guérit une maladie
en donnant des remedes contre les
Vers, & qu'on ne la guérit pas fi
bien, en n'en donnant pas.

Quatriémement : Que dans les
fiévres malignes, je faifois rendre
un grand nombre de Vers ; après
quoi je guériffois mes Malades par
l'ufage des cordiaux. Que je ne trouvai point de meilleur moyen pour
guérir ces maladies, que de les trait-
ter par rapport aux Vers. L'Auteur
de la Lettre dit ici, que mon obfervation n'eft pas vraie. Pour en prouver la fauffeté, il commence par
dire, que fi l'obfervation étoit telle

que je la rapporte, tout Médecin
auroit reconnu ce grand nombre de
Vers. Et ensuite pour achever sa
preuve, il dit que tout Médecin ne
l'a pas reconnu. On ne contestera
pas, je croi, cette derniere proposition ; car quand ce ne seroit que
l'Auteur de la Lettre, qui n'auroit
pas reconnu ce grand nombre de
Vers, ce seul exemple suffiroit pour
lui faire dire vrai. Pour ce qui est
du premier point, sçavoir, que tout
Médecin auroit reconnu ce grand
nombre de Vers ; nous laissons au
Lecteur à juger de la force d'un tel
raisonnement. Après tout, mon Censeur prend ici mes paroles trop à la
lettre : lorsque je dis que je faisois
rendre un grand nombre de Vers.
Ce mot de grand nombre ne doit
pas se prendre à la rigueur ; & s'il
ne faut qu'avouer que j'ai un peu
exagéré, je l'avouerai volontiers,
pour faire voir que j'aime l'exacte
vérité.

Cinquiémement : Que je soûtiens
que les Vers vénériens en rongeant
& mordant tout ce qu'ils trouvent,
causent tous les ravages qui arrivent

dans les maladies vénériennes. On peut à la rigueur mettre cet Article au rang de ceux qui ne se trouvent pas dans le Livre de la Génération des Vers. Car je dis seulement, que quant aux vénériens, Mr Hartsoeker est de sentiment qu'ils causent tous les ravages qui arrivent dans les maladies vénériennes ; qu'ils rongent & qu'ils mordent tout ce qu'ils trouvent ; & que si le mercure guérit cette maladie, c'est parce qu'il tue les Vers. Après quoi, j'ajoûte que j'ai vu des personnes attaquées de ces sortes de maux, se sentir très-soulagées en prenant des remedes contre les Vers ; & un jeune homme entre autres, qui pour avoir usé pendant un mois d'une ptisanne faite avec la gentiane, & s'être purgé de temps en temps avec l'aloës, qui sont de bons remedes contre les Vers, s'en trouva si bien, qu'ayant pris ensuite, pendant quinze jours des ptisannes d'esquine & de salse-pareille, il n'eut besoin d'aucun autre remede, & fut parfaitement guéri. (a)

(a) Dans cette nouvelle Edition, je combas le

L'Auteur de la Lettre dit ici trois choses. La premiere, qu'il est assez difficile de concevoir que les nodus, les exostoses, & plusieurs autres symptômes vénériens, qui dénotent naturellement un acide fort corrosif & coagulant, soient les effets des Vers. La seconde, que les douleurs produites par ces Insectes, seroient bien différentes de celles que ressentent ceux qui ont cette maladie. La troisiéme, que peut-être je n'étois pas bien sur que ce jeune homme eût une maladie vénérienne.

Quant au premier point, sçavoir, qu'il est difficile de comprendre que les nodus, les exostoses, & plusieurs autres symptômes vénériens qui dénotent un acide corrosif & coagulant, soient les effets des Vers : il paroît par ces paroles, que l'Auteur de la Lettre ne croit pas qu'on puisse dire que les Vers causent ces ravages, & dire en même temps que ces mêmes ravages viennent aussi d'un acide corrosif & coagulant. Mais en expliquant comment la pleurésie

sentiment de ceux qui croyent que les maladies vénériennes viennent de Vers.

peut quelquefois être causée par des Vers ; je dis que pour le comprendre , il n'y a qu'à confidérer ce que peut produire cette matiere corrompue , qui accompagne toûjours les Vers ; parce qu'il n'eft pas difficile de juger qu'elle peut aifément affecter la plevre , & l'enflammer ; pourquoi tout de même ne pourra-t'on pas dire , que pour comprendre comment les Vers peuvent caufer tant de ravages dans les maladies vénériennes , il n'y a qu'à confidérer dequoi eft capable l'humeur acide , corrofive & coagulante , qui accompagne toûjours les Vers vénériens , & qui fe met quelquefois avec eux de la partie.

Au regard du fecond point , qui eft que les douleurs que ces Infectes produiroient , feroient bien différentes de celles que reffentent ceux qui ont des maux vénériens ; l'Auteur de la Lettre pouvoit bien juger que comme dans la pleuréfie caufée par des Vers , j'attribue la douleur de côté à l'inflammation que l'humeur corrompue qui accompagne toûjours les Vers , produit dans la

plévre ; de même aussi dans les maux
vénériens , lorsqu'il y a des Vers , je
puis bien attribuer une bonne partie
des douleurs de cette maladie aux
humeurs corrosives qui accompagnent toûjours les Vers vénériens ,
comme nous venons de dire.

Enfin pour ce qui est du troisiéme,
sçavoir , que peut-être je n'étois pas
bien sur que ce jeune homme eût un
mal vénérien ; on peut répondre que
peut-être aussi en étois-je sur. Mais
je ne suis point entêté : j'accorde-
rai volontiers que je n'étois pas bien
sur de la chose. C'est pourquoi j'ai
retranché dans cette nouvelle Edition , l'Article dont il s'agit.

Le sixiéme Article que l'Auteur
de la Lettre reprend , est que les
grains de la petite vérole sont remplis de Vers ; que plus il y a de Vers
dans ces grains , & plus les grains
marquent. Que pour les empêcher
de marquer , on n'a qu'à frotter le
visage d'une eau qui tue ces Vers.
Que quand au commencement de la
petite vérole on se baigne les pieds
dans du lait chaud , toute la petite
vérole se jette sur les pieds , parce

que les Vers qui font dans les puftu-
les, courent au lait.

L'Auteur de la Lettre ne dit rien
de particulier fur ces propofitions,
il les taxe feulement d'affectation.
Cependant la derniere pourroit bien
n'être pas feulement affectée, mais
fauffe & infoûtenable; d'autant plus
que felon mon fentiment même, s'il
y a quelquefois des Vers dans les
grains de la petite vérole, il ne
s'enfuit pas que les grains de la petite vérole viennent de Vers. Ainfi
mon Cenfeur m'épargne plus que je
ne mérite.

Le feptiéme, Que le Ver plat, ou
le *Solium*, contient dans toute fon
étendue un amas de petits corps glo-
buleux, qui font de véritables œufs.
Que ces œufs après être fortis du
ventre du Ver, groffiffent infenfiblement dans l'inteftin de l'homme,
& fortent quelquefois en abondance
avec les excrémens de ceux qui ont
ce Ver.

L'Auteur de la Lettre s'applique à
combattre ce fentiment, & il foûtient que cela ne s'accorde pas avec
ce que je dis ailleurs, après Spigé-

lius , *de Lumbrico lato* , sçavoir , que
le *Solium* est toûjours seul de son espéce dans le corps de l'homme ; &
que quand il en est une fois sorti , il
ne s'y rengendre plus. Pour prouver
que cette opinion est fausse , il dit
que si les œufs dont je parle , sont en
si grand nombre , rien ne peut empêcher que quelques Vers n'éclosent de ces œufs , ou pour parler
son langage , rien ne peut empêcher
quelques-uns de ces œufs de s'éclore : car
seroit-ce , continue-t'il , comme le
prétend l'Auteur de la Génération
des Vers , parce que le Ver d'où
viennent ces œufs , consume lui seul
tout le chyle qui leur est nécessaire
pour se déveloper entierement ; mais
cette raison pourroit tout au plus
avoir lieu pour expliquer comment
les Vers éclos , *ou pour parler encore
avec l'Auteur de la Lettre* , comment
les *œufs éclos* & devenus Vers ne peuvent atteindre à la grandeur de celui dont ils viennent ; mais elle ne
fait point sentir pourquoi ces œufs
ne se dévelopent point du tout. Car
pour se déveloper , reprend-il , ils
n'ont proprement besoin que de chaleur.

leur. La raiſon dont l'Auteur de la Lettre ſe ſert ici pour combattre mon ſentiment, ſe réduit donc à ſuppoſer que les œufs de ce Ver n'ont proprement beſoin que de chaleur pour ſe déveloper entierement. Il auroit été à propos que l'Auteur n'eût pas ſeulement ſuppoſé la propoſition, mais qu'il l'eût prouvée. Quoi qu'il en ſoit, quand même il ſeroit vrai que les Vers contenus dans ces œufs n'auroient beſoin que de chaleur pour éclore, il ne ſeroit pas vrai pour cela, que toute chaleur y fût propre. Or la chaleur étant différente, ſelon la nature des matieres où elle ſe rencontre, la chaleur du chyle, par exemple, étant autre que celle des autres ſucs, & celle du chyle, différente de celle du chyle même, ſelon qu'il eſt plus ou moins mêlé de bile, il s'enſuit que le *Solium* dévorant une bonne partie du chyle avant que ce ſuc s'introduiſe dans les inteſtins, & qu'il s'y mêle avec la bile, ainſi que je l'ai remarqué, ne laiſſe à ſes petits qu'un chyle plein de bile; & par conſéquent un chyle, dont la chaleur différente de l'autre , n'est peut-être point propre à faire éclore les petits Vers dont nous parlons.

L'Auteur de la Lettre revient un peu de son sentiment sur la chaleur ; il avoue ensuite qu'il faut quelque nourriture pour faire éclore ces Vers, mais il dit qu'il n'en faut point tant , & qu'il en reste toûjours assez dans les intestins pour cela.

Ce qu'il dit , seroit vrai sans une circonstance. C'est que je remarque que le *Solium* se nourrit du chyle avant que ce suc soit mêlé de bile , & que c'est ce qui est cause que cet Insecte tient sa tête vers le pylore , c'est-à-dire , à l'orifice inférieur de l'estomac , où il trouve ce chyle tel qu'il le cherche. Car si cela est , il ne sert de rien d'opposer que le *Solium* n'est point assez gourmant pour consumer tout le chyle ; puisque la partie qu'il laisse , étant destituée de celle qu'il a dévorée , devient par conséquent trop amere par le mêlange de la bile , pour être propre à faire éclore ces Vers , ou à les nourrir dès qu'ils sont éclos.

Notre Censeur n'en demeure pas
là ; il dit qu'au moins faut-il avouer
que quand le *Solium* est une fois sorti
du corps, les œufs dont il s'agit, peuvent se nourrir sans obstacle , &
qu'ainsi rien n'empêche que cette espéce de Vers ne se rengendre.

Ce raisonnement seroit démon-
stratif, si par malheur je n'avois dit,
ainsi qu'on le peut voir dans ma Préface , & ailleurs, que ce Ver ne
sort point de lui-même, & que pour
le chasser , il faut recourir à des remedes, ce qui est le sentiment d'Hippocrate ; car cela supposé , il est facile de juger que le remede qui chasse
le *Solium* des intestins de l'homme ,
en chasse aussi les œufs , ou que s'il
en reste quelques-uns , il les tue.
L'Auteur de la Lettre , après des objections si foibles, conclut d'un air
triomphant , que le raisonnement
que j'ai fait pour accorder non observation sur le *Solium* , avec ce que
j'appelle les œufs de ce Ver , est tout-
à-fait insoûtenable.

Au reste , après avoir proposé ce
que j'ai avancé sur le *Solium* , je rap-
porterai ici un doute que j'ai sur ce

fujet. Hippocrate dans le quatriéme
Livre des Maladies, Art. 27. & Spigelius dans fon Traité du Ver plat,
Chapitre dixiéme , difent que ce
Ver fe produit dans l'homme dès le
ventre de la mere ; & qu'enfuite fi
on ne le fait fortir par quelque remede , il vicillit avec l'homme, &
l'accompagne jufqu'au tombeau :
ξυγκαταγηράσκει. Si la chofe eft ainfi , ne peut-on pas dire , que ce qui
fait que le *Solium* eft feul de fon efpéce dans le corps où il fe trouve ,
& ne s'y rengendre pas même après
en être forti, c'eft que les fucs dont le
Solium déja grand s'accommode dans
le corps de l'homme fait , ne font
pas tels qu'il les lui faut avant que
d'éclore , ou d'abord après qu'il eft
éclos ; parce qu'apparemment il a
befoin alors d'une nourriture telle
que le fœtus eft capable de la fournir ? Car on ne peut nier que les fucs
qui fe forment dans le fœtus ne foient
par leur qualité , très-différens de
ceux qui fe forment dans l'homme
adulte. Cette explication eft auffi
vrai-femblable , pour le moins , que
celle que nous avons donnée : elle

s'accorde de plus, avec le fentiment d'Hippocrate, qui dit que le Ver plat s'engendre dans le fœtus, lorf-que le lait & le fang de la mere vien-nent à fe corrompre. Au refte, quoi-que nous foyions fort du fentiment d'Hippocrate & de Spigelius fur la folitude du Ver plat, nous remar-querons qu'il n'eft point fi néceffai-rement folitaire, qu'abfolument par-lant, il ne puiffe avoir compagnie. En effet, ne fe peut-il pas faire que de plufieurs œufs de *Solium*, qui fe trouveront dans le corps d'un enfant encore au ventre de fa mere, il en réuffiffe deux : que les deux Vers qui feront éclos fe nourriffent & croif-fent enfemble pendant plufieurs an-nées, fans que l'un prévale affez fur l'autre pour lui voler fa nourriture & le faire mourir ; qu'enfuite en donnant à la perfonne qui les aura, quelques remedes contre les Vers, on lui faffe rendre deux *Solium* ; & c'eft pour cela que dans cette nou-velle Edition, au lieu de mettre comme dans la premiere, que le *Solium* eft feul de fon efpéce dans le corps où il fe trouve, j'ai mis qu'il est ordinairement seul. Au reste, **ce** fait étant très-rare, sans doute, ne détruit point la vérité du sentiment d'Hippocrate & de Spigelius, que le *Solium* est seul de son espéce dans le corps de l'homme; parce qu'il en est de cette proposition comme de plusieurs autres, dont la vérité se doit tirer du cours ordinaire de la nature, & non des exceptions qui y arrivent par des cas rares & singuliers.

Le huitiéme Article que l'Auteur de la Lettre juge digne de censure, est qu'on ne peut être préservé des Vers après sa mort : Que celui qui meurt au milieu de l'abondance, plein de force & de richesses, dont le corps est rempli du meilleur suc, & dont les os sont comme pénétrés de la moëlle qui les a nourris, sera mangé de ces Insectes dans le tombeau, comme le plus malheureux & le plus pauvre.

L'Auteur de la Lettre remarque ici que Job, que j'ai cité comme Auteur de ces paroles, ne dit point que la moëlle nourrit les os ; & à cette occasion, il demande pourquoi

donc je m'avife de le dire : il ajoute
que cela m'eft bien moins pardon-
nable , qu'il ne l'auroit été à Job ;
parce que je fuis Profeffeur d'Anatomie au Collége Royal , & que je
dois fçavoir que les os du corps fe
nourriffent par des vaiffeaux fanguins.

Je remarquerai que fi l'Auteur de
la Lettre avoit affifté à mes Confé-
rences dans le Collége Royal, il auroit fçû qu'encore que les os , ou
pour parler avec lui , *les os du corps* fe
nourriffent par des vaiffeaux fanguins ; je prétends qu'ils fe nourriffent de moëlle ; que la matiére de
cette moëlle leur eft portée par les
vaiffeaux fanguins ; que quand l'os
eft folide , comme font , par exemple , les offelets de l'oreille , le bois
des Cerfs & des Daims , les vaiffeaux
fanguins verfent cette matiere feulement dans le corps de l'os ; & que
quand il eft creux , ils la verfent aux
uns dans le corps de l'os feulement ,
comme à ceux dont font compofées
les pattes des Homars & des Ecre-
viffes , & aux autres dans le corps
& dans le creux de l'os tout enfem-

Z iv

ble. Il auroit appris qu'au dedans
de ceux dont la cavité est remplie
de moëlle, il y a, selon mon sentiment, divers petits trous par où
passent plusieurs vaisseaux qui viennent de la moëlle ; que comme dans
les os des vieux Animaux, il ne
laisse pas d'y avoir des vaisseaux sanguins distribués dans leur substance,
quoique ces vaisseaux n'y paroissent
pas ; de même dans les os où l'on
ne remarque pas de moëlle, soit
parce qu'ils ne sont pas creux, ou
que l'étant, l'œil n'y en découvre
point ; il ne s'ensuit pas que dans le
corps même de ces os, il n'y en ait
une véritable. En effet il n'est pas
déraisonnable de penser que ce qui
nourrit l'os, est un extrait de ce qu'il
y a de plus délicat & de plus fin dans
la portion huileuse du sang ; & que
cette partie fine & délicate extraite
de la portion huileuse du sang, en
quelque lieu qu'on la suppose, ou
dans le creux, ou dans le corps de
l'os, n'est autre chose que la moëlle.
Il est facile d'expliquer comment
les vaisseaux sanguins portent le sang
dans le corps & dans la cavité de

l'os ; comment la partie la plus délicate & la plus fine de la portion
huileuse de ce sang, se filtre dans
la substance des os solides ; comment dans ceux qui sont creux, &
dont la cavité est pleine de moëlle,
elle se filtre & dans la substance de
l'os, & dans un tissu spongieux &
vésiculaire que la cavité de cet os
renferme. Ces derniers se nourrissent
comme les plumes des Oiseaux ; car
le creux du tuyau de la plume n'est
pas seulement formé pour accorder
ensemble la souplesse, la force & la
légereté, mais encore pour servir
comme de magasin à la nourriture
qui doit être distribuée dans toute la
plume ; en sorte qu'un même moyen,
ainsi que l'observe un Auteur mo-
derne, satisfait ici tout à la fois à
plusieurs vues différentes. Je conclus-
de-là que mon Censeur au lieu de
s'étonner qu'on puisse dire que la
moëlle nourrit les os, devroit regarder comme une erreur le sentiment opposé. Quoi qu'il en soit,
puisque cet Auteur est si surpris qu'un
Professeur d'Anatomie au Collége
Royal, croye que la moëlle nourrit

les os, nous remarquerons qu'il le
seroit bien plus, s'il sçavoit que ce
même Professeur enseigne que la
moelle n'a point de sentiment : car
ceux qui ôtent à la moelle l'avantage qu'elle a de nourrir les os, lui en
donne un autre qu'elle n'a pas, qui
est d'être d'un sentiment très-exquis,
& ils insistent beaucoup plus sur cet
article que sur l'autre. Comme cette
erreur n'est pas moins grande que la
premiere, peut-être que les Lecteurs
ne trouveront pas mauvais que nous
en disions ici un mot par occasion.

La moelle est une matiere huileuse, coulante & liquide, renfermée
en plusieurs vésicules membraneuses
très-déliées, communiquant les unes
aux autres, dans le tissu desquelles
cette même matiere est filtrée. Quelques Anatomistes la définissent un
amas de plusieurs vésicules membraneuses très-déliées, ouvertes les
unes dans les autres, & remplies
d'une matiere huileuse, coulante &
liquide. Mais cette définition con-
fond le contenant avec le contenu,
& n'est pas plus exacte que celle
qu'on donneroit du jus de citron,

en difant que c'eft un amas de plufieurs véficules membraneufes remplies d'un fuc acide & tranfparent.
D'ailleurs elle ne s'accorde pas avec
le langage de ces mémes Anatomiftes, lorfqu'ils difent que la moëlle
tranfpire, qu'elle paffe à travers le
corps de l'os, que c'eft ce qui rend
les os jaunes après la mort de l'Animal ; que pour éviter cet inconvénient, les Ouvriers qui employent
des os dans leurs ouvrages, ont la
précaution de les fcier en long pour
en ôter toute la moëlle, & même
le tiffu fpongieux & véficulaire, afin
que la blancheur de l'os ne foit point
altérée : que la moëlle eft un fuc
d'une faveur douce & d'une confiftance onctueufe, &c. Par où l'on
voit qu'ils diftinguent la moëlle d'a-
vec le tiffu membraneux & véficulaire où elle eft filtrée, & qui la
renferme. Cela pofé, il eft facile de
voir que la moëlle étant un fuc,
elle ne fçauroit avoir de fentiment,
& qu'il n'y a pas moins d'abfurdité
à lui en attribuer, qu'il y en auroit
à en attribuer au fang. Il eft vrai
qu'on allegue des expériences pour

prouver que la moëlle a du sentiment ; mais il suffit d'expofer ces
expériences , pour faire connoître
qu'elles ne prouvent nullement ce
qu'on en conclut. On dit premierement, & on le dit avec vérité,
qu'en voyant panfer ceux qui ont
perdu un bras ou une jambe , on s'apperçoit qu'auffi-tôt que la moëlle
eft rudement touchée , les Malades
donnent des marques d'une nouvelle douleur. Secondement , que fi on
fait fcier l'os de la cuiffe d'un Animal vivant , qu'on mette le bout de
l'os entierement à nud , & qu'enfuite après avoir attendu que l'Animal ne crie plus , on lui plonge un
ftilet dans la moëlle , alors l'Animal
donne des figne d'une très-vive
douleur. Cette derniere expérience
a été faite dans l'Académie Royale
des Sçiences ; mais il eft facile de
voir que fi l'Animal crie fi fort
quand on touche rudement la moëlle , ou qu'on y enfonce un ftilet ,
c'eft qu'en même temps on touche
& on pique le tiffu membraneux &
véficulaire qui renferme cette moëlle , & qui a un fentiment très-vif.

Mais pour revenir au propos que nous avons quitté , l'Auteur de la Lettre dira peut-être, que puifque Job, dans le paffage que j'ai cité , n'eft point entré dans la queftion de la nourriture des os , au moins pour cette raifon, je n'y devois pas entrer non plus en traduifant comme j'ai fait , *& medullis offa illius irrigantur* , par , *& dont les os font comme pénétrés de la moëlle qui les a nourris.* Il eft vrai que j'aurois pu me difpenfer de traduire de la forte , & que fi je me fuffe contenté de mettre , *dont les os font tout pénétrés de moëlle* , j'aurois traduit plus littéralement. Mais c'eft tout l'avantage qui en feroit arrivé; car à confidérer le paffage & l'occafion où il eft placé , on ne fent nullement que ces mots, *& dont les os font comme pénétrés de la moëlle qui les a nourris* , rappellent aucune queftion d'Anatomie. En effet, ces termes, *qui les a nourris* , ne paroiffent point être mis là fcholaftiquement, mais feulement par rapport à un certain ufage commun , qui fait qu'on dit qu'une chofe en nourrit une autre , lorfqu'elle lui fournit une hu-

meur qui l'entretient, & qui l'empêche de se dessécher. C'est ainsi
qu'on dit que l'essence nourrit les
cheveux ; que l'huile nourrit la corne ; que certaines pommades nourrissent la peau, &c. Or, personne
ne niera qu'au moins en ce sens, la
moëlle ne nourrisse les os On voit
par là, comme il ne faut pas toûjours prendre à la rigueur certaines
expressions. Nous ajouterons même
que si ces chicanes étoient admises,
notre Auteur seroit à reprendre de
dire, comme il fait dans sa Lettre,
qu'il a expérimenté plusieurs fois,
qu'en touchant des bouteilles sur
lesquelles il étoit tombé quelques
gouttes d'un esprit acide minéral,
sa main a ressenti des demangeaisons con-
sidérables ; puisqu'on pourroit répli-
quer, qu'un Physicien doit sçavoir
que ce n'est ni la main, ni le pied,
ni aucune autre partie qui sent, mais
que c'est l'ame A la vérité, cette
expression ne seroit pas bonne : *Ma*
main a ressenti de la demangeaison ; mon
pied sent de la douleur, ma tête sent de
grands élancemens ; pour *j'ai ressenti de*
la demangeaison à la main ; je sens du

mal au pied ; je sens de grands élance-mens à la tête. Mais ce n'est que par une raison qui regarde les regles du langage , & nullement parce que les sensations n'appartiennent qu'à l'ame : car s'il falloit s'astreindre à parler toûjours en Philosophe , on se rendroit ridicule. C'est pourquoi dans le sixiéme Journal des Sçavans de l'année 1702. on reprend le Tra-ducteur du Traité *de la Sobriété* , de ce qu'il ne trouve pas à propos qu'on dise que le manger flatte la langue , & de ce qu'il se croit obligé d'aver-tir par une note exprès , que c'est plûtôt l'ame qui est flattée par l'en-tremise de cette organe.

Nous voici arrivés au neuviéme des articles qui sont repris par l'Au-teur de la Lettre , & qui se trouvent effectivement dans le Livre où il les reprend. Cet article , c'est que *je me suis mis en tête* , pour me servir de ses termes , de décrier dans un Chapi-tre exprès , les remedes que l'on em-ploye le plus ordinairement contre les Vers. En effet, j'y condamne le tabac , le vinaigre , la poudre de Vers desséchés , le *semen-contra* , l'eau où ont trempé des écorces vertes de noix, celle où a trempé le mercure, & enfin le mercure doux donné tout feul, & fans être mêlé avec aucun purgatif. L'Auteur de la Lettre, pour prouver en général que ces remedes font bons, dit que ceux que je fubftitue à la place, ne paroiffent pas à beaucoup près fi bons, & qu'ils ont du moins autant d'inconvéniens. Selon ce Cenfeur, je trouve *le femen contra* plus échauffant que l'oignon, que l'ail, que la moutarde ; & lui pour montrer le contraire, il dit que le *femen contra* n'eft pas plus échauffant que l'oignon, que l'ail, que la moutarde. Je condamne l'eau de mercure, parce que les Malades étant obligés d'en ufer long-temps, il arrive qu'à la longue les parties fubtiles du mercure offenfent les nerfs, & caufent des tremblemens ; & mon adverfaire pour faire voir que je me trompe, dit : Que cette eau n'eft pas fi mauvaife, que je la veux faire paffer ; que je ne dois pas m'imaginer qu'elle foit moins fpécifique pour les Vers, & qu'elle produife plus de mauvais effets, toutes chofes

chofes d'ailleurs égales, que l'eau
à la glace que je mets au nombre des
remedes excellens que j'ai éprouvés.
Nous remarquerons ici en paffant,
qu'on verra plus bas que je ne mets
point l'eau à la glace au rang des
remedes que j'ai éprouvés contre les
Vers. Au regard du mercure doux,
l'Auteur de la Lettre dit que je le
place auffi au rang des mauvais remedes contre les Vers, parce qu'à
la longue il peut caufer le flux de
bouche. Cet Auteur pour prouver le
contraire de ce fentiment qu'il m'attribue, dit que je lui ferois plaifir
de lui citer dans tout mon Livre un
feul remede auffi bon que celui-là.
Il ajoûte que s'il falloit proferire le
mercure doux du nombre des remedes contre les Vers, parce qu'il caufe quelquefois une légere falivation,
il n'y auroit guères de remedes dans
mon Traité, que l'on ne proferivît
par de meilleurs raifons. Le Cenfeur
auroit dû rapporter ces meilleures
raifons, mais il garde cela par de-
vers lui. Nous laiffons à juger de la
force de toutes ces preuves.

Quant au vinaigre, notre Auteur

me reprend d'avoir dit que rien ne
réveille plus que le vinaigre , les
Vers du corps : que cette liqueur
étant elle - même toute pleine de
Vers , ne peut qu'en introduire une
grande quantité dans le corps. Il me
reprend encore de ce que je rejette
la plûpart des choses aigres , &
qu'en les rejettant, j'excepte néanmoins les esprits de nitre , de souphre , & de sel. La raison qu'il allegue pour me reprendre de cette ex-
ception , c'est que ces esprits sont
des aigres. Cependant de peur de
me faire en cela un mauvais procès,
il dit que je répondrai peut-être que
ces esprits sont des acides minéraux,
& que je ne rejette que les aigres
végétaux. Là-dessus il remarque que
néanmoins j'excepte le citron , la
grenade, le verjus , & à ce sujet il
s'étonne comment je les ai pu excepter. Il demande s'il y a deux acides plus semblables en nature, que
ceux du vinaigre & du verjus ; &
pour conclusion , il dit que pour peu
qu'on soit versé en Chymie, on n'at-
tribuera jamais à des corps d'une
nature aussi semblable , des effets
tout-à-fait contraires.

L'Auteur de la Lettre me prête
ici une réponse que je ne ferai pas.
Car comme l'acide du vinaigre eſt
un acide de *décompoſition*, ainſi que
parlent les Chymiſtes, & que celui
du verjus ne l'eſt pas, je trouve de
là différence entre l'acide du vinaigre, & celui du verjus. Mais ſans
recourir à cette raiſon, la ſeule différence des effets qui ſe remarquent
dans le vinaigre & dans le verjus,
doit ſuffire plus qu'aucune autre
choſe, pour faire juger que leur nature eſt différente. C'eſt une maxi-
me trop ſujette à erreur, que celle
de croire que nous devions regler
les effets des cauſes ſur l'opinion que
nous avons de la nature de ces cauſes. Il paroît bien plus ſur de juger
de la nature des cauſes par celles de
leurs effets. On dira, par exemple,
que l'eau des Gobelins eſt d'une nature différente de celle de la Seine,
parce que l'eau des Gobelins eſt
bonne à certaines teintures auſquel-
les l'autre n'eſt pas propre. On dira
encore, que comme il y a des eaux
où cuiſent certaines légumes, d'autres où ces mêmes légumes ne cui-

sent pas, il faut que ces eaux ayent une nature différente. Mais si par le simple examen de leur nature, on vouloit deviner ces effets, on courroit grand risque de n'y jamais parvenir ; puisque ces eaux considérées en elles-mêmes doivent paroître encore plus semblables en nature, que ne le paroissent à l'Auteur de la Lettre, le vinaigre & le verjus, dont le premier étant un acide qui vient de la décomposition du corps, annonce par conséquent, qu'il est d'un différent caractere. L'Auteur de la Lettre ajoûte, que si je considere avec le microscope, le verjus & le jus de citron, j'y remarquerai un grand nombre de Vers. Peut-être que lorsque le verjus commence à se décomposer, & qu'il est gâté, y découvre-t'on des Vers ; mais qu'il en renferme avant de se décomposer, c'est de quoi je doute ; l'expérience en est facile à faire.

Le dixiéme article est que j'ai dit dans la Préface, que j'ai éprouvé tous les remedes dont je parle, & qu'il n'y en a aucun de douteux. Je ne dis pas tout-à-fait cela ; je dis que

je prends garde à n'en rapporter
aucun de douteux, & que je n'aye
éprouvé. Or, il semble qu'on peut
bien prendre garde de ne rapporter
aucun remede douteux, & cependant être contraint d'en rapporter
quelques-uns qui le soient. Cela arrive lorsqu'entre les maladies contre
lesquelles on propose des remedes,
il s'en trouve qui ne sont pas assez
fréquentes, pour qu'on puisse avoir
là-dessus l'expérience nécessaire ; en
sorte que tout ce qu'on peut faire
alors, c'est de si bien prendre garde
de ne rapporter aucun remede douteux, que lorsqu'on en rapporte de
tels, cela vienne de ce qu'il n'est pas
possible de faire autrement, ou de
ce que cela est très-difficile. Ainsi
de ce que je dis que je prends garde
de ne rapporter aucun remede douteux, il ne s'ensuit pas que je dise,
qu'entre les remedes que je rapporte,
il n'y en ait aucun que je n'aye éprouvé. L'Auteur de la Lettre auroit pu
sur ce sujet m'attaquer dans un autre
endroit, où je dis bien plus précisément ce qu'on me reproche d'avoir
dit dans la Préface, c'est à la fin du

Livre ; car j'y dis formellement, que les remedes que j'ai rapportés sont sûrs, & que la connoissance que j'ai de leurs vertus, n'est point l'effet de mon raisonnement, mais de mes observations ; ce qui sans doute ne peut s'excuser, si l'on n'a l'indulgence de croire que j'ai seulement prétendu dire cela de la plus grande partie des remedes que je propose. Cette explication ne seroit pas toute de faveur, il y auroit même quelque justice ; car entre les remedes rapportés dans le Livre de la Génération des Vers, s'il y en a qui ne sont rapportés que sur la foi de quelques Auteurs, comme par exemple, les remedes qui regardent les Vers encéphales, & quelques autres : on peut dire qu'il paroît par la maniere dont je les rapporte, que je ne prétends nullement insinuer que je les aye éprouvés. Cependant tout bien consideré, il est certain que j'ai parlé ici trop universellement, & qu'au lieu de dire, les remedes que j'ai rapportés sont surs, j'aurois mieux fait entendre ma pensée, si j'avois dit, la plûpart des remedes que j'ai rap-

portés font furs. On ne dit jamais
moins , que lorſqu'on dit trop.

Le onziéme article eſt ſur ce que
j'ai dit de certaines gens que je traite
de demi-ſçavans , & que j'accuſe de
n'entendre pas la doctrine des acides
& des alkaliſ , qu'ils mettent à toutes ſortes d'uſages. Il paroît par la
maniere dont l'Auteur de la Lettre
s'offenſe de ces paroles , qu'il a pris
pour lui le terme de *demi-ſçavant* ; cependant je certifie que je m'en ſuis
ſervi ſans penſer à lui. Mais après
tout , il faut avouer auſſi , que je
tourne un peu trop en ridicule ces
demi-ſçavans , & que l'Auteur de la
Lettre n'a pas tout-à-fait tort de m'en
reprendre : car après avoir rapporté
l'abus qu'ils font de la doctrine des
acides & des alkalis , je dis que ſi
on leur demande pourquoi la Seine
charie des glaçons en hyver , &
rompt quelquefois les ponts , ils répondront bien-tôt que cela vient des
acides & des alkalis ; car l'eau , con-
tinué-je , ſe figera par les acides de
l'air qui fixeront les alkalis ; & les
parties de pierre ou de bois que les
glaces rompront , ne ſe ſeroient

point rompues, fi les acides infinués dans leurs pores, ne les avoient rendues caffantes : ainfi ajoûté-je, pourquoi le feu confume-t'il une maifon, c'eft que les acides & les alkalis font mis en mouvement ? Pourquoi l'action des Mâçons démolit-elle les bâtimens ? bien-tôt les acides & les alkalis en feront la caufe. La plaifanterie eft un peu outrée, & pour cette raifon, je l'ai retranchée dans cette nouvelle Edition ; mais cependant toute exceffive qu'elle eft, l'Auteur de la Lettre ne l'a pas prife pour une plaifanterie ; car il avertit très-férieufement, qu'on impute là aux demi-fçavans des abfurdités qu'il ne croit pas qu'aucun d'eux ait jamais pu penfer.

Le douziéme article eft, que j'ai dit que fi j'avois voulu m'arrêter à tous les raifonnemens qu'on me fit fur les acides & fur les alkalis, pour me prouver que le Malade que j'ai delivré du *Solium*, dont on voit la figure dans la premiere Planche, n'avoit aucun Ver ; qu'il le falloit encore faigner, & lui donner enfuite le petit lait, ce Malade auroit en-

core

core fon Ver , ou feroit mort. L'Auteur de la Lettre prend de-là occafion de dire, que j'ai le malheur de
trouver par-tout, dans la pratique
de ma profeffion, de ces demi-fçavans ; mais que je ne m'arrête point
à leurs raifonnemens fur les acides
& fur les alkalis, pour prouver qu'il
faut faigner & donner le petit lait.
Que cependant on ne fe feroit jamais imaginé que ces fortes de gens
fuffent tant attachés à la faignée &
au petit lait, fi je ne l'affurois, puif-
qu'il femble que leurs principes les
induifent à bien d'autres remedes
que ceux-là. Ce que dit là l'Auteur
de la Lettre , ne fait rien contre mon
obfervation particuliere ; puifque
dans ce même endroit j'ajoûte , que
ceux qui s'oppofoient au deffein que
j'avois de purger ce Malade , di-
foient que la coction des humeurs
n'étoit pas achevée ; que les acides
& les alkalis n'avoient pas encore
fini leur combat dans le corps du
Malade; & qu'ainfi il valloit mieux
en attendant , faire faigner le Malade , & le mettre au petit lait pour
calmer ces grands troubles excités

entre les acides & les alkalis, que
de donner un remede purgatif, qui
selon eux, n'etoit capable que d'augmenter ce grand combat. L'Auteur
de la Lettre est un peu sujet à prendre ainsi pour des propositions universelles, des propositions particulieres. Au reste, j'avertis qu'au lieu
de ces mots : *Si j'avois voulu m'arrêter*
à tous les raisonnemens qu'on me fit sur
les acides & les alkalis pour me prouver
que le Malade que j'ai délivré du Solium
dont on voit la figure, planche premiere,
n'avoit aucun Ver, qu'il le falloit encore
saigner, & lui donner ensuite le petit
lait, ce Malade auroit encore son Ver, ou
seroit mort ; j'avertis, dis-je, que je
devois mettre les suivans : sçavoir,
Si j'avois voulu m'arrêter à tous les rai-
sonnemens que l'on fait sur les acides &
sur les alkalis, & qui m'auroient prouvé
que le Malade que j'ai délivré du Solium
dont on voit la figure dans la planche pre-
miere, n'avoit aucun Ver, & qu'il falloit
le saigner & lui donner ensuite le petit
lait, il auroit peut-être encore son Ver, ou
seroit mort.

Le treiziéme article est, que je
dis que l'huile de vitriol & celle de

tartre mêlées enſemble , deviennent
inſipides. L'Auteur de la Lettre avertit , qu'à la vérité elles perdent beaucoup de leur acrimonie , mais qu'elles ne ſont pas abſolument inſipides
pour cela. Cet Auteur a raiſon , &
je devois dire preſque inſipides.

Le quatorziéme eſt , que pour expliquer comment un remede pris intérieurement , peut agir ſur une partie plûtôt que ſur une autre , Je dis
que ſi l'on jette de l'eau-forte ſur un
compoſé d'or & de fer , cette eau-
forte s'attachera au fer , le diſſoudra,
& coulera ſur l'or ſans y faire impreſſion : que c'eſt-là une image de
ce qui ſe paſſe dans le corps humain ;
lorſqu'un remede s'attache , par é-
xemple , au foie plûtôt qu'aux poûmons. L'article tombe ſur ces mots,
Un compoſé d'or & de fer. L'Auteur de
la Lettre dit là deſſus , que la grande
connoiſſance que j'ai de la Chymie ,
m'a fait aviſer depuis quelque temps,
de diſtiller la fougere , au lieu que
Dioſcoride ne la donnoit qu'en poudre ; mais que cette grande découverte eſt un peu flétrie par une autre
opération de Chymie , qui ne vange

que trop les demi-ſçavans du mépris
que j'ai pour eux. Cette opération
de Chymie au reſte, dont l'Auteur
de la Lettre parle ici, c'eſt le *compo-*
ſé d'or & de fer, que nous venons de
voir. Il ajoûte que ſi mes ordonnan-
ces étoient toutes auſſi difficiles à
exécuter que ma prétendue opération, mes Malades ſeroient en grand
danger *de mourir ou de réchaper*, avant
que le remede fût préparé. L'Auteur
de la Lettre veut dire ſans doute,
que je ſerois moi-même en grand
danger de voir mourir ou réchapper
mes Malades avant que mon remede fût prêt. Mais cela n'eſt rien. Il
me demande ici que je lui apprenne
donc la maniere de faire un *compoſé*
d'or & de fer; & enſuite il dit, qu'on
mêlera bien enſemble tous les autres métaux, mais que pour le fer,
on n'a point encore trouvé le ſecret
de le mêler avec aucun autre métail.
Après ces paroles, il admire comment donc j'ai pu apprendre à faire
des compoſés ſi merveilleux.

On voit par-là que l'Auteur de la
Lettre ne croit pas qu'il ſoit poſſible
de faire aucun compoſé, quel qu'il

soit, qu’on puisse appeller un composé d’or & de fer. Si cela est, j’ai
eu sans doute, grand tort de proposer, pour faire mon expérience, de
jetter de l’eau forte sur un tel composé. Mais d’un autre côté, si pour
faire un composé d’or & de fer, sur
lequel mon expérience puisse réussir,
il suffisoit de mêler ensemble de la
limaille d’or & de la limaille d’a-
cier; s’il suffisoit de faire un tout,
dont quelques parties fussent d’or,
& quelques autres de fer; s’il suffisoit de souder de l’or & du fer,
l’Auteur du Livre de la Génération
des Vers pourroit bien n’avoir pas
tant de tort, puisqu’il ne doit point
s’embarrasser de quelle maniere soit
fait ce composé d’or & de fer, pourvu que c’en soit un sur lequel on
puisse voir l’eau-forte s’attacher à
une partie de ce composé, & épargner l’autre. Ce clou de Florence
moitié or & moitié fer, qu’on mon-
troit autrefois comme un exemple
incontestable de la vérité du grand
œuvre, & qu’on ne montre plus, aujourd’hui que les microscopes sont
en usage, étoit un clou où l’on avoit

foudé ou enté délicatement une
pointe d'or ; & par conséquent ce
clou étoit un compofé d'or & de fer.
Il faut être terriblement Chymiſte,
pour croire qu'on ne puiſſe demeurer d'accord de cela ſans ignorer la
Chymie. C'eſt pourtant là l'erreur
que l'Auteur de la Lettre me reproche ; c'eſt là , pour me ſervir de ſes
termes , ce qui flétrit la *grande découverte que j'ai faite de diſtiller la fougere*,
au lieu que Dioſcoride la donnoit
en poudre. Il eſt facile de voir que
la mépriſe de notre Chymiſte vient
de ce qu'il a confondu les compoſés
d'alliage avec ceux de jonction , qui
ſont néanmoins bien différens. Une
maiſon eſt un compoſé de pierre &
de bois, ſans que cette pierre & que
ce bois ſoient incorporés enſemble.
Peut-être que l'Auteur de la Lettre
dira qu'il convient qu'en ce ſens on
peut dire un compoſé d'or & de
fer ; mais qu'auſſi je devois donc
m'expliquer. Une telle réponſe ne
mettroit guères à couvert notre Auteur ; car outre que je ne pouvois
pas me croire obligé de m'expliquer
ſur un point où il étoit impoſſible

de deviner que quelqu'un se pût méprendre, je dis un peu plus bas, que pour donner plus de jour à ma pensée, il n'y a qu'à imaginer un corps artificiel fait de verre, dont les poûmons soient d'or, & le foie de fer. Cela pouvoit ôter à l'Auteur de la Lettre tout lieu de se méprendre.

Le dernier article est sur un point où notre Censeur a bien plus de raison. Après avoir dit dans la premiere Edition, que si on jette de l'eau-forte sur un composé d'or & de fer, cette eau s'attachera au fer, & épargnera l'or. J'ajoûte que si au lieu d'eau-forte, on se sert d'eau régale, cette eau ira porter son action sur l'or, & ne touchera point au fer ; car c'est-là une véritable inadvertance, en sorte que j'ai mérité qu'on me conseillât de choisir une autre fois l'argent comme plus propre à être respecté par l'eau régale.

Entre les articles que l'Auteur de la Lettre reprend dans le Livre de la Génération des Vers, voilà ceux qui s'y trouvent ; venons à ceux qui ne s'y trouvent pas. Ces articles se réduisent à douze, dont six seront compris dans le quatriéme.

Le premier, est que l'Auteur du Livre de la Génération des Vers, pour rendre raison des furoncles, des élevures, & de ces galles universelles qui affligent tout le corps, a recours aux Vers sanguins, & encore à des semences de Vers insinuées dans les pores des chairs. Mais la chose n'est nullement ainsi : j'explique comment les Vers peuvent causer des furoncles, des élevures & des galles universelles, quand il arrive que ces maladies sont produites par les Vers, & qu'elles ne viennent pas d'ailleurs. Or, est-ce-là recourir aux Vers pour expliquer ces maladies ? Dire, par exemple, comment l'homme perd la raison quand il a pris trop de vin, est-ce recourir au vin, pour expliquer comment l'homme perd la raison ? Décrire comment le fréquent usage du tabac abrege la vie, est-ce recourir au tabac, pour s'expliquer comment la vie s'abrege ? Faire voir comment les liqueurs qu'on boit aujourd'hui avec tant d'excès, alterent les parties nobles, eſt-ce recourir à ces liqueurs, pour expliquer l'altération des parties nobles ? Enfin, s'il m'eſt permis d'ajoûter encore une compa-raiſon, décrire comment une mai-ſon tombe quand les Mâçons la dé-moliſſent, eſt-ce recourir aux Mâ-çons, pour expliquer comment tom-be une maiſon ?

Le ſecond eſt, que parce qu'Ap-pien Aléxandrin, en parlant d'une certaine maladie qui affligea un jour l'armée des Romains, dit que cette maladie fut incurable faute de vin ; j'infere de-là, qu'elle venoit de Vers engendrés dans la tête ; je n'infere point qu'elle en venoit, mais qu'elle en pouvoit venir, ce qui eſt bien different. Appien Aléxandrin raconte que les Romains dans la guerre contre les Parthes, ſous la conduite de Marc-Antoine, furent réduits, faute de vivres, à manger les her-bes des champs, & ſe trouverent enſuite attaqués d'une maladie épi-démique, conſiſtant dans une fureur qui leur faiſoit foüir la terre à belles mains, & rouler de groſſes pierres,

comme fi c'eût été pour les faire
fervir à quelque grand deffein. L'Hi-
ftorien ajoûte, que ce mal fut incurable faute de vin, qui étoit, dit-
il, le feul remede à cette maladie.
Après avoir rapporté le fait tel que
le voilà, je dis que cette fureur pouvoit bien venir de quelques Vers
engendrés dans la téte des Romains
par le mauvais fuc des herbes qu'ils
avoient mangées. Je remarquerai
ici à cette occafion, ce que j'ai remarqué ailleurs dans ce Livre, qu'encore que le vin foit un bon remede
contre les Vers, ce n'eft pas un remede univerfel contre ce mal,
témoin la Lettre fuivante qui m'a
été écrite fur ce fujet.

De Bar-le-Duc le 18. Sep-
tembre 1703.

DEpuis fept ou huit mois, des
maladies caufées par des Vers,
ayant jufqu'à préfent régné dans tout
le Barois, les Malades ont reçu de
grands foulagemens par les remedes
marqués dans le Livre *de la Génération des Vers*, fur-tout aux environs

de chez Madame la Comtesse de
Nétancourt, laquelle s'étant employée elle-même au soulagement
des pauvres, a fait par le moyen
des remedes de ce Livre, beaucoup
de cures, & entre autres celle d'un
Boucher de *Revigni*, à une lieue de
chez elle, auquel elle a fait jetter un
Ver plat long de huit aulnes & plus.
Car avant que le tout sortît, le Malade commença à en rendre par bas
des morceaux de la longueur d'un
doigt, d'un poulce, de deux poul-
ces, d'un demi poulce, & en une
quantité extraordinaire, ce qui fit
juger aux assistans que ce Ver étant
entier, pouvoit avoir près de douze
aulnes. Il étoit de même forme &
blancheur que celui qui est décrit
dans le Livre de la Génération des
Vers, avec les mêmes séparations
& petits boutons au milieu. Je fus
mandé pour confesser le Malade &
le disposer à la mort. Sa maladie
le prit par une fièvre continue avec
transport au cerveau, & il étoit
abandonné. Ce qui nous surprit davantage, c'est que cet homme eût
des Vers ; car il est à remarquer

qu'il avoit son corps aviné, qu'en santé il buvoit du vin en très-grande quantité, & que nonobstant sa fièvre, toute violente & continue qu'elle étoit, il n'avoit jamais voulu quitter le vin, quoique défendu par tous ceux qui le voyoient, lesquels disoient que c'étoit le vin qui le réduisoit à cet état ; mais il a bien fait voir qu'on se trompoit, car dès le moment qu'il eut mis bas le Ver, il commença à dormir. La fiévre cessa au bout de vingt-quatre heures, & quelques jours après il se porta mieux que jamais. Je l'ai vu plusieurs fois depuis, & il est dans une parfaite santé, &c. Je suis, Monsieur, Votre, &c. REMY de Bar. Capucin.

Le troisiéme article, est que lorsque je dis que la pleurésie vient très-souvent de Vers, je n'avance cette proposition, qu'à l'occasion d'un seul pleurétique que j'achevai de guérir, en lui faisant sortir un grand Ver appellé *Sulium*. Mon Censeur se trompe, je n'avance point cela sur le seul exemple de ce pleurétique ; car je dis formellement que plusieurs Auteurs font mention de pleurésies vermineuses ; que Gabucinus entre autres, assure avoir guéri une fille pleurétique en lui donnant un médicament contre les Vers, lequel lui en fit rendre une grande quantité, après quoi la pleurésie cessa. Il ajoûte de plus que Quercétan ayant fait ouvrir plusieurs vieillards morts de pleurésie, ce Médecin leur trouva les intestins remplis de Vers, & qu'il regarda ces Vers comme la vraie cause de leur mal : ainsi au lieu d'un pleurétique, en voilà plusieurs. Au reste, il est étonnant que notre Auteur ait ici pu se résoudre à confesser que j'ai fait sortir ce grand Ver, & qu'il n'ait pas sçu trouver quelque moyen ingénieux pour nier le fait. Il faut convenir que cet Adversaire est bien peu inventif quand il parle sur le papier.

Le quatriéme, s'il faut croire mon Censeur, c'est que parmi les Aphorismes du Chapitre précédent, j'ai mis ceux-ci.

1. La fistule lacrymale vient de Vers.

2. Les cancers viennent de Vers.

3. L'hydropisie vient de Vers.

4. Les tumeurs & les excroissances viennent de Vers.

5. Les maladies qu'on attribue à des sorts, sont causées par des Vers.

6. Les difformités qu'on apporte en naissant, viennent aussi de Vers qui ont rongé les parties tendres du fœtus.

Ces aphorismes ne sont point dans mon Livre. Au lieu du premier, La fistule lacrymale vient de Vers, j'ai mis, Dans la fistule lacrymale, l'eau qui sort des yeux est pleine de petits Vers qu'on discerne avec le microscope.

Au lieu du second, Les cancers viennent de Vers, j'ai mis, Les cancers sont tout pleins de petits Vers imperceptibles. Ces Vers rongent les fibres des parties, & tous les cribles des glandes ; en sorte que les glandes recevant presque tout ce qui se présente, grossissent d'abord outre mesure ; ensuite ces Vers s'augmentant & continuant de ronger ce qu'ils trouvent, ils ulcèrent souvent la partie, & la confument. Ce n'eft pas là dire que les cancers viennent de Vers, mais c'eft dire feulement qu'il y a des Vers dans les cancers, & qu'ils y font de grands ravages ; fauf à examiner enfuite fi ces Vers font la caufe, ou l'effet des cancers.

Au lieu du troifiéme, L'hydropifie vient de Vers, j'ai mis, L'hydropifie peut être quelquefois caufée par des Vers.

Au lieu du quatriéme, Les tumeurs & les excroiffances du corps viennent de Vers, j'ai mis, Les Vers peuvent caufer des tumeurs au corps, & des excroiffances, comme ils en caufent aux feuilles de chêne, où par leur piquure, ils empêchent le fuc de la feuille, de circuler à l'ordinaire, ce qui produit fur la feuille cette excroiffance qu'on appelle noix de galle, & qu'on regarde mal-à-propos comme un fruit.

Au lieu du cinquiéme, Les maladies qu'on attribue à des forts, font caufées par des Vers, j'ai mis, La plûpart des maladies qu'on attribue à des forts, viennent de Vers.

Au lieu du sixiéme, Les difformités qu'on apporte en naissant, viennent aussi de Vers qui ont rongé les
parties tendres du fœtus, j'ai mis, Les
difformités qu'on apporte en naissant, peuvent venir quelquefois de
Vers qui auront rongé les parties
tendres du fœtus, & par ce moyen
auront causé des tumeurs ou des
tortuosités.

Que devient après cela, la réflexion de l'Auteur de la Lettre, lorsc-
qu'il dit qu'on peut juger de la bon-
té des autres aphorismes de mon Livre, par cet échantillon? Ne pour-
roit-on point dire avec plus de vérité, que cet échantillon suffit pour
faire juger de la sincérité de mon
Censeur?

Le cinquiéme article est, que je
place le mercure doux au rang des
mauvais remedes contre les Vers;
parce qu'étant souvent réitéré, il
peut causer le flux de bouche, mais
que je lui fais pourtant la grace de
l'admettre quand il y a quelque
soupçon de Vers Vénériens. Sur quoi
l'Auteur de la Lettre dit, que je lui
ferois plaisir de lui citer dans tout

mon

mon Livre, un feul remede auffi excellent que celui-là, contre toutes
fortes de Vers.

Je ne condamne point le mercure
doux contre les Vers ; je confeille
feulement de le donner mêlé avec
quelque purgatif, & je défends de
le faire prendre feul, à moins qu'il
n'y ait quelque foupçon de Vers
Vénériens, parce qu'étant pris feul,
il peut caufer le flux de bouche :
c'eft page 204. premiere Edition.
Or, confeiller par exemple, de ne
point boire de vin fans y mettre de
l'eau, eft-ce défendre le vin, & le
mettre au rang des mauvais breuvages ? Dire qu'on ne doit point
manger de viande fans manger du
pain, eft-ce défendre la viande, &
la mettre au rang des mauvaifes
nourritures ? Avertir tout de même,
de ne point prendre de mercure
doux contre les Vers, fans y mêler
quelque purgatif, eft-ce défendre
le mercure doux, & le placer,
comme conclud notre Auteur, au
rang des mauvais remedes contre
les Vers ?

Le fixiéme, eft que j'avoue que

le *semen contra* est contraire aux Vers,
& cependant que je ne veux pas que
l'on s'en serve, parce que je prétends
qu'il échauffe beaucoup. L'Auteur
de la Lettre demande là-dessus pourquoi donc j'approuve l'ail, l'oignon,
la moutarde, & si c'est que je croye
que ces drogues n'échauffent pas
pour le moins autant? Si je condamne le *semen contra*, ce n'est point par
la seule raison qu'il échauffe beaucoup, je le condamne parce qu'avec
cela il cause la fiévre; car je dis en
termes formels, que le *semen contra*,
est à la vérité contraire aux Vers,
mais qu'il est en même temps contraire aux Malades, parce qu'il é-
chauffe considérablement, & qu'il
cause souvent des fiévres violentes.

Cela étant, il est facile de ré-
-pondre à la demande de notre Auteur, & de lui expliquer d'où
vient qu'en condamnant le *semen
contra*, je ne condamne pas aussi
l'oignon & l'ail qui échauffent beaucoup. C'est que tout ce qui échauffe
ne cause pas la fiévre, & que le *semen contra* non-seulement échauffe,
mais qu'en même temps il cause la

fiévre. Si l'Auteur de la Lettre s'étonnoit de cette propofition, que tout ce qui échauffe ne caufe pas la fiévre, on pourroit lui alléguer l'exemple de la gentiane, du quinquina, & de quelques autres remedes échauffans, qui loin de caufer la fiévre, la guériffent.

Le feptiéme reproche qu'on me fait, c'eft que je mets l'eau à la glace au nombre des remedes excellens, & que j'ai éprouvés contre les Vers. Quand j'aurois dit que l'eau à la glace eft un excellent remede contre les Vers ; quand j'aurois ajoûté que je l'ai éprouvé ; pourvu que je ne l'euffe point confeillé pour toutes fortes d'âges & de tempéramens, je n'aurois rien dit en cela que de fort croyable ; mais comme je ne l'ai point dit, je mets cet article au rang de ceux qui ne fe trouvent point dans mon Livre. Au refte dans le Chapitre des Prognoftics qu'on peut former au fujet de la maniere dont les Vers fortent du corps, je dis entre autres chofes, qu'il faut confidérer s'ils fortent fondus ou entiers ; & afin qu'on ne doute point que les

Vers ne se puissent fondre, je rapporte que feu Mr Perreau de l'Académie Royale des Sciences, raconta un jour dans l'Académie, qu'ayant emporté chez lui dans une boëte quelques Vers presque morts, qu'une fille venoit de jetter par le vomissement ; il trouva quand il fut arrivé chez lui, que la chaleur de sa poche les avoit réveillés : qu'alors il essaya divers remedes sur ces Inséctes, pour voir ce qui les pourroit tuer plus promptement, & qu'ayant jetté de la glace sur quelques-uns, ceux-là coulerent tout en eau , & disparurent presque dans le moment: c'est page 198. A l'occasion de ce fait , je mets dans mes aphorismes, page 326. que de l'eau à la glace jettée sur des Vers nouvellement sortis du corps, les fait quelquefois tomber tout d'un coup en eau. Voilà tout ce que je remarque sur l'eau à la glace à l'égard des Vers.

Quoique ces articles ne soient point dans mon Livre , mon Censeur n'a pas laissé de les y voir, & de les y voir si bien , qu'il ne les excepte pas même du nombre de eeux qui lui ont , dit-il , fauté aux yeux.

Quant aux articles qu'il reprend, & que j'avois marqués dans l'*Errata*, il y en a deux. La mauvaiſe fortune de mon Cenſeur a voulu que ce fût ſur ces deux articles qu'il s'applaudît le plus. Le premier, eſt vin de *Mauve*, pour vin de *Malvoiſie* ; & le ſecond, l'huile de vitriol & l'huile de tartre, qui ſont chacune fort *acides*. Nous n'examinerons point s'il a eu beſoin de l'*Errata* de mon Livre, pour connoître deux fautes d'ailleurs ſi viſibles. La recherche eſt peu importante. Il ſuffit que je n'aye pas eu beſoin ici des leçons de mon Cenſeur. Peut-être ſera-t'on bien aiſe de ſçavoir d'où ſont venues ces fautes. Au lieu de mettre dans mon Manuſcrit , vin de *Malvoiſie* tout au long , je mis *vin de Malv.* en abregé, ſelon la coûtume que j'ai de couper ainſi la plûpart des mots pour les écrire plus vîte. L'Imprimeur voyant *Malv.* crut qu'il y avoit *Malve*, & imprima ainſi. Un Correcteur qui examinoit les épreuves à ma place, car les empéchemens de ma Profeſsion me détournerent alors de ce soin, crut bien faire de corriger *Malve*, par *Mauve*, parce qu'on dit des *Mauves*, & non de *Malves*, quoique en latin cette plante se nomme *Malva*. J'apperçus la faute quelques jours avant que l'ouvrage fût achevé d'imprimer, & je la marquai dans l'*Errata*. Voilà le fait comme il est arrivé. Au regard de l'huile de vitriol & de l'huile de tartre, qui sont chacune fort *acides*, l'*Errata* avertit qu'il faut lire : *dont l'une est fort acide, & l'autre fort âcre*. Il y avoit dans mon Manuscrit, *qui sur la langue sont chacune fort actives*. L'Imprimeur au lieu d'*actives*, mit *acides*, & le Correcteur d'Imprimerie ayant laissé passer la faute, je trouvai à propos de la corriger dans l'*Errata*, en mettant *dont l'une est fort acide, & l'autre fort âcre*. Comme ces huiles cependant ont toutes deux de l'acrimonie, nous pourrions trouver à redire à cette correction même, & montrer qu'elle n'est pas assez exacte; mais il faut laisser cela à l'Auteur de la Lettre, qui a plus de loisir que nous. On avertit même que dans la suite, quel-

que foin que ce Cenfeur, ou quelques autres comme lui, prennent
d'écrire, ou de déclamer contre le
Livre de la Génération des Vers,
on ne répondra point. Ce font des
Auteurs mécontens, il eft jufte de
leur laiffer paffer un peu leur chagrin. On fçait bien que le Livre de
la Génération des Vers, n'eft pas ce
qui les incommode le plus. Ce qui
les bleffe véritablement, font les ex-
traits que j'ai donnés fur leur fujet,
dans le Journal des Sçavans. Quelqu'un dira peut-être que la correction dont il s'agit, eft défectueufe
par un autre endroit que celui que
nous venons d'indiquer; puifque fi
je dis que l'huile de vitriol & l'huile de tartre, font, l'une fort acide,
& l'autre fort âcre, ce n'eft que dans
le deffein de montrer qu'elles ont
une même qualité, ce qui eft ab-
furde; mais il eft facile de voir que
cette qualité que je prétends leur
être commune, n'eft que de faire
une forte impreffion fur la langue;
puifque pour prouver enfuite que
lorfqu'on les mêle enfemble, elles
perdent cette qualité commune, j'a-

vertis qu'elles deviennent infipides.
Ce n'eft donc qu'à n'être point infipides, & à faire au contraire une
grande impreffion fur l'organe du
goût, que confifte ici la qualité que
je dis être commune à ces deux
huiles.

Le Cenfeur finit fa Lettre, en difant qu'il feroit à fouhaiter que je ne
miffe pas ainfi les Vers à toutes fortes d'ufages : fi cela eft, il a lieu d'ê-
tre content, puifque, comme nous
venons de le voir, les reproches qu'il
m'a faits là-deffus, font fans fondement. Il ajoûte que c'eft le défaut
commun de tous les faifeurs de fy-
ftêmes ; dès qu'ils voyent qu'une hypothefe peut expliquer deux ou trois
phénomenes, de l'appliquer à tout,
& d'une bonne chofe, d'en faire fouvent une très mauvaife. Il dit que
pour lui, il eft convaincu que cet
excès eft la fource la plus féconde
& la plus ordinaire de nos erreurs,
& il avertit qu'il travaille préfentement à une Differtation particuliere
fur ce fujet, de laquelle il fera part
au Public.

Ce que cet Auteur remarque fur
les

les faiseurs de systêmes est très-véritable. Et de la maniere que dans mon Traité, je déclame contre ceux qui mettent à toutes sortes d'usages, les acides & les alkalis ; il seroit bien difficile que je fusse d'un autre sentiment que notre Auteur.

Voilà une partie des réfléxions qui se sont offertes dans la lecture de cette Lettre. Il seroit à souhaiter pour celui qui l'a écrite, qu'il eût été un peu plus fidéle dans ses citations, & qu'il ne fût pas, comme il est presque toûjours, le Censeur & l'Auteur de ce qu'il rapporte. Cet inconvenient étoit facile à éviter. Mon Livre est bien éloigné d'être assez parfait, pour réduire un Censeur à la nécessité ou de se taire, ou d'inventer. Mais c'est le défaut commun de presque tous les faiseurs de critiques : dès qu'ils lisent, ou qu'ils entendent quelques propositions qui leur déplaisent, & qu'ils ne peuvent reprendre dans les termes qu'elles sont, ils les changent, ou en fabriquent d'autres à la place, pour avoir lieu de critiquer ; & d'une bonne chose, ils en font à dessein une très-

mauvaiſe. Nous ſommes convain-
cus que cet excès eſt la ſource la plus
féconde & la plus ordinaire des
mauvaiſes critiques. Nous ne pro-
mettons cependant là-deſſus aucune
Diſſertation ni générale, ni particuliere. C'eſt beaucoup que le peu
de loiſir que nous avons, nous ait
permis de donner nos réfléxions ſur
cette Lettre.

LETTRES
ÉCRITES
A L'AUTEUR

Par Mr HARTSOEKER, &
par Mr BAGLIVI, sur le
sujet des Vers.

LETTRE

De Me. Nicolas Hartsoeker , de l'Académie Royale des Sçiences , *écrite d'Amsterdam.*

Monsieur,

Il faut sans doute que le Ver dont vous m'avez envoyé l'estampe , soit plus rare chez vous qu'il ne l'est dans ce climat ; car je connois plusieurs personnes qui ont été attaquées de cette maladie , & qui ont rendu des Vers d'une prodigieuse longueur , & semblables au vôtre. Mr Tulp , autrefois fameux Médecin d'ici , en fait mention dans ses Observations. Un Médecin de nos amis en a tiré un du corps d'un homme il n'y a pas encore quinze jours , & ce Ver excede la longueur du vôtre. Mais Mr Ruisch , Professeur d'Anatomie en cette Ville d'Amsterdam , m'en a fait voir deux , dont l'un a plus de quatre-vingts aulnes de ce Pays, qui font plus de quarante aulnes de France, ce que j'aurois de la peine à croire, si je ne l'avois vu; car cela passe toute croyance : & pour dire la vérité, Monsieur, cela me dérange entierement dans les pensées que j'ai toûjours eües, & que je ne sçaurois encore rejetter, que tout ce qui a vie, soit Animal, soit plante, vient par semence, & que rien ne s'engendre jamais de pourriture; car si ces pensées sont vrayes, où voit-on sur terre des Vers de cette espéce, qui ayent une longueur si démesurée ? On aura beau dire que les alimens qu'ils trouvent dans les boyaux, où ils ont pris leur demeure, font changer leur figure, & les allongent si excessivement; cela ne contente pas. On pourroit croire que ce Ver, puisqu'il est commun chez vous, & plus ordinaire dans ce Pays aquatique & bourbeux, réside au fond des eaux bien avant dans le limon, & qu'ainsi il peut arriver qu'on avale de ses œufs par la boisson, ou autrement ; mais si cela étoit, n'en auroit-on jamais trouvé dans la boue ? Pour moi, Monsieur, je crois qu'ils ont été créés avec les hommes, & que leur espéce est aussi ancienne que la race humaine, de même que cette sorte de Poux, qui ne se trouve que sur l'homme, & dont sans doute la race se perdroit, si celle de l'homme venoit à manquer. Je pense que ces Vers s'engendrent par mâle & par femelle dans les boyaux, & que quelques-uns de leurs œufs venant à sortir avec les excrémens, & à tomber sur quelque herbe, ou sur quelqu'autre chose, sont avalés par un autre, dans les entrailles duquel les Vers renfermés en ces œufs éclosent & se nourrissent. On trouve des Insectes par-tout, dont quelques-uns s'attachent à un seul Animal, pour y prendre leur nourriture; d'autres à plusieurs, comme la Puce, qui se trouve sur l'Homme, sur les Chiens, & sur beaucoup d'autres Animaux. On voit quelquefois des millions de Vers dans les Moules; le fray de la Morrue en est parsemé; on en a trouvé dans toutes les parties du corps de l'homme, même jusques dans la glande pineale, s'il est vrai ce qu'on m'en a assuré. Enfin il sem-

D d iv

ble que tous les Animaux ayent été faits, pour se servir de nourriture les uns aux autres; les grands mangent les petits & en sont mangés. J'espere avoir bientôt l'honneur de vous entretenir plus amplement de bouche sur cette matiere, & de vous assurer que je suis avec respect,

MONSIEUR,

Votre très-humble & très-obéissant serviteur,
NICOLAS HARTSOEKER.

A Amsterdam, ce 26. de Févr. 1699.

Autre Lettre de Mr Hartsoeker.

MONSIEUR,

Je crois que tout ce qui est amer & purgatif, est bon pour faire sortir les Vers des entrailles; de sorte que la rhubarbe seule pourroit être employée avec effet. Quand on la donne à mâcher aux enfans, on dit que

c'eſt pour fortifier leur eſtomac ,
mais je penſe qu'elle ne ſert à autre
choſe , qu'à tuer les Vers qui s'y
trouvent. On peut auſſi donner avec
ſuccès le mercure doux ; car ce n'eſt
pas un poiſon aſſez violent pour
tuer le Malade , mais il l'eſt pourtant aſſez pour tuer les Vers , pour
peu qu'ils en avalent. Mon enfant
étant dangereuſement malade , &
ſans eſpérance de guériſon ; je lui
donnai quelques grains de tartre é-
métique , ce qui en apparence , ne
fit ce jour-là aucun effet ſur lui ; mais
le lendemain il rendit deux ou trois
gros Vers morts , & fut guéri auſſi-
tôt. Pour vous dire ma penſée ,
Monſieur , je crois que les Vers cauſent la plûpart des maladies dont le
genre humain eſt attaqué , & même
que ceux qui ont les maux , que l'on
appelle vénériens , nourriſſent dans
leur corps, une infinité d'Inſectes in-
viſibles , qui rongent & mordent
tout ce qu'ils trouvent , & font tous
les ravages que l'on ſçait ; auſſi ne
peut-on bien les chaſſer que par le
mercure , qui devient dans notre
corps un poiſon qui les tue. Mon-

sieur Ruisch ne m'a sçu dire du Ver, dont je vous ai déja écrit, aucune particularité qui mérite que je vous en entretienne; mais il m'en a offert un morceau, que je vous envoyerai, si vous souhaitez, afin que vous puissiez voir s'il ressemble au vôtre. Je suis avec tout le zele & toute la passion imaginable,

MONSIEUR,

Votre très-humble & très-obéissant serviteur, NICOLAS HARTSOEKER.

A Amsterdam, le 11. Juin 1699.

LETTRE*

DE Mr GEORGES BAGLIVI

MÉDECIN DE ROME.

Rien, Monsieur, ne m'a été plus agréable que votre Lettre. J'ai toûjours aimé l'illustre *Antonio Al-*

* *L'Original en latin est à la fin du volume.*

verti, à cause de son érudition profonde, de la douceur singuliere de ses mœurs, & de sa tendresse pour moi ; mais je l'aime encore davantage depuis qu'il m'a procuré l'occasion de vous connoître ; & entre plusieurs marques d'amitié que j'ai reçûes de lui, je regarde celle-ci comme une des plus singulieres.

Je ressens un extrême plaisir de celui que vous avez goûté dans la lecture de mon Livre. Je n'osois me flater d'être parvenu à quelque degré de perfection dans la pratique de la Médecine ; mais peu s'en faut à présent, que je ne change d'opinion : la crainte d'être d'un autre avis que le vôtre, me réduit comme par force à juger favorablement de moi-même. Quoi qu'il en soit, Monsieur, je n'oublierai rien, pour acquérir les qualités que vous m'attribuez, & je ferai tous mes efforts pour rendre conformes à la vérité, les sentimens que vous avez de moi.

Je me réjouis d'apprendre que vous travaillez à un Traité sur les Vers du corps de l'homme, & que vous l'appuyez de l'expérience & de l'obſervation. Comme c'eſt un ſujet important, ſur lequel on n'a point encore écrit à fond, & que la maniere dont vous vous y prenez, eſt une Méthode que juſqu'ici peu de gens ſe ſont donné la peine de ſuivre ; votre travail ne peut manquer d'avoir une approbation générale. Hâtez-vous donc, Monſieur, de donner au Public un Ouvrage ſi néceſſaire.

J'ai reçu l'Eſtampe du Ver plat que vous avez fait ſortir du corps d'un Malade attaqué de pleuréſie & de tranſport au cerveau. Vous me demandez mon ſentiment ſur cette eſpéce de Ver. 1°. Si je penſe qu'il vienne d'un œuf. 2°. A quoi j'attribue ſa longueur extraordinaire. 3°. Si je crois qu'il s'engendre dans l'homme, dès le ventre de la mere, comme l'écrit Hippocrate, & s'il eſt rare ou commun à Rome. Vous me demandez encore ſi c'eſt ſur des Vers de terre, ou ſur des Vers du corps, que j'ai fait les expériences que je rapporte dans le premier Livre de ma Pratique. Je vais vous répondre,

Monsieur, sur ces cinq articles, le plus clairement & le plus succincte-ment qu'il me sera possible.

Je suis fort de votre avis sur la génération des Insectes. Tous les Animaux & tous les végétaux tirent leur origine d'un œuf. Que sont tou-tes les graines des plantes, sinon au-tant d'œufs, qui renferment en abre-gé tous les principes de la plante qui doit sortir? La fermentation du suc nourricier qui se présente, le ressort de l'air, la chaleur du Soleil, & le feu central de la terre, font dévelo-per ensuite ces principes; les met-tent en mouvement, & les font croître peu à peu jusqu'à l'étendue qui leur est prescrite par la nature, selon les différentes espéces des plantes.

Si tous les Philosophes & tous les Médecins conviennent sur ce point à l'égard des végétaux, à plus forte raison doit-on penser la même chose des Animaux, tant de ceux que l'on appelle imparfaits, que de ceux que l'on nomme parfaits. Car outre qu'en toutes choses il y a un ordre toûjours égal, toûjours sem-

blable à lui-même, que tout vient
d'un même principe; & après un
certain cercle de mouvement, re-
tourne au même terme; on remarque dans les Insectes une structure,
une liaison d'organes, des opérations & des mouvemens qui les
mettent fort au-dessus des plantes.

Ainsi, puisque les végétaux ne
s'engendrent point de pourriture,
c'est une conséquence que les Insectes n'en viennent point non plus.
Il seroit honteux à un Philosophe,
à un Médecin, dans un siécle aussi
éclairé que celui-ci, où l'expérience
& les solides préceptes des Mathé-
matiques, ont apporté tant de lu-
miere pour la découverte des causes,
d'attribuer à un arrangement fortuit de matiere corrompue; ce que
la loi invariable de la nature fait
d'une maniere si constante & si re-
glée dans toutes les semences.

Ce n'est donc point la pourriture
qui produit les Insectes; mais ce qu'il
faut remarquer, c'est que la chaleur
& la fermentation des choses qui
pourrissent, contribue à la fécondité des œufs des Insectes, ou plûtôt

excite & réveille les parties imperceptibles de l'Animal, cachées dans
l'œuf déja fécond, & leur donne
comme le premier soufle de vie.
Cette chaleur fait le même effet que
celle du Soleil, ou que celle d'une
Poule qui couve.

Ce que nous disons des Insectes
en général, se peut dire en particulier des Vers qui s'engendrent dans
le corps humain ; ils ne viennent
point d'un suc corrompu, comme
se l'imaginent les faux Galénistes ;
mais un suc corrompu échauffe &
réveille les œufs de ces Vers, qui
éclosent par ce moyen.

Le Ver plat tire donc son origine
d'un œuf de son espéce ; & comme
tous les êtres ont des propriétés, qui
ne les abandonnent jamais, à cause
des loix immuables de la nature,
le Ver plat a ceci de particulier,
qu'après s'être engendré dans les enfans, lorsqu'ils sont encore au ventre de leurs meres, il croît peu à
peu dans la circonvolution des intestins, jusqu'à ce que, semblable à
un ruban, il ait atteint toute l'étendue des boyaux. Il ne parvient à

cette longueur qu'après plusieurs années, parce qu'il faut que ses parties commencent à se déveloper & à croître peu à peu, avant que de pouvoir se manifester d'une maniere si sensible.

On ne doit point s'étonner qu'un si long espace de temps soit nécessaire pour l'accroissement parfait de cet Animal ; vu que c'est la coûtume de la nature, ainsi qu'on le voit dans le germe de l'œuf, dans les graines des plantes, & dans l'accroissement des végétaux, de tracer d'abord les premiers linéamens de ce qu'elle veut mettre au jour ; c'est-à-dire, de former premierement de petits sacs membraneux, qu'elle remplit d'une humeur délicate, & qu'elle manifeste après dans le temps arrêté. L'humeur ainsi renfermée, se trouve défendue contre les injures extérieures ; elle s'épaissit & reçoit enfin, par le moyen des envelopes qui la resserrent, la figure qu'elle doit avoir. C'est ainsi que tous les Animaux & tous les végétaux, selon les différentes espéces qui les distinguent, & selon l'ordre établi

par

par la nature , arrivent chacun en plus ou en moins de temps , à la grandeur qui leur eſt propre.

Ce ſentiment ſe trouve confirmé par les métamorphoſes admirables du Ver à ſoie : car encore que ſes aîles , ſon aiguillon , & les autres parties qui paroiſſent quelque temps après ſa naiſſance , ſoient déja auparavant dans cet Animal ; elles ſe débrouillent néanmoins par degrés , & ne ſe montrent qu'après un certain nombre de jours.

Les dents demeurent cachées pluſieurs années dans leurs alvéoles , les cheveux ſont long-temps enfermés comme en pelotons dans leur bulbe , ou dans leur racine , juſqu'à ce qu'après un certain point de maturité , ces petits corps viennent enfin à forcer leurs priſons , & à croître à la maniere des plantes. C'eſt ainſi que la longueur extraordinaire du Ver plat , quoique renfermée toute entiere dans le petit œuf qui la reſſerre , ne paroît néanmoins qu'après que l'œuf eſt parvenu à un certain terme , par où l'on voit qu'il faut attribuer l'étendue de cet Inſe-

çte , non à l'abondante nourriture
qu'il prend dans les inteſtins , ainſi
que ſe l'imaginent mal - à - propos
quelques Philoſophes , mais à une
propriété particuliere qui le diſtin-
gue des autres Vers. En effet , qu'un
Pigmée , par exemple , mange tant
qu'il voudra , qu'il s'engraiſſe des
meilleures viandes , il demeurera
toûjours Pigmée.

Vous me demandez ici , ſi je crois
que cet Inſecte s'engendre en l'homme dès le ventre de la mere ? Hippocrate le penſe de la ſorte dans le
IV. Livre des Maladies, Nombre 27.
ainſi que vous le remarquez dans
votre Lettre. Or , comme les paroles de ce grand homme ſont preſque toûjours l'écho de la nature, je
ne voudrois pas m'écarter facilement de ſon opinion, ou ſi je m'en
éloignois, ce ne ſeroit point pour
me laiſſer aller aux frivoles ſubtili-
tés du raiſonnement , ni aux vaines
fictions des hypotheſes, que je fais
gloire de mépriſer ; ce ſeroit pour
m'attacher à quelque expérience
conſtante, qu'une longue ſuite d'obſervations m'auroit fait connoître

infaillible. Il y a plusieurs maladies
qu'on apporte du ventre de la mere,
comme sont celles que nous appellons héréditaires ; pourquoi ne pen-
serons-nous pas que le Ver plat soit
de ce nombre, sur-tout lorsque nous
avons pour nous l'autorité d'un
homme aussi éclairé qu'Hippocrate.

Cet Auteur au même endroit que
nous venons de citer, dit que ce Ver
s'engendre dans le fœtus, lorsque le
sang & le lait de la mere étant trop
abondans, viennent à se corrompre,
& il ne paroît pas avancer cela sans
raison ; car en effet, comme on l'a
découvert certainement par plusieurs observations modernes, l'enfant dans le ventre de la mere, suce
& tire par la bouche, une lymphe,
qui tient de la nourriture du lait, &
dont sans doute la corruption & la
fermentation réveille les œufs des
Vers plats, & les dispose à la vie,
ce que la corruption des autres choses n'est peut-être pas capable de
faire.

Je crois que c'est là raison pourquoi ce genre de Ver est plus commun en Hollande, parce qu'on y

abonde en laitage, & que les Habitans n'y vivent presque que de lait & de fromage. J'ai connu à Rome en 1696, un jeune homme de vingt ans, extrémement pâle, fort maigre, grand cracheur, lequel faisoit excès de toutes sortes de laitages. Un matin, comme il coupoit un oignon, l'odeur lui en vint si fortement au nez, qu'il demeura comme suffoqué, & qu'il croyoit mourir; mais quelques momens après il lui survint un vomissement, & il jetta un Ver plat de trente pieds de long, tout roulé comme un peloton, après quoi il revint à lui.

De sçavoir si les Vers plats s'engendrent aussi quelquefois dans les adultes, c'est ce que je n'oserois décider, l'expérience ne m'en apprend rien; j'estime cependant que cela n'est pas impossible, quoique Hippocrate ne nous en parle pas. Pour s'éclaircir du fait, il faudroit quand les malades rendent de ces Vers, examiner s'ils ont donné des signes de cette maladie dès leur enfance, ou s'ils n'en ont donné qu'après; dans le premier cas il y auroit lieu, sans

doute, de conclure que les Vers auroient été formés avant la naiſſance
de l'enfant ; & dans le ſecond, qu'ils
ne ſe ſeroient produits que long-
tems après : Car il n'eſt pas probable
qu'on puiſſe apporter dès la naiſſance
un Ver de cette ſorte, ſans être d'a-
bord attaqué des ſymptômes qu'il a
coûtume de cauſer.

Ces ſymptômes ſont, un crache-
ment continuel, des tranchées, une
grande pâleur, une foibleſſe de tout
le corps, tantôt des dégoûts, &
tantôt des appetits exceſſifs pour les
mêmes viandes, des douleurs que
l'on ſent à jeûn vers la region du
foye, & dont la violence fait quelquefois perdre tout à coup la parole,
de petites portions vermiculaires en
forme de graines de concombre,
leſquelles ſont des fragmens du Ver
plat, & que Dodonée après Hippocrate regarde comme les ſignes
caracteriſtiques de cette maladie.

Le Ver plat n'eſt point commun à
Rome, ni dans le reſte de l'Italie,
comme en Hollande ; ce qui vient
peut-être de ce que les Italiens n'ha-
bitent pas, comme les Hollandois,

un pays froid, humide & maréca-
geux, & que d'ailleurs ils ne sont
pas si intemperans qu'eux à l'égard
des laitages ; car il n'y a pas contre
les Vers, de préservatif comparable
à la sobrieté.

J'ai vû à Rome, il y a quatre ans,
un enfant de deux ans qui rendit par
bas, un ver vivant, long de vingt
pieds, que j'aurois encore trouvé
plus grand, si la mere de l'enfant
n'avoit rompu le Ver.

Cet enfant étoit pâle & fort lan-
guissant. Dans le même tems une
femme fut attaquée de fiévre, &
d'une grande douleur à la région du
foye, avec tumeur ; j'ordonnai d'a-
bord une saignée du bras, mais elle
fut inutile. Je fis mettre ensuite,
sur la partie malade, de l'huile d'absynthe ; il survint aussi-tôt à cette
femme, un vomissement avec une
diarrhée, & elle rendit cent ascarides, après quoi elle fut guérie. Cinq
jours après, le mal recommença ;
je fis piler trois poignées d'absynthe,
qu'on appliqua sur la région du foye :
ce qui ne fut pas plûtôt fait, que la
malade rendit quinze autres Vers,

& recouvra la santé. Pour moi, je crois que cette douleur de la région du foye, n'étoit point du foye même, mais de la partie de l'intestin colon, qui passe à la cavité de ce viscere. Spigelius & Sennert ont écrit au long du Ver plat ; ce dernier fait aussi mention du Ver umbilical : il y a des Vers qu'on appelle crinons, dont parlent quelques Auteurs. Panarolus rapporte l'histoire d'un malade, qui dans le tems d'une fiévre maligne épidemique, rendit des milliers de Vers vivans, dont les uns avoient des becs, les autres étoient velus, & les autres ressembloient à des Vers cucurbitaires.

Quant aux expériences que j'ai rapportées sur les Vers dans le premier Livre de ma Méthode Pratique, je les ai faites non sur des Vers de terre, mais sur des Vers du corps humain. En 1694. une bonne femme, âgée de cinquante ans, malade ici à Rome, d'une fiévre & d'une dyssenterie, rendit environ trois cens Vers tout vivans, longs comme des féves, & presque faits comme des Vers cucurbitaires. J'en jettai quel-

ques-uns dans de l'esprit de vin, &
dans une infusion de santoline ou
poudre à Vers, où ils moururent au
bout de cinq heures. J'en mis d'autres dans du vin, dans de l'aloës diffout, dans de l'extrait de camædris,
dans de l'extrait de tabac, & ils y
vêcurent neuf heures. D'autres (c'é-
toit un Jeudi sur les neuf heures du
soir) dans de l'huile d'amandes douces, dans du suc de limon, dans un
vase à moitié plein de mercure, dans
de l'eau de Tectucium, qui est une
eau minerale fort chargée de sels ;
& le Vendredi matin, je trouvai engourdis ceux que j'avois mis dans de
l'huile d'amandes douces ; agiles &
vigoureux, ceux qui étoient dans de
l'eau de Tectucium, dans le sirop de
limon, & dans le vase de mercure :
il faut remarquer que ces derniers
fuyoient le mercure, & s'efforçoient
de gagner le haut du vase. J'en mis
d'autres dans de l'eau de fleurs d'o-
ranges, & dans de l'eau rose ; huit
heures après ils y moururent avec
des convulsions. Voilà pour ce qui
regarde les Vers.

Je suis ravi, Monsieur, de voir

par

par votre Lettre, qu'en ce tems, où
la Médécine est comme sur le point
de périr par les speculations & les
Hypothéses, dont on l'accable, il
se trouve en France des esprits éclai-
rés, qui voyent le danger qu'elle
court, qui connoissent que l'unique
moyen de la conserver, c'est de fuir
le faste des opinions, & de recourir
à Hippocrate, pour apprendre de
lui, comme de l'interprête de la nature, le chemin de la vérité. Je ne
suis point surpris qu'il y ait ainsi en
France des Genies élevés, que l'erreur ne sçauroit surprendre ; car
quand est-ce que cette illustre Na-
tion n'a pas été fertile en grands
hommes ?

Vous voyez par le programme
que je vous envoye, que j'ai été reçû l'année derniere dans la Societé
Royale de Londres ; je le suis à présent dans l'Académie d'Allemagne :
je crois que cette nouvelle vous fera
plaisir. Je viens d'écrire à notre cher
ami l'illustre *Antonio Alberti* : Je vous
prie de l'en avertir. Adieu, Monsieur.

De Rome, ce 14. Juillet 1699.

DISSERTATION

SUR

LA GENERATION

DE L'HOMME

Par les Vers Spermatiques,

Annoncée pag. 187.

I.

Si l'Homme tire son origine d'un Ver?

LE mouvement, qui est le principe de la vie, est tout ensemble
le principe de la mort. La vie consiste dans l'action reciproque des parties solides contre les fluides, & des
parties fluides contre les solides; &
cette action même est ce qui détruit insensiblement les ressors dont
nous sommes composés. La fermentation qui entretient dans le corps la
fluidité des liqueurs, dissipe en même tems ce qu'il y a de plus subtil en
nous. Cette perte inévitable fait que

les liquides s'épaississent peu à peu,
que les solides ont moins de force
pour les repousser, & que les parties du corps perdant enfin leur jeu
& leur souplesse, deviennent sujet-
tes à la vieillesse & à la mort. Il semble que tout concoure à avancer ce
terme : l'air que nous respirons, les
alimens que nous prenons sans regle
& sans mesure, le sommeil & les
veilles dont nous abusons souvent,
les passions continuelles qui nous
agitent, & mille accidens dont nous
ne sçaurions nous garantir, tout cela
sert à abréger le cours naturel de nos
jours. D'un autre côté, si nous con-
siderons la composition de notre
corps, la finesse de ses organes, la
dépendance que tous ses ressorts ont
les uns des autres ; en sorte qu'un
seul arrêté les arrête presque tous,
nous admirerons comment une machine si délicate peut se soutenir un
moment, encore plus comment tant
de sortes d'animaux que la mort
ménace à chaque instant, peuvent se
conserver par la multiplication, sans
qu'il s'en perde une seule espéce :
c'est un effet de la sagesse du Créa-

teur , qui ayant fait le monde sujet à une continuelle viciſſitude, a diſpoſé les êtres corporels de telle maniere , que la deſtruction des uns eſt auſſi-tôt réparée par la production des autres. Cette Providence eſt ſur-tout admirable dans les plantes : on les voit ſe multiplier à l'infini , non ſeulement par le ſecours que leur fournit la nature dans ce fonds inépuiſable de graines , mais encore par pluſieurs reſſources que l'art a découvertes , & qui ne ſont toutes qu'une ſuite des ſemences. Virgile dans le ſecond Livre des Georgiques, décrit en détail les différentes manieres dont on procure cette multiplication artificielle.

Elle ſe fait, dit-il , *tantôt par des rejettons qu'on arrache du corps de l'arbre, & qu'on met dans des foſſes ; tantôt par des ſouches qu'on enfoüit ; tantôt par des pieux plantés dont on a fendu la pointe en quatre , ou par des perches aiguiſées par le bas , & qu'on enfonce dans la terre ; tantôt par des provins ou marcotes ; tantôt par de boutures , & quelquefois même , ainſi qu'il ſe pratique ſur l'Olivier , par des tiges preſque ſéches que l'on coupe , & qui* étant mifes en terre fe renouvellent d'une maniere furprenante, & pouffent des raci-nes.

Ajoutons à cette fécondité des plantes, celle qu'elles reçoivent par le retranchement de leur bois fuper-flu; fécondité qui nous fait voir fen-fiblement que chaque plante n'eft autre chofe au-dedans, qu'un tiffu merveilleux d'une infinité d'autres plantes de même efpéce.

Tandis que les végétaux ont tant de reffources pour leur reproduction, les animaux pour la leur n'en ont qu'une feule, qui eft celle des femen-ces, & qui leur eft commune avec les plantes; mais il ne leur en faut pas davantage pour fe perpétuer, parce que veillant eux-mêmes à leur propre confervation, ils fe défen-dent fuffifamment des dangers où les plantes font à toute heure expo-fées.

Ils fe produifent donc par le feul moyen des femences. Ce moyen, ainfi que nous le montrerons, eft le même en eux que dans les plantes. Il eft vrai qu'il y paroît different en quelques circonftances particulieres,

mais il ne laiſſe pas d'être toûjours
uniforme eſſentiellement ; en ſorte
que pour bien connoître l'origine du
corps de l'homme & celle de tous
les animaux , il ne faut que bien
examiner l'origine des autres corps
vivans.

II.

On n'aura pas de peine à ſe convaincre de cette uniformité de la nature dans ce qui regarde la plus conſidérable fonction des corps vivans,
qui eſt la génération , ſi l'on conſidere le rapport-admirable qui ſe
trouve entre ces mêmes êtres , dans
ce qui concerne leurs autres fonctions principales & les organes né-
ceſſaires à leur vie. Les corps vivans,
ſoit animaux ou plantes , vivent, ſe
nourriſſent & croiſſent tous de la
même maniere. Les uns & les autres
ſont des tiſſus de vaiſſeaux arroſés par
des liqueurs dont la fermentation
continuelle entretient la vie : en un
mot , ils ont tous une même ſtructure eſſentielle. Cette convenance,
qui de l'aveu de tout le monde , paroît parfaite entre l'homme & les

autres animaux, n'eſt pas moins entiere entre les animaux & les plantes. Les fibres des plantes ſont de petits canaux qui conduiſent chacun
leurs liqueurs : ces canaux ont en
dedans, des inégalités qui font le
même office que les valvules dans le
corps des animaux, c'eſt-à-dire, qui
ſoutiennent les liqueurs, & en empêchent le reflux ſur elles-mêmes.
Un grand nombre de veſicules ſemblables aux glandes veſiculaires des
animaux, & attachées les unes aux
autres en maniere de chaîne, tra-
verſent les fibres dont nous parlons :
ce ſont des reſervoirs où les fibres
verſent les ſucs qu'elles apportent,
& où ces mêmes ſucs ſéjournent
quelque tems, & acquierent le dé-
gré de perfection qu'il faut pour la
nourriture de la plante.

Perſonne n'ignore que c'eſt l'air
qui entretient dans les corps vivans
le mouvement des ſucs, & qui excite la fermentation néceſſaire à la vie.
Auſſi tous les corps vivans ſont-ils
pourvûs de poumons ou d'organes
propres à recevoir cet air par le
moyen de la reſpiration. Si ces or-

F f iv

ganes paroissent un peu différens, selon les différens sujets où ils se rencontrent, ils s'accordent tous en un
point, qui est de tirer l'air & d'en
transmettre la partie la plus subtile,
dans le sang, ou dans les liqueurs
qui en tiennent lieu.

Les animaux à quatre pieds ont
aussi-bien que l'homme, deux poûmons composés de trachées & de
vésicules membraneuses, sur lesquelles se répand un si grand nombre de vaisseaux sanguins, qu'elles
en paroissent charnues. Le sang qui
coule dans ces vaisseaux, est non-
seulement broyé & divisé en passant
entre les vésicules dont nous parlons,
mais il y reçoit encore quelques parties subtiles de l'air qu'elles contiennent. Dans les oiseaux, outre ces
sortes de poumons, on remarque
des cavités membraneuses contenues
dans la capacité du ventre, lesquelles renferment une grande quantité
d'air destiné à d'autres usages. Dans
les animaux amphibies, comme
dans les Tortues, & dans les Gre-
nouilles, les vésicules pulmonaires
sont plus grandes à proportion que

dans les animaux terreſtres, & elles paroiſſent membraneuſes, ou
parſemées de moins de vaiſſeaux
ſanguins. Les Poiſſons ont des poumons d'une ſtructure merveilleuſe;
c'eſt ce qu'on appelle les *ouies*, ou
les *branchies :* comme ces animaux
ne peuvent reſpirer d'autre air que
celui qui eſt mêlé entre les parties de
l'eau où ils vivent, les organes de
leur reſpiration ſont faits de maniere, que cet air s'y ſépare d'avec
toutes les parties de l'eau. Ce ſont
des feuillets placés les uns ſur les autres, quatre de chaque côté, compoſés chacun d'une grande quantité
de petites lames oſſeuſes, longues,
étroites, doubles, rangées l'une contre l'autre comme les filets de la
barbe d'une plume, & recouvertes
d'une membrane qui eſt parſemée
d'un nombre innombrable de rami-
fications d'artéres & de veines. L'eau
qui entre dans la bouche du Poiſſon,
& qui ſort enſuite par les ouvertu-
res des ouies, ſe filtre à travers les
barbes de ces ouies ; elle s'y diviſe
en pluſieurs parcelles, & ſe ſépa-
rant enfin de l'air qui y eſt mêlé,

elle le laiſſe tout pur au Poiſſon.
Cet air ainſi dégagé de toutes parties aqueuſes , frappe immédiatement les vaiſſeaux ſanguins , & lorſque les ouies viennent à ſe reſſerrer,
la compreſſion qu'il ſouffre entre
leurs lames qui s'approchent alors
les unes des autres , le pouſſe dans
le ſang. Les Poiſſons à coquilles ,
comme par exemple , les Huîtres ,
ont des ouies à peu près ſemblables ,
mais qui tiennent plus de volume
que le reſte du corps. Dans les Inſectes , les organes de la reſpiration ne
ſe trouvent pas raſſemblés en une
ſeule cavité comme dans la plûpart
des autres animaux; mais ils ſont
répandus par tout le corps, (c'eſt ce
qu'on appélle *Trachées* ,) on les voit
tantôt longs & étroits comme des
canaux , & tantôt dilatés en forme
de cellules membraneuſes. Ces organes diſtribuent à tout le corps de
l'Inſecte l'air néceſſaire pour y ani-
mer & y faire couler certaines liqueurs groſſieres & viſqueuſes. Les
végétaux ont auſſi leurs trachées ,
& ils en ont une ſi grande quantité
qu'on y en découvre preſque par-

tout. Elles y paroiſſent faites par les
différens contours d'une lame mince & un peu large, qui ſe roulant
ſur elle-même en ligne ſpirale, ou
en maniere de vis, forme un tuyau
aſſez long, tantôt large, & tantôt
ſerré, tantôt uni dans ſa longueur,
& tantôt partagé en pluſieurs cellules : l'air porté par ces conduits à
toute la plante, pénétre la ſéve, la
ſubtiliſe, & pour ainſi dire, la réveille, par la fermentation qu'il y
excite. D'ailleurs les trachées venant
à s'enfler par la raréfaction de l'air
qui les remplit, & enſuite à s'affaiſ-
ſer par la condenſation du même
air, compriment, à diverſes repri-
ſes, les vaiſſeaux prochains ; &
avancent par ce moyen la circulation des ſucs.

Les plantes ont leurs viſcéres comme les animaux. Ces viſcéres ſont
les racines, le tronc, les feuilles,
les fleurs & les fruits. Les trois premiers, ſçavoir, les racines, le tronc
& les feuilles, ſervent à la nourriture ; & les deux derniers, ſçavoir,
les fleurs & les fruits, ſervent à la
génération. Les plantes ne pouvant

aller chercher leur nourriture , suppléent à ce besoin, par le secours des racines qui puisent par leurs orifices comme par autant de bouches , le suc que la terre fournit. Ce suc reçoit sa premiere coction dans les racines ; il y est broyé & digéré par le mouvement continuel des trachées qui s'y rencontrent en abondance. L'air subtil avec lequel il se mêle , le fait fermenter dans des vésicules , qui sont comme autant de petits estomacs, où il est retenu jusqu'à ce qu'il ait acquis assez de subtilité pour s'insinuer dans les fibres du *colet* de la racine : car ces fibres font des lacis & des contours difficiles à pénétrer , & qui imitent parfaitement les glandes conglomerées des animaux. Le suc de la plante ainsi préparé , passe dans le tronc & dans les branches , où il se digere de plus en plus : il est porté de-là dans les feuilles qui achevent de le perfectionner , & de le rendre propre à nourrir tout le corps du végétal ; car il ne faut pas croire que les feuilles ne servent que d'ornement à la plante ; elles lui sont si nécessaires , qu'on ne sçauroit l'en

dépouiller entierement, sans lui causer un desséchement total. Ce sont
des parties qui par leur structures &
par leur office, ont beaucoup de rapport avec la peau des animaux ; &
ce rapport, que nous examinerons
ici en passant, servira encore à montrer la convenance merveilleuse qu'il
y a entre les animaux & les plantes.
La peau est un tissu d'extrémités de
nerfs, d'artéres, de veines & de
tendons. Elle est toute parsemée de
glandes, & percée d'une multitude
prodigieuse de canaux excrétoires ;
les sucs qui y sont apportés, s'y filtrent à travers les glandes, & tandis que le superflu de ces sucs, devenu la matiere de la transpiration,
s'échappe par les canaux excrétoires, les liqueurs duement préparées
dans la peau, vont porter à tout le
corps une nourriture convenable.
Les feuilles des plantes ne sont tout
de même, que des tissus de fibres,
de trachées, de vésicules, & d'autres vaisseaux qui s'y réunissent. Les
sucs qu'elles reçoivent s'y partagent
en une infinité de routes, & présentant ainsi plus de surfaces à l'air, en

font plus aifément pénétrés. Par ce
moyen , la fermentation d'abord
commencée dans la racine , puis un
peu ralentie dans le tronc , fe rani-
me de nouveau ; & le fuperflu des
fucs eft obligé de fortir par la tranfpiration : ce qui fe fait quelquefois
d'une maniere fenfible , ainfi que
dans les feuilles de l'Erable , fur lefquelles on voit fouvent une liqueur
mielleufe , échappée de leurs pores.
La féve après avoir reçu fa derniere
coction dans les feuilles , rentre dans
le corps de la plante , defcend même
jufqu'aux racines , où elle fe mêle
avec le nouveau fuc qui vient d'être
puifé de la terre. Puis remontant par
les mêmes canaux qui l'ont déja conduite , elle fuit un mouvement de
circulation , affez femblable à celui
qu'on a découvert dans le fang des
animaux. Cette ancienne féve fert
de levain au nouveau fuc ; elle lui
donne le premier changement , &
on peut la comparer à la falive qui
vient préparer l'aliment dans la bouche.

La Nature, comme on voit, fuit
en général un même plan dans ce

qui regarde la ſtructure, l'accroiſſement, & l'entretien de tous les corps
vivans. Pourquoi voudra-t'on qu'elle ſe démente dans ce qui regarde
leur génération ? N'y a-t'il pas en
effet tout lieu de juger que puiſque
les animaux & les végétaux vivent,
ſe nourriſſent & croiſſent de la même maniere ; ils ſe reproduiſent auſſi
tous d'une maniere ſemblable ? Or,
comme noús montrerons que les
plantes conçoivent par des germes,
qui ſont eux-mêmes autant de petites plantes, nous ſerons obligés de
conclure que la conception de l'homme, ſe doit donc faire auſſi par de
petits corps organiſés, qui ſoient
eux-mêmes autant de petits animaux. Le récit de ce qu'on découvre par le microſcope, dans l'humeur deſtinée à la génération des
animaux, diſpoſera par avance l'eſprit à tirer cette concluſion.

III.

La génération des corps vivans,
n'eſt que le dévelopement de leurs
ſemences, & leurs ſemences ne ſont

que de petits corps vivans formés
dès le commencement du Monde,
& renfermés alors dans les premiers
individus mâles de chaque espéce.
La premiere plante mâle, par exemple, qui fut créée, ne contenoit pas
seulement la plante qui en devoit
venir d'abord, mais elle renfermoit
encore toutes les autres plantes, qui
dans la suite des siécles, pouvoient
sortir de celle-là, & les renfermoit
toutes envelopées les unes dans les
autres. Le premier homme, tout
de même, contenoit en lui, non-
seulement tous les descendans qui
en sont sortis, & qui en sortiront,
mais encore tous les descendans pos-
sibles. Cette regle s'étend sans ex-
ception, à toutes les différentes espéces de corps animés ; en sorte que
la génération de chaque animal &
de chaque plante, est moins la production d'un nouvel être, que le dévelopement d'un être très-ancien.

La génération a ses loix ; elle se
fait dans l'homme & dans tous les
animaux par le moyen des deux sexes : l'un & l'autre fournit une matiere absolument nécessaire à la conception.

ception. Celle que fournit le mâle,
est une portion extraite du sang des
artéres, & du suc des nerfs, travail-
lée dans une longue suite de vaisseaux fins & délicats, qui forment
dans l'homme, & dans la plûpart
des autres animaux, deux pelotons
ovales, situés l'un à côté de l'autre,
& suspendus chacun au fond d'une
envelope membraneuse faite comme une bourse.

Quelques Philosophes regardent
seulement cette matiere comme une
liqueur qui contient une grande
abondance d'esprits ; mais si l'on
consulte les découvertes de la Diop-
trique, on la regardera comme contenant un amas infini de petits animaux qui sont faits comme des
Vers. On les discerne dans l'homme, & dans la plûpart des bêtes.
Ceux de l'homme ont la tête grosse,
& le corps très-délié : ceux des bru-
tes ont la tête plus petite, & le ventre plus gros : les uns & les autres
sont dans un mouvement très-actif.
Si l'on ouvre le corps d'un animal
sain & vigoureux, & qu'avec le
microscope on examine les vaisseaux

féminaires, on appercevra dans la liqueur qu'ils contiendront, un si prodigieux nombre de Vermisseaux, qu'une petite portion de cette matiere, quand elle seroit moins grosse qu'un grain de sable, en laissera voir plus d'un million ; ou s'il arrive qu'on n'en découvre point, c'est que l'homme étoit stérile. Ces Vers tirés hors du cadavre avec la liqueur où ils nagent, & mis à part pour être conservés, vivent quelquefois jusqu'à quatre jours ; mais dans le cadavre ils ne passent pas vingt-quatre heures. Si l'on fait le même examen sur le cadavre d'un vieillard, on trouvera moins de ces Vers, encore seront-ils languissans, quelquefois même n'en trouvera-t'on point. Si c'est sur celui d'un enfant de douze à treize ans, il s'en présentera une grande quantité ; mais ils feront la plûpart pliés & envelopés comme des Insectes dans leurs nymphes : au lieu que dans les corps qui ne sont ni trop jeunes ni trop vieux, on les trouve dévelopés & avec un mouvement très-sensible. Toutes circonstances, qui semblent déja nous dom-

ner lieu de conjecturer que ces petits animaux pourroient bien être
la matiere essentielle & immédiate de la
génération, d'autant plus que les mêmes expériences faites sur des Coqs,
sur des Chiens, & sur d'autres animaux qu'on peut ouvrir vivans,
réussissent de la même maniere.

Quelques Médecins prennent pour
matiere immédiate de la Génération, celle
dont il se fait dans le sexe une évacuation réglée ; mais ils n'observent
pas qu'elle ne contribue en rien à
la formation de l'enfant. D'autres
donnent ce nom à une humeur visqueuse que fournissent les glandes
vaginales des femmes, mais c'est
avec aussi peu de sujet ; puisque cette
humeur ne sert qu'à ramollir les
parties qu'elle arrose, & à les rendre glissantes, conformément aux
usages que la nature en doit faire.
D'autres enfin, appellent ainsi une
humeur épaisse, contenue dans les
vessies qui composent les *ovaires* des
femmes, & connue aujourd'hui
sous le nom d'*œufs* : ils prétendent
que ces œufs renferment en petit,
toutes les parties de l'enfant, comme

la graine renferme la plante. Leur sentiment, quoique vraisemblable, n'est pas néanmoins vrai, puisque ces œufs, qui ne sont point encore fécondés, ne contiennent par conséquent aucune partie du fœtus ; au lieu que les graines des végétaux ausquelles ils les comparent, ont déja reçu ce qui doit les rendre fécondes. Mais si l'œuf n'est point cette matiere immédiate dont nous parlons, il est toûjours le lieu où elle est admise & fomentée, & ainsi ne contribue pas peu à la génération. L'œuf est un corps membraneux, fait en forme de petit sac, & rempli d'une liqueur qui s'épaissit au feu. Il y a dessus, un point blanchâtre presque imperceptible, que l'on nomme *Cicatricule*. C'est une cellule propre à recevoir quelqu'un des Vermisseaux contenus dans la substance du mâle. Elle est faite de maniere à n'en pouvoir admettre qu'un seul. On la distingue fort sensiblement dans les œufs des Oiseaux. Ce qu'il y a de remarquable, c'est que quand l'œuf a été fécondé par le mâle, on apperçoit dans la cicatricule un petit ani-

mal ; & que lorſqu'il ne l'a pas été,
on n'y en apperçoit aucun. De ſorte
qu'il ſemble que la conception de
l'enfant ne s'accompliſſe, que lorſque parmi un ſi grand nombre de
petits animaux renfermés dans la
ſubſtance du mâle, il s'en introduit
quelqu'un dans l'œuf de la femme,
pour s'y déveloper enſuite, & y acquérir la figure d'homme. Cette hypotheſe, comme on va voir, ne ſuppoſe rien dont on ne trouve une fi-
delle image dans la maniere dont les
plantes conçoivent.

I V.

La génération ſi variée en apparence dans les différentes eſpéces de
corps vivans, ne ſuit eſſentiellement
dans tous, que les mêmes loix. On
obſerve dans tous diverſes parties
qui conſtituent les ſexes, & ſans leſquelles la génération eſt impoſſible.
Ces parties ſe trouvent également
dans l'homme, dans les animaux à
quatre pieds, dans les Oiſeaux, dans
les Poiſſons, dans les Inſectes, &
dans les plantes ; avec cette circon-

stance toutefois, que les deux sexes ne se rencontrent ensemble que dans un petit nombre de sujets, qu'on nomme pour cette raison *Hermaphrodites*, ou *Androgynes*. Parmi les hommes, & parmi les animaux à quatre pieds, il n'y a point de parfait hermaphrodite, qui renferme exactement & distinctement les parties internes & les parties externes du mâle & de la femelle. Il n'y en a point non plus parmi les Oiseaux & parmi les Poissons connus ; mais on trouve les deux sexes réunis dans quelques espéces d'Insectes, entre lesquels sont les Limaçons de terre, les Sangsues, les Vers de terre, &c. Cependant aucun de ces Insectes ne peut concevoir sans le secours de l'autre. Ce qu'il y a seulement ici de particulier, c'est que les deux Insectes peuvent concevoir en même temps l'un de l'autre par un double accouplement. Les plantes ont leurs sexes aussi-bien que les animaux. Les parties mâles des plantes, sont les *Etamines*, garnies de leurs sommets ; & les parties femelles, sont les *Pistiles*. On entend par *Etamines*, ces petits filets placés ordinairement au milieu de la fleur : par *Sommets*, ce qui termine le haut des filets ; & par *Piſtiles*, une petite tige verte qui s'éleve entre les filets dont nous parlons. Dans le *Lis*, par exemple, les petits corps jaunes qui occupent le milieu de la fleur, font les ſommets : les filets blancs qui les ſoûtiennent, font les Etamines ; & ces parties enſemble font les parties mâles. La poudre jaune qui ſe détache de ces ſommets, & qui tient aux doigts quand on y touche, contient les germes du Lis. La tige verte & mince qui paroît entre ces petits corps jaunes, eſt ce qu'on nomme le Piſtile. Cette tige eſt creuſe & terminée en haut par trois coins arrondis & fendus ; elle reçoit les germes qui ſe détachent des ſommets du lis, & elle les conduit juſqu'au réſervoir des graines : car le bas du piſtile cache dans ſa cavité de petits œufs, ou autrement des véſicules ſéminaires, qui font les graines de la plante. Ces graines deviennent fécondes par l'intromiſſion des germes qu'elles reçoivent ; & toute la

partie entiere qui comprend le haut
& le bas du piſtile, eſt la partie femelle du lis.

La plûpart des plantes portent ſur
la même fleur les deux ſexes. On
peut nommer celles-là *Plantes Andro-*
gynes. Il y en a d'autres eſpéces, où
les deux ſexes ſont ſéparés en différens endroits du même pied ; &
d'autres, où ils ſe trouvent ſur des
pieds différens, & tout-à-fait détachés. Entre ces dernieres, on peut
appeller mâles, celles qui portent
les étamines garnies de leurs ſommets ; & femelles, celles qui portent les piſtiles. Parmi les plantes
qui produiſent ſur le même pied,
les parties mâles & les parties femelles ſéparées les unes des autres,
on compte le Blé de Turquie, la
Larme de Job, les eſpéces de Ricin,
le Tourneſol, l'Ambroſie, le Sapin,
le Noiſetier, le Chêne, l'Aune, &c.
Entre celles dont les parties mâles
& les parties femelles croiſſent ſépa-
rément ſur les différens pieds de la
même eſpéce, on comprend la Mercuriale, le Chanvre, l'Epinard,
l'Ortie, le Houblon, le Saule, le
Peuplier,

Peuplier, &c. Dans les fleurs à feuilles, les Etamines prennent leur origine des feuilles de la fleur. Dans
celles qui font fans feuilles, & qu'on
nomme *Chatons*, comme par exemple, dans les fleurs du Noyer, elles
partent du *Pédicule*, c'eft-à-dire, de
la queue même de la fleur, & quelquefois fe trouvent fi courtes, qu'à
peine paroiffent-elles. Pour ce qui
eft des fommets, il y a des fleurs où
ils ne font que l'extrémité même des
Etamines, laquelle eft élargie & ap-
platie. En quelques autres, les fommets paroiffent faits de l'union des
filets ou Etamines, qui fe confon-
dant enfemble, forment un petit
tuyau. La plûpart des fommets font
divifés en deux bourfes, qui, le
plus fouvent s'ouvrent en deux par
les côtés, comme une porte brifée.
Elles renferment une pouffiere fine
& réfineufe, qui étant foufflée au
travers de la flamme d'une bougie,
s'enflamme aifément. Cette pouffiere, felon ce qu'elle paroît par le mi-
crofcope, eft un amas de petits globules, dont la couleur & la groffeur
varient felon la diverfité des plantes,

& dont les furfaces font quelquefois tout hériffées de pointes. On n'a pu jufqu'ici découvrir dans ces globules aucun germe de plante. Il y a néanmoins tout lieu de juger, par les effets qu'ils produifent, que chaque globule renferme en racourci une plante de la même nature que celle où il croît. Le piftile tient lieu des parties, qui dans les animaux femelles font deftinées à la génération : il occupe ordinairement le centre de la fleur. Il n'a pas la même figure dans toutes les plantes. En quelques-unes, il eft rond ; en d'autres, quarré ; en d'autres, triangulaire, ovale, femblable à un fufeau, à un chapiteau, à une piramide. Cette partie eft ordinairement fiftuleufe, & ouverte en haut par plufieurs fentes garnies de petits poils, & enduites d'un fuc gluant. Le fond du piftile eft le réfervoir des graines. Ce réfervoir peut être appellé du nom d'*ovaire*, à caufe du rapport qu'il a avec les ovaires des animaux. Il femble auffi que nous pouvons nommer *Trompe*, le canal qui fort de cet ovaire, & dont l'ouverture eſt à l'extrémité du piſtile ; puiſque par ſon uſage il paroît ſemblable aux trompes de la matrice ; & ce ſont auſſi les termes dont nous nous ſervirons en parlant de ces mêmes parties. Nous remarquerons donc, que comme dans les animaux on rencontre autant de trompes que d'ovaires ; auſſi dans les plantes on trouve preſque toûjours autant de ces parties que nous y appellons *Trompes*, que de celles que nous y nommons *Ovaires*. A l'égard des fleurs, où les deux ſexes ſont réunis, le piſtile eſt placé entre les étamines. Cette ſituation fait qu'il ſe couvre aiſément de leur pouſſiere féconde, dont quelques grains s'inſinuent dans la cavité de la trompe. Mais lorſ-que les parties mâles & les parties femelles, au lieu de ſe trouver en-ſemble, ſont ſéparées en différens endroits d'un même pied, ou ſur différens pieds d'une même eſpéce, c'eſt par l'entremiſe du vent que les plantes conçoivent. L'on comprend aſſez que les ſommets venant à être ſecoués par le vent dans le temps de leur maturité, répandent la pouſſie-

re qui les couvre ; & que cette pouſ-
ſicre eſt enſuite portée par le moyen
de l'air ſur les piſtiles, où la glue
qu'elle y rencontre, ſert à la retenir.
C'eſt alors que ces petits globules,
ou plûtôt ces petits germes de plantes , paſſant par les cavités des trompes, vont chacun s'inſinuer dans une
graine ou véſicule ſéminaire , dans
laquelle ils ſe conſervent comme
dans un œuf , & commencent à
prendre quelque accroiſſement. Les
plantes femelles , où cette pouſſiere
ne peut parvenir , demeurent ſtériles. Toutes les plantes dont les fleurs
n'ont point de ſommets , ſont ſtériles auſſi , comme on peut le remarquer dans la Pivoine à fleurs doubles , & dans le Grenadier ſauvage.
Il eſt vrai que la Pivoine à fleurs
doubles produit quelquefois des
gouſſes, où l'on voit des apparences de graines , mais ces prétendues
graines ne viennent point à maturité. Nous ajoûterons , que ſi on ôte
à une plante les ſommets de ſes
fleurs , on lui ôte en même temps
tout moyen de multiplier : c'eſt ce
qu'il eſt facile d'éprouver ſur le Blé

de Turquie & fur le Ricin, en en coupant les étamines avant qu'elles foient mures ; car alors les piftiles, au lieu de porter des graines fécondes, ne porteront que quelques véficules vuides ; qui ne tarderont pas même à fécher. Si entre les plantes d'une même efpéce, dont les fleurs & les fruits croiffent fur des pieds féparés, l'on en cultive en particulier quelqu'une de femelle, en forte qu'elle ne foit point à portée de recevoir aucun grain de la pouffiere qui fe détache des fleurs du mâle ; cette plante folitaire, ou ne conduira point de fruits à maturité, ou n'en donnera que de ftériles, qui feront femblables à ces œufs que font les Poules fans le fecours du Coq, dans lefquels il n'y a point de germe. C'eft une obfervation qui fe peut faire aifément fur la mercuriale, fur le chanvre, & fur d'autres plantes. Que l'on confidere avec foin les graines ou véficules des végétaux avant qu'elles ayent été rendues fécondes, on ne les verra remplies que d'une liqueur claire, & on n'y remarquera jamais ce corps opaque

H h iij

que l'on difcerne dans les autres, lequel fe dévelopant à mefure que la graine croît, laiffe affez voir qu'il eft le principe de la plante, ou plûtôt la plante même en abregé. Ajoûtons que lorfque les fleurs font dans leur perfection, non-feulement les extrémités des piftiles fe couvrent de la pouffiere qui échappe des fommets; mais que fi l'on ouvre les trompes des piftiles, on rencontre alors dans leurs cavités jufques vers les graines ou véficules féminaires, une grande quantité de cette pouffiere. Il ne refte plus qu'à découvrir par où le petit globule, ou autrement la petite plante, peut entrer dans la graine pour la rendre féconde. Ce paffage eft très-fenfible dans la plûpart des graines : elles ont une petite ouverture près de l'endroit qui les attache. Cette ouverture eft une cellule femblable à celle que l'on nomme *Cicatricule*, dans les œufs des animaux; & elle n'eft pour l'ordinaire capable de contenir qu'un feul germe. Soit donc que le petit globule de pouffiere qui eft arrivé par la trompe jufqu'à l'ovaire de la plante, s'introduife tout entier dans la cellule dont il s'agit, foit que la matiere réfineufe du même globule venant à être difloute par la liqueur qui enduit la trompe, laiffe échapper la petite plante toute nue, cette plante s'infinue toûjours, d'une maniere ou d'une autre, dans la cellule. Il n'y a qu'à examiner les pois & les féves d'haricot, pour y diftinguer fenfiblement cet orifice, ou cette cicatricule, avec la jeune plante cachée dedans, laquelle femble en défendre l'entrée par fa petite racine.

Que ce qui fe paffe dans la génération des végétaux, ferve donc à nous faire juger de ce qui fe paffe dans les autres corps vivans; & puifque la conception des plantes fe fait par des germes, qui font eux-mêmes de petites plantes, & qui fe détachant des parties mâles du végétal, entrent dans les œufs, ou autrement dans les graines de la plante; la conception de l'Homme & des autres Animaux, fe fait de même par de petits animaux, qui de la fubftance féminaire du mâle, dans laquelle on en découvre un fi grand nombre , ainfi que nous l'avons remarqué, s'introduifent dans les œufs de la femelle , comme de petites plantes dans leurs graines.

Quand ces petits animaux fe font ainfi introduits dans leurs œufs , ils **y** croiffent infenfiblement , & y demeurent jufqu'à ce qu'ils ayent acquis un certain point de grandeur & de maturité. Ces œufs font de deux fortes ; les uns envelopent & nourriffent le fœtus dans le corps même de la mere ; les autres l'envelopent & le nourriffent hors du corps de la mere. Les animaux qui produifent les premiers , font appellés *Vivipares*, parce qu'ils enfantent leurs petits tout vivans. Ceux qui produifent les feconds , font nommés *Ovipares* , parce qu'ils enfantent leurs petits encore enfermés dans l'œuf. L'Homme , les Animaux à quatre pieds , quelques Poiffons , & quelques Reptiles , font des animaux vivipares. Les Oifeaux , la plûpart des Poiffons, & tous les Infectes font des ovipares. Entre les œufs des ovipares ; les uns font fécondés dans le corps même de la mere, comme les œufs de tous les Oiseaux ; & les autres ne le font que hors de la mere, comme ceux de presque tous les Poissons. Car parmi ces derniers, le mâle suit ordinairement la femelle dans le temps qu'elle pond, & il laisse échapper alors une liqueur qui rend féconds les œufs sur lesquels elle se répand.

Dans les œufs des Oiseaux, le blanc ou le suc glaireux fournit la nourriture au petit fœtus. Ce suc glaireux se fond peu à peu par la chaleur ; il passe ensuite par les deux cordons qui tiennent le jaune suspendu, & traversant ce jaune qui sert à l'Oiseau de Placenta, il se glisse par les vaisseaux umbilicaux, jusqu'au corps de l'Oiseau. Tous les petits des autres animaux ovipares se nourrissent dans l'œuf à peu près de la même maniere. Pour ce qui est des vivipares, leurs œufs rendus féconds dans les ovaires, venant à s'échapper de leurs loges, descendent par les trompes jusques dans la matrice ; ils n'y sont pas plûtôt tombés, qu'ils s'y attachent par l'endroit qui les lioit à l'ovaire ; puis par le moyen du cordon umbilical, & des petites bouches du placenta, le fœtus, toûjours contenu dans l'œuf, tire sa nourriture des vaisseaux lactés de la matrice, comme le Poulet tire la sienne du blanc de l'œuf, par le moyen du jaune qui est son placenta.

Au regard des plantes, on peut dire qu'elles sont tout ensemble & ovipares, & vivipares. Elles sont ovipares, en ce qu'elles produisent des graines qui ne different guères des œufs des Oiseaux ; car la petite plante n'est-elle pas contenue dans la cellule de la graine, comme l'embrion dans la cicatricule de l'œuf ? Les lobes des semences ne renferment-ils pas la premiere nourriture de la plante, comme le blanc de l'œuf renferme celle du Poulet ? Les vaisseaux qui composent ces mêmes lobes, ne tiennent-ils pas lieu de placenta à la jeune plante en lui filtrant son suc nourricier ; & les conduits qui lui portent ce suc ainsi préparé, ne font-ils pas ce que fait dans le Poulet le cordon umbilical ? Elles font aussi vivipares , puisqu'elles produisent des bourgeons , c'est-à-dire , des plantes déja toutes écloses & toutes formées.

On ne finiroit pas , si l'on vouloit sur ce sujet examiner à fond toute la conformité qui se trouve entre les animaux & les végétaux. Elle est si grande dans ce qui regarde la loi essentielle de la génération, qu'à cet égard , on peut dire que ce qui se passe dans les uns , est une image de ce qui se passe dans les autres.

V.

On sçait, & on ne peut le considérer sans plaisir, avec quelle industrie les rejettons des plantes , garnis de leurs feuilles , de leurs fleurs & de leurs fruits , sont arrangés dans les bourgeons. On sçait que le plus petit œuf d'un Insecte , cache un Ver qui s'y dévelope d'abord peu à peu , & qui ensuite y quitte la forme de Ver pour sortir sous celle de Mouche , de Papillon , ou de quelque autre Insecte semblable. On sçait enfin que les œufs des animaux plus grands , renferment , dans une partie à peine visible , tout l'Animal qui en doit naître. La connoissance de ces merveilles doit diminuer l'étonnement où l'on pourroit être sur la Génération de l'Homme par le Ver Spermatique. Pour bien suivre une métamorphose d'abord si surprenante , il faut considérer ce Ver dans le corps d'un enfant.

Tandis que l'enfant est dans ses premieres années , le Ver Spermatique dont il s'agit , n'est encore qu'un Ver engourdi & sans action, tout replié sur lui-même , & qui pour se déveloper & se mouvoir, a besoin d'une nourriture plus convenable. L'enfant est-il parvenu à un âge plus fort , & a-t'il atteint le terme que la Nature a fixé à l'Homme pour se reproduire, le Ver réveillé alors par des sucs plus actifs , se débrouille ; il prend un mouvement sensible , & ne laisse plus douter de ce qu'il est. Il persévere dans le même état tout le reste du temps qu'il persévere dans le même lieu. Mais il change bien-tôt de fort , lorsque à la faveur du liquide où il nage , il vient à paffer du corps de l'homme dans celui de la femme. Il eft alors porté dans les trompes jufqu'à l'ovaire : l'œuf qui s'y trouve mur le premier, & dont la cicatricule eft la plus ouverte, le reçoit fans peine ; le petit Ver s'attache par fa queue aux membranes de la cellule où il vient d'entrer. Cette queue eft un cordon compofé de plufieurs petits tuyaux, qui font déja le cordon umbilical de l'enfant, & par lefquels les fucs nourriciers font portés de l'Animal à l'œuf, & de l'œuf à l'Animal. Dans ce commerce réciproque, l'Animal & l'œuf ne font qu'un feul corps, qui venant à croître, eft obligé de s'échapper de l'ovaire, & de defcendre par les trompes dans la matrice. L'œuf ainfi arrivé dans un lieu que la Nature lui a deftiné particulierement, s'y colle par l'endroit qui auparavant l'uniffoit à l'ovaire. L'Animal nourri alors par de nouveaux fucs, fe dévelope de plus en plus ; & bien-tôt ce n'eft plus un Ver Spermatique, mais un fœtus humain. L'œuf, de fon côté, forme le placenta de l'enfant. La pellicule extérieure du Ver reçoit une extension considérable, & fait l'envelope que les Anatomistes appellent *Amnios*, laquelle renferme le fœtus immédiatement : la membrane de la cicatricule forme cette autre envelope que les mêmes Anatomistes nomment *Chorion*, & qui est par-dessus l'amnios. Quand plusieurs œufs se trouvent murs à la fois ; chacun de ces œufs reçoit son Ver Spermatique, & il se fait des jumeaux. La cicatricule, ainsi que nous l'avons remarqué, est construite de maniere à n'admettre ordinairement qu'un Ver ; mais si par quelque cas extraordinaire, il arrive qu'elle soit assez grande pour en admettre davantage, il se forme des monstres à plusieurs têtes, & dont les autres membres se multiplient plus ou moins, selon le nombre des Vers introduits.

Le fœtus est ordinairement neuf mois dans le sein de sa mere. Pendant ce temps, il croît & se perfectionne insensiblement : mais au bout du terme, il est si grand & si vigoureux, qu'il ne peut plus se con-

tenir dans un fi petit efpace. Il cherche alors un féjour plus libre ; &
après divers efforts pour fe dégager
de fa prifon, il s'échappe, & commence à refpirer, devenu homme
enfin de Ver Spermatique qu'il étoit
dans fon commencement.

Fin de la Differtation.

Cette Thefe compofée en Latin par Mon-
fieur Geoffroy, de l'Académie Royale des
Sçiences de Paris, & Docteur Régent de la
Faculté de Médecine de Paris, a été foûte-
nue fous la Préfidence de ce Docteur, le
Jeudi treiziéme jour de Novembre mil fept
cent quatre. Il en eft parlé au long dans le
vingt-neuviéme Journal des Sçavans de mil
fept cent cinq, & dans les Mémoires de
Trévoux du mois de Novembre mil fept
cent cinq, page 1846.

LETTRE
DE M. GEOFFROY

De l'Académie Royale des Sciences, Docteur-Régent de la faculté de Médecine de Paris, en réponse à quelques difficultés qui lui ont été faites contre la précedente Diſſertation ſur le ſyſtême de la Génération de l'Homme par les Vers Spermatiques. Laquelle lettre a été envoyée par M. Geoffroi à l'Auteur de ce Livre.

MONSIEUR,

Puiſque la lettre que j'ai écrite à un de mes amis de Province ſur la Génération de l'Homme par les Vers Spermatiques, vous paroît propre à éclaircir & à confirmer ce ſyſtéme, j'accepte avec reconnoiſſance l'offre obligeante que vous me faites de l'inſérer dans la nouvelle édition de votre Traité de la Génération des Vers avec la théſe que j'ai déja donnée ſur cette matiere, & que vous n'avez

n'avez pas jugée indigne du soin que
vous avez pris de la traduire en notre
langue. Voilà donc cette lettre ,
Monsieur , que je vous envoye tranf-
crite au net. Je vous prie de la reli-
re encore une fois ; vous la produi-
rez , ou vous la supprimerez , comme vous le jugerez à propos : je vous
l'abandonne. Je suis , &c.

M O N S I E U R ,

Votre très-humble & très-
obéïffant ferviteur , Geoffroy.

IL ne faut pas croire , que j'aie
avancé le fyftéme de la Génération
des corps vivans dans les plantes ,
dans les animaux , & particulierement dans l'homme ; comme une
vérité inconteftable , bien loin de
cela je n'ai prétendu la propofer que
comme une queftion problematique,
telle que doivent être les queftions
de nos Thefes de Médecine , dont
on peut foûtenir prefque également
l'affirmative & la negative , & comme le font en effet les Bacheliers,

qui font obligés de parler dans ces fortes d'Actes.

On peut donc ne regarder ce fentiment que comme une hypothefe un peu hazardée, mais qui cependant, toute hazardée qu'elle eft, ne manque pas de vrai-femblance, j'ofe dire même qu'elle en a plus qu'aucune opinion qu'il y ait eu jufqu'à préfent fur la génération.

Ce qui rend une hypothefe plus vraifemblable qu'une autre, c'eft lorfqu'on y fuppofe moins de chofes, lorfqu'on y explique un plus grand nombre de faits & d'une maniere plus fimple. Or ce fentiment fur la reproduction des corps vivans eft plus fimple que tout autre, plus général & fuppofe moins. Il eft plus fimple, puifque dans ce fentiment, tous les corps organifés font formés dès le commencement du monde par l'Auteur de la nature, au lieu qu'il étoit très-difficile de concevoir leur formation dans l'ancienne opinion qui mettoit la génération dans l'arrangement fortuit de quelques parties de matiere mêlées confufément. Il eft plus général, puifque

par ce sentiment, on explique également la génération dans tous les
corps organisés. A la vérité, le systême des œufs & des graines paroît
aussi simple & aussi général, mais il
suppose le point principal de tout le
systême, c'est l'animal & la plante
tout formés dans l'œuf & dans la
graine, ce qui n'est point supposé
dans ce sentiment-ci.

Je dis que les Défenseurs du systême des œufs supposent le petit animal dans l'œuf, mais ils ne peuvent
le démontrer qu'après la fécondation : & pareillement ils supposent
dans les graines les petits germes des
plantes, mais ils ne peuvent faire
voir ces rudimens de la plante dans
les graines avant leur fécondation.
Au contraire, si l'on examine les
œufs des animaux avant qu'ils ayent
été fécondés par le mâle, on n'y
peut découvrir aucuns prémices de
l'animal. Dans les œufs que les poules pondent sans le coq, quoique ces
œufs paroissent aussi beaux & aussi
gros que les autres, cependant on ne
voit qu'une cicatricule vuide & dans
laquelle on ne trouve point ce petit

corps, qu'on reconnoît par le développement qui s'en fait dans la suite,
être le corps déja formé, du poulet.
Ceux qui ont élevé des vers à ſoye
ſçavent que ſi un papillon vient à
pondre des œufs ſans l'aide du mâle,
ces œufs ſont clairs, tranſparens, &
qu'on n'y voit pas ce petit point noir
ou opaque, (qui eſt le commencement du petit Ver ou de la petite
chenille,) qu'on découvre dans les
œufs féconds ; ce qui eſt cauſe qu'on
rejette ces œufs clairs qui ſont toûjours ſtériles. On rencontre même
ſouvent de ces œufs ſtériles parmi les
œufs féconds pondus tous par le même papillon, parce qu'apparemment
ces œufs n'ont pû être fécondés comme les autres pour quelque cauſe
particuliere.

Dans les graines on obſerve la même choſe. On rencontre ſouvent des
graines ſans germes, & par conſequent ſtériles. Et on en trouve même au milieu de quelques fruits auſſi
beaux en apparence, que les autres.
Si on obſerve d'ailleurs toutes les
graines dans leur commencement
avant que la fleur ſoit tout-à-fait

épanouie, on les trouvera claires &
tranſparentes, & ſi on les examine
quelque tems après que la fleur eſt
paſſée, c'eſt-à-dire, après leur fécondation, ces graines ſont rendues
opaques par un petit corps qui eſt
apparemment le germe.

Les Ovariſtes ſuppoſent que ces
germes n'ont fait que croître, &
qu'ils étoient déja dans les œufs &
dans les graines, mais ce n'eſt qu'une
ſuppoſition gratuite; & puiſqu'on
ne peut par aucun moyen les appercevoir dans les œufs & dans les graines avant leur fécondation, quoiqu'on les y découvre aiſément par
la ſuite, il eſt bien plus naturel de
croire que ces germes n'étoient auparavant ni dans les œufs ni dans les
graines, & qu'ils n'y ſont arrivés
que dans l'inſtant de cette fécondation.

Pour ſe convaincre de ce que j'a-
vance, il n'y a qu'à conſidérer ce
qui ſe paſſe dans le tems de la fécondation chez les animaux.

Parmi les Poiſſons, qui ne s'accou-
plent point, la liqueur, qui dans le
mâle eſt deſtinée à la génération, ne

fait que se répandre sur les œufs que la femelle vient de pondre, & qui flotent dans l'eau. Parmi les autres animaux, où l'on ne peut observer les choses de la même maniere, on sçait seulement que la liqueur du mâle se porte non-seulement dans la cavité de la matrice, mais même jusques dans les trompes, où on la trouve souvent dans les animaux que l'on ouvre peu de tems après l'accouplement ; & il est à présumer qu'elle arrive jusqu'aux ovaires, où elle arrose quelques œufs de la femelle.

La fécondation se fait donc par l'épanchement de cette liqueur du mâle sur l'œuf ; d'où on peut conclure fort naturellement que l'effet que cette liqueur produit sur les œufs des animaux, est principalement d'y porter le petit Ver ou le petit animal qu'on découvre dans l'œuf après ce tems-là, & d'autant plus qu'on le distingue déja dans cette liqueur fécondante.

Nous avons d'autant plus de raison de croire que ces petits Vers ou animaux, dont la liqueur du mâle est

remplie, font les principes de la génération ou le commencement de
l'Homme & des autres animaux,
que nous le trouvons toûjours con-
ftamment dans les liqueurs qui rem-
pliffent les vaiffeaux fpermatiques de
tous les animaux, qu'ils varient felon leurs differentes efpéces, & qu'ils
manquent dans ces liqueurs, lorfque
par l'âge ou par les maladies, elles
deviennent fteriles.

En établiffant de cette maniere,
le fyftême de la génération des Animaux, nous ne raifonnons que fur
des faits conftans & fans rien fuppofer d'incertain, au lieu que les Ovariftes fuppofent, 1o. Les commencemens de l'animal dans l'œuf, quoiqu'ils ne les voyent point, & de plus
un efprit fécondant dans la liqueur
du mâle deftinée à la génération, ce
qui eft très-incertain. Car felon eux,
cet efprit féminal doit être très-fub-
til & très-volatil, & cependant parmi les animaux aquatiques, cet efprit tout volatil qu'il eft, n'eft ni
énervé ni diffipé par les eaux avec
lefquelles la liqueur fe mêle; ce qui
paroît tout-à-fait impoffible. Parmi

la plûpart des Poiſſons il n'y a point d'accouplement ; la femelle jette ſes œufs , & le mâle qui la ſuit répand le frai ſur ces mêmes œufs ; or avant que l'eau ait étendu cette liqueur ſur tous ces œufs , l'eſprit fécondant doit en avoir été diſſipé par les eaux. La difficulté de la fécondation eſt encore plus conſidérable pour les huitres & les autres coquillages qui ſe tiennent attachés aux rochers ou au fond de la mer , ſans avoir que très-peu de mouvement. Le frai des mâles eſt porté au gré des eaux de côté & d'autre , & enfin le hazard fait que les œufs des femelles en ſont touchés & rendus féconds. Que deviendroit pendant ce tranſport l'eſprit ſéminal , ſi la génération ſe faiſoit par ſon entremiſe ? Il auroit tout le tems de s'exhaler , & jamais les œufs des huitres & des autres coquillages de cette nature , ne pourroient être rendus féconds.

Nous évitons donc dans notre ſyſtême ces deux ſuppoſitions , & par conſequent juſques ici ce ſyſtême eſt plus ſimple que celui des Ovariſtes pour la génération des animaux.

Voyons

Voyons préfentement s'il n'en eſt pas de même pour la génération des plantes.

Juſqu'à ce que la fleur commence à paſſer, on n'apperçoit aucun corps ou germe de plante dans les embryons des graines ou veſicules féminaires, & on ne commence à appercevoir du changement dans ces embryons, que lorſque la pouſſiere des étamines eſt tombée.

Cette pouſſiere des étamines eſt néceſſaire à la fécondation, puiſque dans les plantes où les étamines naiſſent ſur le même pied en des lieux differens, ou ſur differents pieds, ſi on vient à couper ces étamines dans le tems qu'elles commencent à paroître, & avant qu'elles ſoient ouvertes, les fruits ne viennent point à maturité, ou s'ils meuriſſent, ils ne contiennent point de germes, & ſont par conſequent ſtériles.

La néceſſité de la pouſſiere des étamines pour faire croître les graines, pour les faire venir à maturité, & pour les rendre fécondes, eſt confirmée par les obſervations de tous les Botanistes sur le Palmier qui produit les dattes.

Cette espéce d'arbre porte les étamines sur un pied séparé de celui qui porte les fruits : de maniere qu'on en distingue ordinairement les pieds en mâle & femelle. Theophraste, Prosper Alpin , & tous les Botanistes conviennent que si un pied femelle n'a point de mâle dans son voisinage, il ne porte point de fruits, ou que s'il en porte , ils ne viennent que rarement à maturité , ils sont âpres & de mauvais goût, ils sont sans noyau & par consequent sans germe: mais pour faire meurir ces fruits , & pour les rendre bons à manger , on a soin, ou de planter un Palmier mâle dans le voisinage , ou de couper des branches du Palmier mâle chargées d'étamines fleuries , & de les attacher aux branches du Palmier femelle ; quelquefois même on ne fait que sécouer ces branches sur celles du Palmier femelle , & pour lors il produit de bons fruits , en abondance & féconds. Cette observation fut confirmée à M. Tournefort en 1697. par Hadgi Mustapha Aga homme

d'efprit & curieux, Ambaſſadeur de
Tripoli vers le Roi, comme ce ſça-
vant Botaniſte le rapporte dans les
Inſtitutions Botaniques.

Ce n'eſt pas ſeulement ſur les Palmiers que ces obſervations ſe véri-
fient. Cela eſt encore très-ſenſible
ſur la plûpart des plantes qui portent les fleurs & les fruits ſur differens pieds ou ſur differens endroits
du même pied, pourvû que l'on ait
un très-grand ſoin de couper les étamines avant qu'elles ayent commencé à ſe déveloper, ou pourvû que
l'on tienne les plantes femelles dans
des endroits où la pouſſiere des étamines ne puiſſe avoir aucun accès,
comme il a été dit dans la Theſe. Je
ſçai bien qu'on pourra m'objecter ce
que rapporte M. Tournefort dans
ces mêmes Inſtitutions, qu'il a vû un
pied de femelle de houblon produire
des graines dans le Jardin du Roi,
où il n'y avoit point de pied mâle :
mais on peut lui répondre que les
étamines ont pû être apportées d'ailleurs ſur ce pied femelle par le vent,
comme nous en avons un bel exemple rapporté par Jovianus Pontanus,

K k ij

Précepteur d'Alphonse Roi de Naples, qui raconte que l'on vit de son tems deux Palmiers, l'un mâle cultivé à Brindes, & l'autre femelle élevé dans les bois d'Ottrante ; que ce dernier fut plusieurs années sans porter de fruits, jusqu'à ce qu'enfin s'étant élevé au-dessus des autres arbres de la forêt, il pût appercevoir (dit le Poëte) le Palmier mâle de Brindes, quoiqu'éloigné de plusieurs lieuës. Car alors il commença à porter des fruits en abondance. Il n'y a aucun lieu de douter qu'il ne commença pour lors à porter des fruits, que parce qu'il commença dès-lors à recevoir sur ses branches la poussiere des étamines que le vent enlevoit de dessus le Palmier mâle, & qui étoit emportée par-dessus les autres arbres. Nous expliquons par-là d'une maniere naturelle & sensible cette fécondité qui a bien embarrassé les anciens Physiciens, & qu'ils attribuoient à la sympathie ou à l'amour qui se rencontroit entre les arbres. Voici les paroles de l'Auteur.

Brundusii satis longè viret ardua terris
  Arbor, Idumæis usque petita locis,

Altera hydruntinis in saltibus æmula Palma,
  Illa virum referens, hæc muliebre decus.
Non uno crevere solo, distantibus agris,
  Nulla loci facies, nec socialis amor.
Permansit sine prole diu, sine fructibus arbor
  Utraque, frondosis, & sine fruge comis.
At postquam patulos suderunt brachia ramos
  Cœpere & cœlo liberiore frui,
Frondosique apices se conspexere, virique
  Illa sui vultus, conjugis ille suæ
Hausere & blandum, venis sitientibus, ignem,
  Optatos fœtus sponte tulere suâ
Ornarunt ramos gemmis, mirabile dictu,
  Implevere suos melle liquente favos.

Cette histoire, en prouvant la nécessité des étamines pour la fécondation du Palmier, fait voir que l'é-
loignement n'est point une raison à
opposer à la fécondation des autres
arbres par la poussiere de ces mêmes
étamines.

On dira que je n'ai point de preuves que chaque grain de cette poussiere soit une petite plante en racourci, puisque le microscope ne me
montre chaque grain que comme
une petite boulle lisse & hérissée
de pointes, pleine ou percée dans
son milieu, ou enfin de quelqu'autre
maniere. Je conviens qu'il est difficile de distinguer dans chacun de

ces petits grains les prémices de la plante , parce qu'elle eſt repliée ſur elle-même , & peut-être enveloppée d'une membrane , ou du moins revêtuë d'une matiere reſineuſe & ſéche , qui s'embraſe très-facilement lorſqu'on la ſoufle ſur la flâme d'une chandelle , de même que feroit de la raiſine en poudre. Peut-être qu'avec le tems on trouvera le moyen de développer ce petit germe , & de le découvrir à nud. Mais cependant ſi on s'opiniâtre à ne vouloir regarder que comme une ſuppoſition cette propoſition , on conviendra du moins qu'elle eſt très-vraiſemblable , puiſque ce n'eſt qu'après l'intromiſſion de ces petits corps dans les piſtiles , qu'on commence à appercevoir un corps opaque dans les veſicules ſéminaires ou embryons de graines , lequel en croiſſant fait appercevoir dans la ſuite qu'il eſt en effet le germe de la plante.

Enfin ce qui acheve de confirmer cette hypotheſe , c'eſt l'uniformité qu'elle nous découvre dans la génération de tous les corps vivans : uniformité qui ſeule ſeroit un grand pré-

jugé en faveur de cette opinion ,
mais qui jointe à tant de faits & à
tant d'apparence de vérité , tient
lieu d'une parfaite démonſtration ,
ſi toutefois on en peut eſpérer dans
ces ſortes de matieres.

Aprés avoir établi les preuves de
notre hypotheſe & ſatisfait en même tems à pluſieurs objections , il
faut répondre à quelques autres qui
demandent un détail particulier.

1º. Il n'y a pas d'apparence , dit-
on , qu'un Inſecte quitte ſa nature
d'Inſecte pour prendre celle d'un
animal parfait.

C'eſt un ancien préjugé , de diſtinguer les animaux en parfaits & imparfaits ; préjugé dans lequel l'igno-
rance où l'on étoit autrefois ſur la
ſtructure de leur corps , & particulierement de ceux qui ſont les plus
petits , a long-tems entretenu les
hommes. Les yeux ne découvroient
point dans les Vers , dans les papillons , dans les mouches & dans les
autres Inſectes , les mêmes parties
que dans les autres animaux , & on
croyoit qu'elles y manquoient. On
voit ordinairement ces Inſectes pren-

dre naiſſance dans la bouë, dans le fumier, dans les chairs corrompuës ou les herbes pourries, & on a crû que ces petits corps n'avoient point d'autre origine que l'aſſemblage fortuit des parties de matieres qui ſe pourriſſoient. On a même été juſqu'à croire que les animaux plus gros, comme des grenoüilles, des macreuſes, &c. n'avoient qu'un pareil commencement, ſans faire réfléxion que ces animaux forment des eſpéces conſtantes, qui ſont toûjours produites de même, & qu'il eſt impoſſible que le hazard produiſe un arrangement de parties toûjours uniforme & toûjours conſtant. Nous avons l'obligation au ſçavant M. Redi, d'avoir un des premiers débrouillé cette matiere, & vérifié que la génération des Inſectes vient de mâle & de femelle, & qu'elle ſuit le ſyſtême des œufs, de même que parmi les autres eſpéces d'animaux. Pluſieurs habiles Phyſiciens, & particulierement M. Swammerdam, ont commencé à anatomiſer les Inſectes, & nous avons l'obligation à ce grand homme de nous avoir démontré

dans ces petits animaux des parties
femblables aux nôtres , ou qui en
font les fonctions. La mort l'a pré-
venu avant qu'il ait pû terminer ce
grand ouvrage , & M. Duverney,
qui le continue aujourd'hui , & qui
fuit ces petits animaux depuis le
commencement jufqu'à leur fin, bien
loin de nous repréfenter les Infectes
comme des animaux imparfaits ,
nous y découvre tant d'art qu'on
peut dire qu'ils font plus parfaits que
les animaux les plus confidérables.
Dans les chenilles , dans les vers qui
fe changent en papillon , ou enfin
dans les animaux qui de reptiles deviennent volans , il eft furprenant
de voir quel changement arrive en
toute la ftructure intérieure de leurs
petits corps. Une infinité de parties
qui reftoient pliées fe dévelopent au
bout d'un certain tems ; quelques-
unes deviennent abfolument inutiles, fe deffechent & tombent ; quelques autres deviennent méconnoif-
fables. Rien n'eft plus admirable que
de fuivre tous ces changemens. La
grenouille eft poiffon dans fon commencement, c'eft ce petit animal

qu'on nomme têtart, qui a une grosse
tête, une geule de poisson, des nageoires & une queuë comme les
poissons : elle respire par des oüies
qui sont les poumons particuliers
aux poissons. Quelque tems après,
sa queuë & ses nageoires tombent
& laissent voir des pattes, avec lesquelles elle peut marcher & nager.
Tout le devant de sa tête ou plutôt
son masque tombe de même que les
oüies, pendant que ses poumons
semblables à ceux des animaux terrestres se développent, & deviennent non-seulement visibles, mais
même considérablement gros, d'invisibles qu'ils étoient auparavant.
Ne peut-on pas regarder comme
une plus grande perfection dans ces
animaux, ce don de pouvoir goûter la vie successivement dans differens états & dans differens élémens ?

Le plus souvent l'état des vers
n'est qu'un état de passage pour arriver à une autre forme. Ainsi la plûpart des Vers qui s'engendrent dans
la chair pourrie, se changent en
mouches. Certains gros Vers qui se
tiennent assez long-tems cachés dans

la terre, fe changent par la fuite en
hannetons. Les Vers à foie & les
chenilles deviennent papillons. Et je
ne connois que les Vers de terre qui
puiffent conftituer une efpéce qui ne
fouffre point de métamorphofe.

Cela étant ainfi, on pourra doref-
navant regarder la forme de Ver dans
les animaux, comme un indice prefque certain d'une métamorphofe future, bien loin de la regarder comme un obftacle à ce changement.

2°. On objecte en fecond lieu,
que j'attribue au petit animal un inftinct imaginaire pour le faire monter dans fa cellule. J'avouë qu'il eft
difficile de développer un myftére
auffi caché que celui de la Génération, fans y rencontrer bien des difficultés qu'on a beaucoup de peine à
réfoudre. Mais lorfqu'on ne voit pas
une oppofition formelle à ce qu'on
donne pour la caufe d'un effet évi-
dent, il femble qu'on n'ait pas droit
de la contefter. Telle eft la difficulté
en queftion. Il ne s'agit point ici d'inftinct, je n'en ai point attribué au
petit animal pour entrer dans fa cellule; je fçai trop bien qu'en matiere

de Physique il faut des loix de Méchanique, & je tâche d'en donner
de probables.

La prodigieuse multitude d'animaux que la liqueur Spermatique
charrie, inondant l'œuf qui se trouve prêt à être fécondé, il est presque
impossible qu'il ne s'en présente un à
la petite ouverture de la cicatricule.
Et de cette prodigieuse multitude il
n'y en a qu'un qui y puisse trouver place, parce que la cicatricule n'est pas
capable d'en contenir davantage. Si
par hazard elle est assez grande pour
en admettre deux, il en viendra
deux fœtus sous une même envelop-
pe, ou un monstre de deux fœtus
joints par quelque endroit du corps.
Et la facilité avec laquelle cet événe-
ment d'ailleurs assez commun s'explique par ce système, est encore une
preuve de sa vraisemblance.

3°. On dit que c'est aller chercher
bien loin l'usage de ces petits Vers,
que d'en faire les prémices de l'homme, qu'ils peuvent être produits
dans la liqueur séminale pour d'autres usages, comme d'agiter la liqueur & d'en faciliter l'exhalation
des esprits.

Outre que j'ai déja fait voir qu'on suppose sans preuve, des esprits dans cette liqueur, il me paroît bien plus naturel de tirer cette conséquence, que les petits animaux ou vermisseaux qui se trouvent en très-grande quantité dans une liqueur si nécessaire à la Génération, sont eux-mêmes la cause prochaine & immédiate de la Génération, que de croire qu'ils n'en sont que de foibles instrumens & très-éloignés, sur-tout lorsqu'on n'en découvre point de cause plus prochaine. Après cela l'autre usage qu'on leur assigne n'est nullement nécessaire, & cette cause finale n'est point du tout vrai-semblable. Tout ce qui est liquide est dans un assez grand mouvement sans avoir besoin d'un aide aussi foible que celui qu'il recevroit du mouvement des animaux qui pourroient s'y mouvoir. Dira-t-on que les poissons ont été créés dans la mer, les oiseaux dans l'air, pour empêcher par leur mouvement ces liquides de se corrompre ? L'un n'est pas plus plausible que l'autre.

4°. On trouve que la conception

par le moyen du petit Ver, charge
trop le syftême du développement.
Mais en quoi le fyftême du développement eft-il plus chargé dans cette
hypothéfe que dans le fentiment ordinaire des œufs ? Si nous admettons
dans Adam tous les petits animaux
enfermés & comme emboités les uns
dans les autres ; les Ovariftes ne fup-
pofent-ils pas de même tous leurs
œufs enfermés les uns dans les autres
& contenus dans Eve ? On ne peut
donc rien nous objecter fur cela,
qu'on ne puiffe oppofer de même à
l'opinion des œufs déja reçûë. Mais
pour défendre préfentement l'une &
l'autre de ces opinions contre ceux
qui trouvent trop d'embarras dans
le développement, qu'ils confiderent
avec moi ce qui fe paffe dans la nature, & ils verront combien en effet
le fyftême du développement eft
chargé ; mais en même tems ils feront forcés de convenir que quelque
furchargé qu'il paroiffe, il n'en eft
pas moins vrai. Voyons ce que dit
M. Dodart fur la fécondité des plantes, démontrée particulierement
dans l'orme, & dont le Mémoire

est inseré dans les Mémoires de l'A-
cadémie Royale des Sciences de
l'année 1700. En voici l'extrait. Une
merveille assez exposée aux yeux de
tout le monde & peu observée, c'est
la fécondité des plantes; non pas seulement la fécondité naturelle des
plantes abandonnées à elles-mêmes,
mais encore plus leur fécondité artificielle procurée par la taille & par
le retranchement de quelques-unes
de leurs parties. Cette fécondité artificielle n'est autre que la naturelle;
car enfin l'art du Jardinier ne donne
pas aux plantes ce qu'elles n'avoient
point, il ne fait que leur aider à développer & à mettre au jour ce
qu'elles avoient. Voici un exemple
de la fécondité que peut avoir un
arbre, en fait des graines seulement,
qui sont comme l'on sçait, le dernier
terme & l'objet de toutes les produ-
ctions de l'arbre.

On sçait que les ramaux de l'Orme ne font que des glanes de bou-
quets de graines extrêmement pres-
sées l'une contre l'autre. M Dodart
ayant pris au hazard un Orme de
six pouces de diamêtre, de vingt

pieds de haut , jufqu'à la naiffance des branches, & qui pouvoit avoir douze ans, en fit abattre , avec un croiffant , une branche de huit pieds de long , & négligeant les graines qui avoient été abbatuës par les coups redoublés du croiffant , & par la chûte de la branche, il fit compter ce qui en reftoit. On trouva fur cette branche 16450. graines.

Il y a fur un Orme de fix pouces de diametre, plus de dix branches de huit pieds , mais fuppofé qu'il n'y en ait que dix , ce font pour chacune de ces dix branches 164500. graines: Toutes les branches qui n'ont pas huit pieds , prifes enfemble , font une furface qui eft beaucoup plus que double de la furface des dix branches de huit pieds. Mais en ne la pofant que double , parce que peut-être ces branches moindres font moins fecondes , ce font pour toutes les branches prifes enfemble 329000. graines.

Un Orme peut aifément vivre cent ans, & l'âge où il a fa fécondité moyenne n'eft affurément pas celui de douze ans. On peut donc compter

compter pour une année de fécondité moyenne, plus de 329000. &
n'en mettre au lieu de ce nombre
que 330000. c'eſt bien peu. Mais il
faut encore multiplier ces 330000.
par les cent années de la vie de l'Orme. Ce ſont donc 33000000. de
graines qu'un Orme produit en toute
ſa vie, en mettant tout au plus bas
pied. Et ces trente-trois millions
ſont venus d'une ſeule graine.

Ce n'eſt là que la fécondité naturelle de l'arbre, qui n'a pas fait paroître tout ce qu'il renfermoit.

Si on l'avoit étété, il auroit repouſſé de ſon tronc autant de branches qu'il en avoit auparavant dans
ſon état naturel ; & ces nouveaux
jets feroient ſortis dans l'eſpace de
ſix lignes de hauteur, ou environ, à
l'extrémité du tronc étété.

A quelque endroit & à quelque
hauteur qu'on l'eût étété, il auroit
toûjours repouſſé également ; ce qui
paroît conſtant par l'exemple des arbres nains, qui ſont coupés preſque
rés pieds rés terre.

Tout le tronc depuis la terre juſqu'à la naiſſance des branches, eſt

donc plein de principes ou de petits embrions de branches, qui à la vérité ne peuvent jamais paroître tous à la fois ; mais qui étant conçûs comme partagés par petits anneaux circulaires de six lignes de hauteur, composent autant d'anneaux, dont chacun en particulier est prêt à paroître, & paroîtra toûjours dès que le retranchement se fera précisément au-dessus de lui.

Toutes ces branches invisibles cachées, n'existent pas moins que celles qui se manifestent ; & si elles se manifestoient, elles auroient un nombre égal de graines, qu'il faut par conséquent qu'elles contiennent déja en petit.

Donc en suivant l'exemple proposé, il y a en cet Orme autant de fois trente-trois millions de graines, que six lignes sont contenues dans la hauteur de vingt pieds ; c'est-à-dire, qu'il y a 15. milliars 840. millions de graines, & que cet arbre contient actuellement en lui-même de quoi se multiplier & se reproduire un nombre de fois si prodigieux. L'imagination est épouvantée de se

voir conduire jusques là par l'expérience & par la raison.

Que diront à ces Observations,
ceux qui craignent de trop charger
le système du dévelopement ? Ne
seront-ils pas forcés d'avouer qu'ils
ont eu une idée trop bornée de la
prévoyance infinie du Créateur pour
la propagation des Etres vivans ?
Mais qu'ils permettent à préfent à
notre raison de pénétrer au-delà de
ces bornes, où les sens nous ont conduits, & où ils commencent à nous
abandonner. Ils reconnoîtront que
tout ce que les sens viennent de leur
montrer, n'est encore rien en comparaison de ce qu'elle leur va découvrir. Car si l'on vient à penser
que chaque graine d'un arbre contient en elle-même un second arbre,
qui contient le même nombre de
graines ; que l'on ne peut jamais arriver ni à une graine qui ne contienne plus d'arbres, ni à un arbre
qui ne contienne plus de graines, ou
qui en contienne moins que le précédent, & que par conséquent voilà
une progression géométrique croif-
fante, dont le premier terme est 1.

le fecond 1584000000. le troifiéme le quarré de 1584000000. le
quatriéme fon cube, & ainfi de fuite, à l'infini ; la raifon & l'imagination feront en quelque forte per-
dues & abîmées dans ce calcul im-
menfe.

Cette fuite prodigieufe de nombre eft capable d'effrayer des efprits
qui ne font pas accoûtumés à pouf-
fer bien loin leur méditation ; mais
ceux qui ont coûtume de creufer,
foit en Phyfique, foit en Mathéma-
tique, fçavent qu'ils ne vont pas
bien loin fans rencontrer bien-tôt
quelque infini ; comme fi l'Auteur
de la Nature avoit pris foin de répandre par tout fon principal caractere.

Si donc on demeure d'accord du
fyftême du dévelopement dans les
plantes, tout furchargé qu'il eft,
comme on n'en peut pas douter, on
l'admettra très-aifément dans les animaux, où il paroît moins chargé,
& on l'admettra d'autant plus facilement, que ce fyftême eft le plus
fimple de tous. Car fuppofant une
fois tout créé en même temps, com-

me semble le marquer ce paſſage de
l'Eccléſiaſtique [18. 1.] *Deus creavit
omnia ſimul*, il ne faut pas ſe donner
la torture, pour trouver de quelle
maniere ſe peuvent former les corps
organiſés, qui ne font plus que ſe
déveloper les uns après les autres.
Au lieu qu'il ſera toûjours auſſi difficile d'expliquer leur formation for-
tuite, que de démontrer qu'en mettant dans un creuſet de l'or, de l'argent, du cuivre, de l'acier, & de
l'émail, les parties de chaque matiere ſe rangeront de telle ſorte,
qu'elles formeront une montre.

5°. On fait une cinquiéme objection; ſçavoir, que l'animal que
l'on commence à découvrir dans
l'œuf après la conception, ne paroît
point un Ver.

Je répondrai à cela, que ſi l'on
pouvoit ouvrir la cicatricule de l'œuf
un inſtant après la conception, c'eſt-
à-dire, immédiatement après l'entrée du Ver, on y découvriroit encore le petit animal ſous la forme
de Ver. Mais comme il commence
à groſſir preſque auſſi-tôt qu'il commence à prendre une nouvelle nour-

riture dans l'œuf, & comme de nouvelles parties commencent en même temps à se développer en lui, il n'eſt pas étonnant qu'on ne le voye plus ſous la forme de Ver, mais dans les différens états où il paſſe de cette forme à celle de l'animal, de l'eſpéce duquel il doit être.

On a obſervé des fœtus tout formés dans l'ovaire & dans les trompes de la matrice au bout d'un temps fort court après la conception ; mais cela ne détruit point mon hypoteſe ; & tout ce qu'on en peut conclure, c'eſt que les petits animaux qui ſont les prémices de l'Homme, quittent peu de temps après qu'ils ſont arrivés dans l'œuf, la forme de Ver, pour commencer à prendre la forme humaine.

Entre les obſervations des fœtus inférées dans les Mémoires de l'Académie, la plus circonſtanciée eſt celle qui eſt rapportée par Mr Dodart en l'année 1701. d'un embrion de vingt-un jours. Il n'avoit encore que ſept lignes de long, mais à peine y pouvoit-on diſtinguer les parties ; on n'y diſcernoit bien que la

tête & le tronc : les cuiſſes & les
bras n'étoient point encore dévelop-
pés, & ſa tête avoit le tiers de toute
ſa longueur. Dira-t'on que cet Embrion fut un Homme formé ? Et n'a-
voit-il pas en cet état plus de rapport
avec la forme de Ver qu'il avoit en
premier lieu, qu'avec celle de l'Homme ? Suppoſant que la tête du petit
Ver fût devenue la tête du fœtus,
dont le reſte du corps avoit été caché dans ce qui faiſoit la queue de
ce même Ver. Mais je dis plus, ce
Ver n'eſt pas encore homme parfait,
au bout de neuf mois qu'il vient au
monde ; car on peut dire qu'il n'eſt
dans cet état de perfection, que vers
les vingt ans, qui eſt à peu près le
terme où le corps de l'homme a acquis toutes ſes proportions.

6°. On attaque enſuite le ſyſtéme
des Plantes, & on objecte que la diſ-
poſition de certains piſtiles qui s'allongent beaucoup au-delà des ſommets des étamines, ne permet pas
l'entrée de la petite farine prolifique.

Je conviens que quelques piſtiles
ſurpaſſent de beaucoup les ſommets ;

mais cela n'arrive ordinairement que dans les fleurs panchées ou renversées, & pour lors cette situation de piftile favorife la fécondation; car dans ces fleurs la pouffiere ne peut tomber des capfules des étamines, fans qu'il s'en attache une grande quantité aux piftiles. Quelques-uns même de ces piftiles prolongés font garnis de petits poils dans leur longueur ou à leur extrémité, pour mieux retenir ces petits grains, & prefque tous font enduits d'une légére glu, ou thérébentine, à quoi les petits grains s'attachent aifément. Dans la Tulipe & dans quelques autres fleurs, le piftile ne commence à s'élever au deffus des fommets des étamines, qu'après que les étamines étant mures, ont déja verfé leurs pouffieres. Ainfi dans ces fleurs l'allongement du piftile ne nuit plus à la fécondation qui l'a précedé.

Je conviens que ce n'eft pas affez d'avoir prouvé que la pouffiere prolifique des étamines peut s'attacher aux piftiles des fleurs : qu'il refte encore à la conduire jufques dans les

les cellules des graines, & j'avoue
qu'il eſt très-difficile de comprendre
comment ces petits grains y parvien-
nent. Mais de ce que l'on a peine à
découvrir comment une choſe ſe
fait, doit-on la conclure impoſſible, ſur-tout lorſqu'on découvre autant d'appareil pour la faire réuſſir,
que nous en voyons dans les plantes
pour préparer cette pouſſiere prolifique dans les étamines, pour la répandre dans un certain temps, pour
la recevoir dans ce même temps ſur
les piſtiles, & pour l'y retenir ? Ne
voyons-nous pas dans les animaux
quelque choſe d'auſſi difficile à concevoir, lorſque nous trouvons dans
les Oiſeaux l'entrée de l'infundibu-
lum, où entonnoir de leur matrice
fort éloigné de l'ovaire. On a peine
à s'imaginer comment les œufs ſe
détachant de l'ovaire, viennent chercher l'ouverture de cet entonnoir,
quoiqu'on ne puiſſe pas douter que
cela ne ſe faſſe. Tout l'appareil des
fleurs doit nous perſuader de la néceſſité des pouſſieres prolifiques pour
la fécondation des graines ; & les
autres preuves que j'ai déja rappor-

tées ci-devant, achevent de nous en convaincre. Quelques observations leveront avec le temps, les doutes qui peuvent rester encore sur cette matiere.

7°. On dit avoir observé que des fleurs d'abricotier, dont les sommets des étamines avoient été rongés par des Mouches, ne laisserent pas de porter du fruit; mais étoit-on bien assuré que tous les sommets avoient été entierement mangés, & qu'ils l'avoient été avant qu'il se fût épanché aucun grain de poussiere des capsules de ces sommets? Et supposé que cela fût, on ne peut rien conclure contre ce systême, de ce que des fruits ont succedé à ces fleurs; car souvent des pieds d'arbres femelles portent des fruits sans le secours des étamines; mais ces fruits avortent ordinairement, ou s'ils viennent à une espéce de maturité, ils sont âpres & de mauvais goût, comme je l'ai déja fait observer dans les Palmiers, & ils sont stériles, comme je l'ai observé moi-même dans plusieurs poires, pommes, & autres fruits, dont les pepins étoient flétris, deſſéchés & ſans germe. On peut ajoûter à cela que les œufs de Poule qui ne ſont pas fé-condés du Coq, ne different pas ex-térieurement des autres, & ſont pourtant ſtériles.

8°. On ne peut s'imaginer que l'air puiſſe être l'entremetteur de cette fécondation.

Mais y a-t'il plus d'inconvénient à rendre l'air l'entremetteur de la fécondation de quelques plantes, qu'à rendre l'élement de l'eau entre-metteur de celle des Poiſſons, & particulierement des Huitres & des autres animaux qui reſtent immo-biles attachés au fond de la mer? D'ailleurs ſi quelques plantes, faute de vent, demeurent ſtériles, eſt-ce à l'obſervateur de la Nature, qu'il s'en faut prendre, & le malheur eſt-il ſi grand?

9°. On ajoûte enfin, que ſi ces petits grains de pouſſiere étoient autant de plantes, ils devroient, en tombant à terre, y produire autant de petites plantes; mais pourquoi n'avoir pas fait la même difficulté touchant la liqueur deſtinée à la pro-

pagation des animaux ? Car enfin
si le petit animal ne rencontre pas
dans la terre , ou dans l'eau, une
nourriture convenable pour le faire
croître , & s'il ne la trouve que dans
l'œuf de la femelle , le petit germe
de la plante ne rencontre pas non
plus dans la terre , une nourriture
propre pour son dévelopement , il
ne la trouve que dans l'embrion de
la graine.

Si l'on veut comparer présente-
ment , sans préjugé , les diverses
opinions sur la Génération des Plantes & des Animaux ; si l'on pese bien
les preuves des unes & des autres,
& les difficultés qui se rencontrent
dans toutes ces hypotheses , je ne
doute pas qu'on ne convienne aisément que la nôtre est plus simple ,
plus générale , & admet moins de
suppositions. Je ne suis point entêté
de mon opinion ; & comme je n'ai
pris ce parti qu'en attendant mieux ,
si l'on a quelque chose de meilleur à
me proposer , je le suivrai avec plaisir ; la vérité étant l'unique but que
je me propose. Je suis , &c.

J'ai dit dans le Chapitre huitiéme,

qu'encore que le tabac pût être bon contre les Vers, en en prenant fouvent, il falloit néanmoins ufer modérément de ce remede; parce que le fréquent ufage en étoit dangereux à la fanté.

Comme les raifons que j'ai apportées pour faire voir ce danger, font tirées de la fçavante Thefe latine que Mr Fagon premier Médecin de Louis XIV. a fait foûtenir fur le Tabac; j'ai cru que j'obligerois les Lecteurs, fi je mettois ici cette Thefe que j'ai traduite en François pour l'utilité de ceux qui n'entendent pas le latin.

QUESTION AGITÉE

le 26. de Mars de l'année 1699. aux Ecoles de Médecine de Paris, sous la Présidence de Monsieur Fagon, Conseiller du Roi en tous ses Conseils d'Estat, Premier Médecin de Sa Majesté.

Sçavoir si le fréquent usage du Tabac abrege la vie.

TRADUCTION DU LATIN.

I.

POur porter un jugement juste des effets que peut produire le Tabac, il faut avoir une connoissance parfaite de l'Anatomie. Cette connoissance est même si nécessaire dans toute la Médecine, que si l'on n'en fait pas le premier fondement de cet Art, c'est en vain qu'on travaille à la conservation du corps humain. Mais il ne faut pas confondre la véritable Anatomie avec les légers commencemens où étoit cette Science du temps de Galien, ni par conséquent s'applaudir de ce que l'on connoîtra la figure, la couleur, la situation des principaux viscéres, les tendons, & la masse charnue des muscles.

Ce seroit n'en sçavoir guéres plus que ceux que leur Profession servile oblige à démêler en général, les parties des animaux, pour distinguer celles qui se peuvent vendre plus cher, ou qui sont les plus propres à la délicatesse des mets.

Le Médecin doit déveloper dans le corps ce qu'il y a de plus caché ; il faut qu'il cherche les premiers principes qui composent les viscéres ; qu'avec le stilet & les instrumens les plus fins, il dilate les plus petits vaisseaux ; que dans un nombre presque infini de glandes, à peine visibles, il débrouille les différens cribles, par lesquels elles filtrent les sucs qu'elles reçoivent. Il faut qu'il suive les plus petits filets des nerfs ; que la distribution qui s'en fait aux diverses régions du corps, lui apprenne la correspondance des organes les uns avec les autres ; qu'avec toute l'attention des yeux , il remarque jusqu'à la dernie- re tissure des muscles ; qu'aidé du microscope , il observe les vis , les voutes , les spirales , les cellules que forment les fibres les plus déliées , & que par la fragilité & la finesse de toutes ces parties , il sçache juger de ce qui est capable de les rompre , ou de les conserver ; & par consé- quent d'affoiblir , ou de fortifier la santé ; d'abreger , ou de prolonger la vie.

Avec ces lumieres , on découvre facilement les effets que peuvent pro- duire dans le corps les choses qui y entrent ; on voit l'ordre ou le dé- rangement que peuvent y apporter le vin , l'eau-de-vie , l'opium , le tabac ; mais on en juge bien plus à fond , lorsque sans s'être arrêté à la dissection des corps privés de vie , on a passé à celle des animaux vi- vans ; car autrement , on ne peut guères avoir appris que la structure & la situation des parties solides ; & cela ne suffit pas pour donner une connoissance entiere de tout ce qui

se paſſe dans le corps humain. Il faut
donc pour bien juger de tout ce qui
peut, ou ruiner, ou entretenir la
vie, avoir creuſé juſques dans les
entrailles des animaux vivans, y
avoir vu comme le corps eſt entretenu dans ſes fonctions par l'accord,
& en même temps par le combat
des parties fluides & des parties ſolides, dont la machine vivante eſt
compoſée : il faut y avoir obſervé
comme les fluides font un effort
continuel contre les parties ſolides
qui les renferment, comme les ſolides réſiſtent ſans ceſſe à la violence
des fluides qui les heurtent ; &
comme rien par conſéquent ne ſçauroit être plus contraire à la ſanté &
à la longue vie, que ce qui eſt capable de ralentir trop le mouvement
des fluides, ou de l'augmenter outre
meſure ; d'où l'on peut voir ce qu'il
y a à craindre, ou à eſpérer de l'u-
ſage fréquent du Tabac.

Mais pour tirer de l'Anatomie
tout le ſecours néceſſaire, non-ſeulement en ce qui regarde cette que-
ſtion, mais encore en ce qui cor-
cerne toutes les autres de la Méde-

cine ; il faut confiderer fans préven-
tion, ce qui fe paffe dans les corps animés, n'écouter d'autre interprete de
la Nature, que la Nature même, &
ne point préférer l'autorité des Anciens aux témoignages de fes yeux ;
encore moins négliger l'étude de la
vérité, pour fe laiffer aller aux vains
difcours de certaines gens, qui tenant de la groffiereté de l'air où ils
font nés, s'imaginent qu'il eft de
leur honneur de conferver dans leur
vieilleffe, les erreurs de leurs premieres années, & qui pour donner quelque crédit à leurs fauffes opinions,
ne ceffent de publier que c'eft un cri-
me de s'écarter le moins du monde
de la Doctrine des Anciens. Qui ne
voit qu'un refpect fi aveugle pour
l'Antiquité, n'eft qu'un mafque, dont
fe couvre leur pareffe & leur igno-
rance ? Ils font profeffion de fuivre
les Anciens, mais fuivent-ils les maximes de probité que leur ont laiffé
ces premiers Maîtres ? Se reglent-ils
fur les mœurs de ces grands hommes ? Dira-t'on, par exemple, que
l'efprit noble d'Hippocrate, que ce
défintereffement, dont il fait l'élo-

ge , foit en eftime parmi ceux qu'une
lâche & fordide avidité rend infenfibles à l'honneur , jufqu'à leur faire
employer la fraude., pour fupplanter
ceux dont le mérite leur fait ombre ,
& courir enfuite fur leurs dépouil-
les ? Si zelés en apparence pour les
Dogmes des Anciens , en font-ils
plus dociles aux maximes de bien-
féance , que les Anciens obfervoient
fi religieufement ? Gardent - ils ces
dehors graves & modeftes , fi recom-
mandés par Hippocrate ? Ne don-
nent-ils pas les premiers dans les excès du Tabac ; ne diroit - on pas
même qu'ils cherchent à autorifer
cet abus par leur exemple ? Eux, qui
par un regard ferain , par un air
doux & tranquille , devroient ani-
mer la confiance de ceux qui les con-
fultent ; ils n'ont pas honte de fe
préfenter avec un vifage tout couvert de Tabac , & où l'on ne difcerne quelquefois que les traits diffor-
mes que cette poudre y a tracés. Ils
font auprès d'un Malade plus occu-
pés de leur tabatiere , que de l'examen de ces fignes redoutables , qui
ne vont pas moins qu'à décider de

la vie, ou de la mort, & ils ne s'em-
barraſſent nullement qu'on les voye
ainſi tout enyvrés d'une vapeur,
qu'ils reſpirent ſans ceſſe, exercer
comme par maniere d'acquit un mi-
niſtere, où toute l'application de
l'eſprit humain ſeroit à peine ſuffiſante.

I I.

S'il ne faut pas s'entêter des Anciens, il ne faut pas auſſi leur refuſer
notre eſtime. Il eſt vrai qu'ils ont
ignoré pluſieurs choſes que notre
ſiecle plus heureux a découvertes ;
mais en récompenſe, nous leur en
devons pluſieurs autres, qu'ils ont
trouvées les premiers. D'ailleurs ils
ont cherché la vérité par eux-mêmes, & ils l'ont fait avec tant de
bonne foy, que cela ſeul devroit
ſuffire, pour nous les rendre recom-
mandables. A quel degré de perfection penſons-nous que ces grands
hommes ne porteroient point leurs
premieres découvertes, s'ils renaiſ-
ſoient aujourd'hui au milieu de tant
de ſecours qui leur ont manqué ?
Que de corrections ne feroient-ils

point dans leurs Ecrits, s'ils les éclair-
ciſſoient par des Commentaires ?
Que d'erreurs, que d'obſcurités, ne
banniroient-ils point, pour faire
place à la vérité, à l'évidence ? Ils
chaſſeroient, ſans doute, du Tem-
ple d'Eſculape, ces vaines Idoles de
qualités & de facultés, ſi ſouvent &
ſi vainement invoquées contre l'i-
gnorance ; ils ne perdroient plus le
temps à examiner, comme la ba-
lance à la main, les divers mélan-
ges des élemens ; ils ne reconnoî-
troient d'autres cauſes de la vie &
des fonctions de l'animal, que celles
qui ſe tirent de la ſtructure merveilleuſe des nerfs, de la circulation du
ſang, & des rencontres mutuelles
de ces corps qu'Hippocrate a recon-
nus, l'amer, l'acide, le doux, & le
ſalé.

Voilà le parti qu'auroient pris les
Anciens, s'ils avoient eu les mêmes
ſecours que nous ; c'eſt celui par con-
conſéquent que doivent embraſſer
leurs partiſans. Ces zéles Sectateurs
reſpectent, diſent-ils, l'antiquité ;
qu'ils reſpectent donc la vérité, qui
eſt ſi ancienne ; qu'ils en inſpirent

l'amour aux jeunes gens , en ne leur
enseignant rien que de vrai ; qu'ils
ne s'imaginent pas qu'il soit permis
de s'abandonner au caprice dans le
choix des opinions , d'attaquer en
pleine Chaire des Maximes universellement reçûes , d'en substituer de
fausses , & de remettre sur la scene,
à la honte d'un Art tout divin , des
erreurs ridicules , que le temps a en-
sevelies. Un Médecin judicieux méprise tout ce qui ne sert point à l'intelligence des Loix de la Méchanique ; de ces Loix , dis-je , qui font
tout l'ordre , & sur lesquelles est ap-
puyée toute l'œconomie du corps
animé. Uniquement attaché à l'expérience de ses sens , il mene par-
tout ces fidéles témoins ; il examine
avec eux ce qu'une ferme , ou une
lâche tissure de parties , ce qu'un
mouvement uniforme , ou tumul-
tueux de liqueurs , peuvent contribuer de leur part , pour prolonger
ou pour abréger la vie.

Dans la jeunesse , la structure ferme , & la trame solide des parties
avec la couleur vive de la peau , sont
des signes visibles d'une santé par-

faite, & d'un tempérament fort & vigoureux. Dans la vieilleſſe au contraire, les infirmités, dont on eſt alors accablé, nous apprennent les déſordres qu'entraîne après ſoi le relâchement des parties nerveuſes, & nous font voir que la circulation naturelle du ſang une fois affoiblie, eſt la cauſe la plus prochaine de la mort.

En effet, dans cet âge, non-ſeulement les mammelons de la peau ſe flétriſſent, & les rides font des ſillons ſur le corps, non-ſeulement les voutes des nerfs s'affaiſſent, & une chair molle & pendante défigure des membres déja dénués de force; mais encore les ligamens ſe relâchent, & une humeur lente, qui tombe ſur les articles des pieds ou des mains, y forme la goutte; les fibres rompues, ou affoiblies, ne conſervent plus aux viſcéres leur premiere ſolidité; le reſſort du cœur ſe ralentit, le corps perd ſon action, tout tombe en ruine, & les routes du ſang ſe bouchent de telle maniere, que la circulation diminue tous les jours, & ſe termine enfin avec la chaleur & la vie.

Quand ces accidens viennent de la Loi inévitable de la Nature, ils n'approchent que pas à pas, & après une longue suite d'années ; mais ils fondent tout à coup dès la jeuneſſe même, & malgré la bonne compléxion, lorſqu'on les appelle par les voluptés, je veux dire, lorſque par l'abus des plaiſirs, on débilite les parties nerveuſes, qu'on en dérange la ſtructure par le choc fréquent de ces liqueurs volatiles, qui à force d'irriter les fibres des membranes, de les piquer, de les déchirer, ou à force de les engourdir, les deſſéchent à la fin, & les privent du ſuc nourricier qui les doit pénétrer comme une roſée. Or, la cauſe la plus propre à produire tous ces pernicieux effets, c'eſt l'uſage immodéré du vin, c'eſt celui de l'eau-de-vie, de l'opium ; c'eſt ſur-tout, comme nous le verrons, celui du Tabac.

III.

L'Amérique, vaincue par les Eſpagnols, triompha de la fierté de ſes Conquérans, & leur inſpira ſes propres

propres mœurs ; elle hâta le trépas
de ces nouveaux Maîtres , par le
don qu'elle leur fit de la maladie vénérienne , & d'une pernicieufe plante , qui la vangerent bientôt de la
fervitude & de la mort de fes habitans. Cette plante , qu'il feroit à fouhaiter qui fût toûjours demeurée
inconnue , eft appellée dans le pays
Picielt & *Petun* , & en Efpagne, *Ta-*
bac. Elle fut apportée par une flote
Efpagnole , qui amena en même
temps une troupe de gens attaqués
d'une maladie honteufe. Cette flote répandit donc malheureufement
deux fortes de maux fur nos Terres,
& l'Europe vit auffi-tôt fondre fur
elle une foule de maladies, qu'elle
n'avoit point encore connues. Le
Tabac , dont la graine fut envoyée
de Portugal par les foins de Nicot ,
Ambaffadeur de François II. & depuis femée fous le nom de Nicotiane , crut auffi facilement dans notre climat, que la jeuneffe Françoife,
fi docile au mal , fut prompte à en
abufer. Cette herbe, fi l'on en examine la feuille & la racine, reffem-
ble affez bien à la petite jufquiame ;

mais si l'on en considere les effets,
on la doit mettre au rang des pa-
vots & des morelles ; elle surpasse
même par son souphre, & par l'huile dangereuse qu'on en distille, la
mandragore, le solanum que nous
appellons furieux, & le stramo-
nium : cependant lorsqu'on en sçait
user avec prudence, elle est à esti-
mer, pour les grands avantages qu'on
en retire, & doit tenir rang parmi
les meilleurs remedes de la Médecine. Introduite à propos dans les
narines, soit entiere ou pulvérisée,
elle picote doucement la membrane, dont les enfoncemens du nez,
& les petits os qui le composent,
sont revêtus ; cette membrane se
resserre alors, & par l'effet de plusieurs secousses successives, compri-
me les mammelons & les glandes,
dont elle est parsemée, & en ex-
prime, comme d'autant d'éponges,
la mucosité superflue qui s'y est
amassée.

Cet excrément étant chassé, les
sérosités ne trouvent plus d'obstacle
à leur sortie, elles suivent le mouvement qui vient d'être imprimé ;

& comme une eau qui coule par des siphons, elles sortent avec abondance des vaisseaux & des glandes d'alentour. Il arrive par le même picotement, qu'en mâchant le Tabac, ou en le fumant, les glandes des mâchoires, & les vaisseaux salivaires, sans cesse ébranlés, laissent échapper une grande quantité de salive, qui emporte avec soi la matiere des fluxions. Il se communique en même temps aux membranes des poumons une certaine impulsion, qui les débarrasse d'une pituite visqueuse, dont la sortie fait souvent la guérison de l'asthme, & de plusieurs autres accidens.

Le Tabac contient un souphre narcotique, par lequel il appaise la douleur des dents ; il produit outre cela, par le moyen de ce souphre, une telle tranquillité dans le corps & dans l'esprit, qu'on peut regarder cette plante comme l'herbe fameuse, dont parle Homere, laquelle avoit la vertu de changer la tristesse en joye ; car le Tabac, par la force de ce souphre, dissipe les ennuis, fait trouver un bonheur semsible au milieu de la pauvreté ; il se glisse agréablement dans les veines, fait concevoir de douces espérances, console l'esprit, &c. Ceux même qui manquent du nécessaire, trouvent dans le Tabac de quoi oublier leur nécessité. Une pituite, qui leur tombe sans cesse dans l'estomac, leur rend l'abstinence supportable, soit que cette pituite y tienne lieu d'alimens, soit qu'elle engourdisse les nerfs du ventricule, & les rende insensibles à la faim.

Le Tabac n'est pas seulement propre à plusieurs incommodités du dedans, il guérit encore les ulcéres du dehors ; il mange les mauvaises chairs, conduit le mal à une heureuse cicatrice, & fait ce que très-souvent les autres remedes n'ont pu faire. Mais les mêmes causes, qui le rendent capable de tant de bons effets, quand on le sçait employer à propos, ne servent qu'à le rendre d'autant plus dangereux quand on en abuse ; car puisqu'il renferme un sel caustique, par lequel il purifie les ulcéres, mange les carnosités les plus dures, & décou-

vre jufqu'à la chair vive ; quel défordre ne caufera-t'il pas, fi à force
d'en ufer, il vient à mordre par fon
fel âcre , fur des membranes tendres
& délicates ? Il ne pourra manquer
alors d'exciter des convulfions dans
les nerfs de la gorge & du ventricule , & d'ébranler tout le genre
nerveux. Quel tort ne fera point la
falive , qui coulera dans l'eftomac ,
fi une fois chargée de ce fel , elle
en répand par-tout l'âcreté , en fe
mêlant avec les alimens , qui doivent être convertis en chyle , &
portés enfuite avec le fang , à toutes
les parties du corps ?

Le fouphre narcotique du Tabac
n'eft pas moins à craindre que fon
fel ; il eft vrai que ce fouphre, par
l'engourdiffement qu'il caufe aux
parties , arrête , comme nous l'a-
vons remarqué , les plus violens
maux de dents , émouffe la pointe
de la faim , affoupit de telle maniere les fens & tout le cerveau , que
quand on en eft une fois enyvré à
force de fumer, on oublie fes chagrins, on fe croit heureux , & les
miferes de la vie ne touchent non

plus, que si l'on avoit bu de l'eau de ce fleuve qui faisoit perdre tout souvenir. Mais si l'on examine bien tous ces avantages, on verra qu'il ne faut pas beaucoup s'y fier, & qu'il faut appréhender ici les Grecs & leurs présens.

I V.

Il falloit que celui-là eût une santé bien à l'épreuve, qui, après avoir essuyé les horribles symptômes que cause d'abord le Tabac, osa le premier continuer l'usage d'une plante si dangereuse. Il voulut sans doute braver la mort, lorsque sans craindre la pernicieuse fumée de la pipe, il eut le courage de tirer à pleine haleine, un poison plus dangereux que celui de la cigue. Disons plûtôt qu'il faut avoir un corps autrement fait que celui des autres hommes, pour se croire au-dessus des maux qui sortent de cette boëte de Pandore, par l'émission d'une simple poussiere, ou qui avec la fumée d'une pipe, vont porter leur mortelle impression jusqu'aux

endroits du corps les plus reculés.
Quels affauts ne fouffrent point ceux
qui commencent à fumer ? Je ne
fçai quel venin fecret fe fait auffi-
tôt fentir au-dedans : l'eftomac eft
ébranlé par des naufées , renverfé
par des vomiffemens ; le cerveau eft
attaqué de vertiges , la tête devient
chancelante , les yeux obfcurcis ne
peignent plus d'autre image que
celle de la mort , le corps gémit
fous divers accès de chaud & de
froid ; le cœur prefque fans action ,
refufe aux parties le fang & les efprits , dont elles ont befoin ; & ce
qu'il y a de plus déplorable , la mémoire , ce précieux tréfor , eft le
premier bien que la fumée du Tabac
enleve à l'homme ; de forte que ,
pour être initié à ces noirs myfte-
res , il faut commencer d'abord par
facrifier l'ufage de fes fens & de fa
raifon.

Si après s'être réveillé d'un tel
affoupiffement, on confidéroit combien tous ces ravages font capables
d'altérer les principes de la vie, il
n'eft perfonne fans doute , en qui le
défir de vivre ne l'emportât fur la

paſſion qu'il auroit pour le Tabac.
Le plaiſir qu'on y trouve, eſt un enchantement qu'il faut laiſſer à ceux
à qui la vie eſt onéreuſe, & qui n'ont
pas de quoi fournir à ſes beſoins.
C'eſt aux Matelots, c'eſt aux Soldats,
à chercher dans la fumée du Tabac
de quoi ſe diſſimuler les ennuis de la
vie ; cette oiſive occupation convient encore à un certain vulgaire
inutile, qui ſemble n'être au monde, que pour conſumer ce que la
terre produit de plus mauvais. Mais
un homme d'eſprit, qui a de l'édu-
cation, de la politeſſe, & de la ſanté ; qui a reçu de Dieu, du bien &
de la ſageſſe pour en uſer, doit éviter avec ſoin cet appas trompeur,
& ne jamais infecter ſa bouche de
la puanteur d'une pipe. Que s'il n'eſt
pas capable de ſe conduire ainſi par
lui-même, il faut qu'il permette à
ſes amis de le reprendre librement ;
il faut que leurs reproches lui faſſent
confuſion, & le tirent comme par
force, de cet enchantement, quand
même par ſes plaintes, il diroit qu'ils
le tuent, en voulant ainſi l'arracher
à une habitude ſi douce.

Que

Que si leur trop de complaisance
le laisse à la merci du Tabac, non-
seulement sa raison toute spirituelle,
toute divine qu'elle est, deviendra
grossiere ; non-seulement le corps
accablé, accablera l'esprit, mais ce
corps déja ruiné dès la fleur de l'âge,
& vieux avant le temps, deviendra
dans peu la proye de la mort. Ces
avertissemens ne font nulle impression sur ceux que le Tabac a une
fois séduits ; & s'il s'en trouve quelques-uns qui approuvent ouverte-
ment les conseils qu'on leur donne
là-dessus, & qui résolus de rompre
une habitude si dangereuse, jettent
au vent cette poudre qu'on leur a
décriée tant de fois comme un poison ; ils ne font pas plûtôt seuls,
qu'ils retournent à la tabatiere & à
la pipe. Ils reprennent ces instrumens
funestes, avec lesquels ils se font déja
débilité le cerveau & les nerfs ; &
comme si en trompant leurs amis,
ils parvenoient à se tromper eux-
mêmes, ils reviennent à leur premiere coûtume dès qu'ils ne font
plus sous les yeux de ceux qui les ont
repris. D'où peut venir la cause

d'une conduite si peu sage , sinon de
ce que la volupté ennemie de la raison , empêche toûjours que la prudence n'agisse ; elle éblouit les yeux
de l'esprit , & dérobe à la vue les regles qu'on doit suivre. Le sort de
ceux qui sont ainsi aveuglés , va jusqu'à leur faire aimer leur propre mal,
ce qui est le dernier de tous les maux.
Les autres plaisirs ne nous séduisent
pas long-temps ; le chagrin les suit
de près , & le moment vient qu'au
lieu de les rechercher , on se repent
de les avoir goûtés ; il n'en va pas
ainsi du plaisir que l'on trouve dans
l'usage du Tabac ; c'est un charme
qui devient tous les jours plus puis-
sant , une habitude qui se change en
nécessité , un amusement les premiers jours , & ensuite une occupation sérieuse , dont on ne peut plus
se passer. On se représente alors le
Tabac , comme un des plus surs
moyens de prolonger la vie. On
s'imagine de multiplier par-là le
nombre de ses années , de vivre autant que Nestor , & de couler des
jours exempts d'infirmités ; on se
fait accroire qu'en détournant ainsi

par la bouche & par le nez, toutes les férofités fuperflues qui ont coûtume de fe décharger par la tranfpiration infenfible, & par les autres voyes générales, on confulte plus fa fanté que fon plaifir; mais on ne prend pas garde que cette diftillation continuelle d'eaux qui paffent par les narines, détruit à la fin l'organe de l'odorat.

Le nez eft fait pour recevoir les odeurs, comme fa figure le marque, & non pour fervir d'émonctoire aux férofités, ainfi que d'autres parties, qui deftinées à cet ufage, font faites en forme d'entonnoirs. C'eft aux enfans & aux vieillards à être attaqués de ces diftillations; l'humidité de ces premiers eft fi abondante, qu'il faut qu'elle coule par la premiere iffue. Dans les feconds, les parties relâchées font comme des cribles ouverts, qui ne pouvant rien retenir, laiffent couler fur les narines & fur les autres organes, l'humeur pituiteufe qu'elles reçoivent.

Mais pour les jeunes gens, à moins qu'ils ne foient malades de catharres, jamais ils ne doivent avoir le nez sujet à ces écoulemens, & cette partie ne se décharge en eux que de ce qui pourroit ralentir l'action de l'odorat ; c'est donc bien s'opposer au dessein de la Nature, que d'émousser par le souphre narcotique du Tabac, & par cette eau que l'on attire sur le nez, le sentiment vif & délicat d'une membrane destinée au discernement des odeurs, & d'embarrasser par une sérosité continuelle les cellules de cet organe travaillées avec tant d'artifice, pour retenir les particules qui exhalent des corps odoriférans. Ajoûtons à cela que par le poids des humeurs, que l'on détermine à prendre ce chemin, on appésantit la tête, ce lieu destiné aux fonctions de l'esprit ; & que plaçant ainsi un égoût à la partie du corps la plus sublime, on fait un cloaque du siége même de l'ame. J'avoue qu'il est à propos quelquefois de provoquer à son lever, par un peu de Tabac, la sortie des mucosités qui se sont amassées dans le nez pendant la nuit, & de chasser par des éternuemens la lymphe trop abondante, dont regorgent les glandes voisines. Mais quand sous ce prétexte, on fait de ce remede une coûtume, on ne dégage plus la tête, on l'accable; sous l'espérance d'arriver à une meilleure santé, on se rend tous les jours plus infirme, & la lymphe sans cesse provoquée à sortir, se sépare tellement de la masse du sang, que les fibres de ce sang, destituées de l'humeur qui leur servoit de véhicule, s'embarrassent ensemble, perdent presque tout mouvement, & causent par ce repos funeste, des morts subites. Voilà les suites ordinaires des évacuations qu'on se procure par le Tabac.

V.

Les meilleures choses deviennent mauvaises par l'abus que l'on en fait; celles qui nous servent de nourriture ordinaire, & qui par la conformité de leur substance avec la nôtre, par le mélange proportionné de leurs principes, nous conviennent le plus, sont pour nous autant de sources de maux, lorsque nous

en abusons. Elles se changent alors
en un poison mortel, qui renverse
quelquefois tout à coup les principes de la vie, & nous livre à une
prompte mort. La chaleur naturelle
n'est-elle pas souvent opprimée par
les excès du vin, & par ceux que
l'on fait des meilleures viandes ? Il
en est ainsi des odeurs ; étant bien
ménagées, elles flattent l'odorat, &
fortifient le cœur ; mais si-tôt qu'on
en abuse, elles allument le sang,
troublent le cerveau, font tomber
en pamoison, & causent quelquefois des épilepsies. De quelle fureur
ne faut-il donc pas être transporté,
pour abuser de telle sorte du Tabac,
qu'on n'en prenne pas seulement plus
de fois & en plus grande quantité,
qu'on ne prend les alimens les plus
nécessaires, mais qu'on en tire la
poudre par le nez presque à chaque
fois que l'on respire. Il arrive de-là
que les narines sont toûjours pleines
de Tabac, & par conséquent que
tout l'air qui entre par le nez dans
les poumons, n'y entre que mêlé du
souphre narcotique, & du sel âcre
de ce Tabac. L'air ainsi infecté, in-

fecte la maſſe du ſang, avec laquelle
il ſe mêle ; le ſang agité par les eſprits fougueux que l'air y a portés,
fait effort pour les éloigner, & ſe
trouve la victime de mille mouvemens ſéditieux, dont il n'eſt point la
cauſe. Le chatouillement qu'excite
dans le nez cette herbe funeſte, qui
a tellement triomphé de la liberté
des hommes, qu'ils ne ſont plus
maîtres de s'en paſſer, peut être appellée avec raiſon, une ſeconde Venus. Mais comme la volupté que
fait goûter la premiere, eſt appellée
par les Anciens, une courte épilepſie, on peut dire que celle qui ſe
trouve dans l'uſage du Tabac, eſt
une longue & preſque continuelle
épilepſie. Car la membrane délicate
des narines, ſans ceſſe picotée par
les ſels âcres de cette poudre, tranſ-
met ſon mouvement juſqu'aux membranes du cerveau, & par une dépendance néceſſaire, ſecoue toutes
les parties nerveuſes du corps & des
viſcéres ; ce qui arrive ſi ſouvent,
que dans la ſuite la moindre occaſion ſuffit pour réveiller dans ces
parties le mouvement auquel elles

O o iv

font accoûtumées. Que la communication des membranes du nez, avec
les nerfs des viſcéres , puiſſe être
cauſe de tant de déſordres , c'eſt un
fait dont on ne peut douter après ce
qu'on voit arriver tous les jours dans
les prompts ſymptômes de la paſſion hyſtérique , & dans ceux de la
mélancolie ; puiſqu'il ne faut que
l'impreſſion légére d'une odeur agréable , pour les faire venir ſur le
champ comme un coup de foudre ,
& qu'une odeur déſagréable pour
les diſſiper enſuite avec la même
promptitude qu'ils ſont venus. C'eſt
à cette cauſe , qu'il faut rapporter
l'indiſpoſition ſi connue aujourd'hui
ſous le nom de *Vapeur*; & que le
Vulgaire , peu ſoigneux d'examiner
ce qu'il penſe , attribue mal à propos à des fumécs , qui s'élevent ſou-
dainement du bas - ventre au cerveau ; car il n'y a aucun chemin
par où ces prétendues vapeurs puiſſent monter du bas-ventre à la tête ,
pour produire ces tempêtes ſubites ,
qui ébranlent tous les nerfs du corps.
Ce n'eſt donc pas à des fumées , c'eſt
à des mouvemens convulſifs qu'il

faut attribuer ce tumulte des viſcéres; c'eſt-à-dire, que les fibres & les
membranes, dont les viſcéres ſont
compoſés & ſoûtenus, venant à être
reſſerrées par quelque acide, ou à
ſe froncer par l'âpreté de quelque
ſuc auſtere, ou à s'agiter par le
choc violent de quelques eſprits cor-
rompus qui les heurtent, ſe racour-
ciſſent, & par un ébranlement ſuc-
ceſſif, communiquent leur mouvement de convulſion, non-ſeulement
à toutes les membranes des autres
viſcéres, leſquelles ont commerce
enſemble par la liaiſon des nerfs,
mais encore aux meninges, qu'elles
ſecouent avec violence, & par conſéquent au cerveau qu'elles compriment par la contraction qui s'y fait
des tégumens qui le couvrent. Or,
comme ces ſymptômes s'excitent
bien plus aiſément dans des parties
que pluſieurs irritations précédentes
ont déja diſpoſées à la convulſion;
il eſt facile de comprendre que la
continuelle émotion, où le fréquent
uſage du Tabac entretient les parties, peut tellement diſpoſer les
nerfs aux mouvemens convulſifs,

que la moindre occasion ou d'une
humeur picotante, ou d'une odeur
subtile, sera capable de produire
ces mouvemens de convulsion que
l'on appelle vapeurs. Les parties ainsi
agitées par tant de secousses réité-
rées, se lâchent à la fin, perdent
leur ressort, & les fibres qui les
composent, souffrent tant de mouvemens contraires, se racourcissent
& s'étendent si souvent avec effort,
qu'elles ne tardent pas à se rompre. Elles tombent les unes sur les
autres ; les petites cavités des tuyaux
ne se soûtiennent plus, les voutes
s'affaissent, les pores se bouchent,
les voyes ouvertes auparavant commencent à se fermer, & ne permettent presque plus au sang ni aux esprits de circuler : ce désordre met
les parties hors d'état de réparer par
une nouvelle substance celle qu'elles
perdent tous les jours ; le sang qui
sort des artéres rentre moins librement dans les veines ; alors les membres privés de nourriture plient sous
un poids qu'ils ne peuvent plus porter ; & le corps abbatu tombe dans
une langueur universelle. Ajoûtons

à cela que la plûpart des fibres des nerfs engourdies par la vapeur narcotique du Tabac, dont elles font remplies, perdent prefque tout fentiment, & ne laiffent plus de paffage libre aux efprits animaux; car comme le fouphre de l'opium fe diffout également dans l'huile, dans les liqueurs fpiritueufes, dans les falées, & dans l'eau, ce qui le rend différent des autres fouphres; de même le fouphre de la nicotiane, d'une nature femblable à celui-ci, entrant dans les petits conduits des fibres nerveufes par le moyen des fels qui le lient, s'y diffout par la lymphe, ou par l'efprit qu'il y rencontre. D'où il eft aifé de comprendre que les parties branchues du fouphre, fe dégageant des liens du fel, s'embarraffent par conféquent les unes dans les autres, & bouchent les conduits où elles fe trouvent. Il arrive de-là que les efprits animaux ne peuvent plus fe faire jour à travers ces fouphres, à moins qu'il ne vienne une affez grande quantité d'efprits, pour forcer les obftacles. Mais fi les vapeurs narcotiques du Tabac furviennent fans ceffe, fi elles se succédent toûjours les unes aux autres, il est certain qu'elles boucheront les conduits des fibres à un tel point, que les esprits animaux, quelque abondans qu'ils soient, n'y trouveront plus d'entrée, & que les nerfs engourdis ne pourront plus être réveillés. Aussi la plûpart des jeunes gens, qui prennent trop de Tabac, sont attaqués de tremblemens dès leur jeunesse même. Leurs mains mal assurées, n'agissent plus avec la même vigueur; leurs pieds chancelans semblent se refuser au fardeau du corps; les parties nobles se flétrissent, les fibres spirales du cœur n'ont presque plus de jeu, ou ne jouent que par saillies; la tissure & la trame des parties se déchire, ou se relâche; la machine vivante se détruit ainsi peu à peu; son mouvement, sans lequel elle ne peut subsister, s'affoiblit de plus en plus, en sorte que la mort, qui sans l'usage fréquent du Tabac, auroit été moins prompte, vient d'un pas précipité, terminer une vie qui ne fait que de commencer. *Donc le fréquent usage du Tabac abrége la vie.*

NICOLAO ANDRY,

Confiliario & Lectori Regio, Doctori Medico Parifienfi.

S. F. P. M.

GEORGIUS BAGLIVUS

S. P.

Litteris tuis humaniffime atque elegantiffime fcriptis nihil his diebus accepi jucundius. *Antonium Albertum* virum doctiffimum, quem ob incredibilem morum fuavitatem, & fummam erga me fidem ac benevolentiam amavi femper & colui, nunc obfervo magis, & in oculis, licet à me longe remotum, perpetuo fero. Nam præter innumera quæ ipfi débeo beneficia, nova quotidie, quæ fua eft humanitas, mihi conferre non definit. Nuper enim occafionem mihi dedife eruditiffimum *Nicolaum Andry*, Galliorum Æfculápium, per Litteras cognofcendi, beneficium ejus puto inter maxima profecto collocandum.

Ad te igitur ut proxime accedam, *Doctiffime Andry*, gratæ certè mihi Litteræ tuæ funt, fed gratiffimus qui te ad fcribendum animus impulit. A liberali enim & prolixâ erga me voluntate tuâ profectum efse crediderim ftudiofum te efse opufculorum meorum, & mihi aliquid atque adeo tantum tribuere in praxi medicâ quantum optavi equidem femper , fed affecutum me id effe nuaquam putavi. Nunc fi tu vir auctoritate & doctrina apud Galliarum medicos celeberrimus ita de me fentis , in dubium pene revoco judicium meum , nec me prorfus audeo contemnere , ne à te diffentiam , & enitar multo etiam quàm antea diligentius ut accedam proxime , fi ullâ ratione potero , quò tu me perveniffe jam exiftimas , ut aliquando veritati jure des , quod fortaffe nunc humanitati magna ex parte largiris.

Valde gaudeo tractationem de Lumbricis per obfervationes & experimenta à te fufceptam , quàm primum elegantiffimis Parifienfibus typis edendam effe ; quod quidem argumentationis genus cum omnino novum fit & à paucis tali methodo exornatum , magnam ex eo te laudem & exiftimationem à cunctis reportaturum effe confido. Age igitur , opufque utilitati publicæ fummopere neceffarium quam citiffime poteris expedias.

Cum Epiftolâ accepi quoque fchema Lumbrici lati , plurium ulnarum longitudine , à triginta circiter annorum viro , pleuritide ac delirio laborante , excreti. Latus itaque Lumbricus cum non occurrat frequenter in praxi , quatuor funt quæ de illo à me petis. 1. Quidem , an ab ovo ducat originem ? 2. Deinde undenam tanta ipfi longitudo ? 3. An ab utero matris , ut Medicinæ parens obfervavit , ferant ipfum ægroti. Denique , frequenfne fit in urbe Româ , ut in Hollandia effe folet ? An vero rarus ut in Galliis ? Quæris iterum utrum experimenta à me relata circa Lumbricos, lib. 1. Praxeos, fuerint circa Lumbricos terreftres , an circa Lumbricos humanos? De fingulis breviter, pro ingenii tenuitate , nonnulla dicamus.

Omnium animalium ac vegetabilium principium & origo ab ovo eft ; quid enim aliud plantarum femina quam ovum , in quo veluti in compendio quodam univerfa futuræ plantæ rudimenta contrahuntur , eaque, accidente nutritii fucci fermentatione , aeris elatere , duplicique calore , altero quidem folis , altero verò telluris magnæ centrali, fenfim veluti foluta compedibus excitantur , crefcunt , & ad tantam , debito tempore , perveniunt magnitudinem , quanta unicuique plantarum generi ex congenitis naturæ legibus debetur.

Si talia Philofophi ac Medici ad unum omnes de vegetabilibus opinantur , quantò magis fentiendum id erit de viventibus non folum perfectis , verum etiam de imperfectis quæ vulgo vocant infecta. Nam præterquam quod idem rebus in omnibus ac æqualibus ordo fit , & ab uno oriantur omnia principio , & omnia in unum , poft generalem quemdam definant circuitum : Infecta admirabili partium nexu , & conftructione, iifdem nobiliori vitalium operationum exercitatione , non folum plantis minime cedunt , fed ea in re illis longe antecellunt.

Quamobrem cum nemo plantas à putredine oriri ftatuerit , ne quidem infecta aliaque vilia animalcula ab eadem origine deducere debere fuam , cum ratione æftimantur. Pudet enim Philofophum ac Medicum

feliciſſimo ſcientiarum hoc ſæculo, in quo
per experimenta, ſolidaque Mathematices
præcepta, rerum cauſæ illuſtrantur, fortuito
putredinis caſui tribuere, quæ conſtans &
perpetua ſeminibus inhærens naturæ lex
moderatur & dirigit.

Non enim putredo eſt quæ viventia pro-
ducit imperfecta ; ſed putreſcentium rerum
calor & fermentatio, rerum ſemina unde-
quàque vagantia per orbem, fœcundat, ut
ita dicam, ſive potius futuri animalculi pri-
mordia fœcundato in ovulo torpida & iner-
tia excitat, fermentat, ac veluti primam
vitæ auram eiſdem inſpirat, idemque cum
illis agit quod calor ſolis, aut gallinæ in-
cubatio gallinaceis cum ovis & in Bombi-
cum ovulis.

Quæ ſuperius de Inſectis univerſe dixi-
mus, ad Lumbricos quoque in homine naſ-
centes jure quodam poſſunt accommodari,
ut pote qui non à putreſcente generantur,
κακοχύλω ſicuti vulgo putant Pſeudogaleni-
ci, ſed ab eodem Lumbricorum ovula in in-
teſtinis latentia excitantur, & ad vitæ actus
reducuntur.

Latus itaque Lumbricus ab ovo ſui gene-
ris originem ducit ſuam, & ſicuti ſingula-
rum rerum ſingulæ ſunt proprietates, à quibus ne minimum quidem deflectere queunt
ob inviolabiles naturæ leges iiſdem impoſi-
tas ; ita & lumbrici lati, naturâ ſuâ, pro-
gigni ſolent in fœtu hærente adhuc in utero
matris ; paulatim creſcunt in orbiculos, donec faſciarum, more univerſam inteſtino-
rum molem adæquent. Non niſi poſt plurium
annorum

annorum curſus ad debitam perveniunt lon-
gitudinem , creſcentibus enim ſenſim hujus
inſecti particulis , ſenſim quæ jam creverunt
manifeſtantur.

Nec mirum tam longo tempore propriam
acquirere magnitudinem , familiare nam-
que eſt naturæ , prout in ovorum cicatrici-
bus , plantarum ſeminibus , & in ipſâ vege-
tatione obſervamus , partium lineamenta
primò deſcribere , ſacculos nempe membra-
naceos quos deinde , humore replendo , ſta-
to tempore manifeſtat ; reddito enim craſſio-
re , contento in ſacculis ſive utriculis icore ,
ab ambiente membranâ figuram & tutamen
obtinet , atque ita pro naturæ ordine , viſ-
cera & partes omnes , ſuo quæque tempore ,
breviori aut longiori , pro animalium ac
vegetabilium varietate exoleſcunt.

Opinionem hanc confirmant admirabiles
Bombycum , formicarum , aliorumque in-
ſectorum Metamorphoſes , ipſorum enim
alæ , ſpicula , variæque corporis partes licet
antea extiterint , non niſi paulatim , & ſta-
tuto quæque tempore , ſe nobis produnt.

Dentium ſemina in alveolis , plures per
annos , ſicuti & pilorum glomeramina in
bulbo ſive radice ſuâ , in ſubcutaneâ pingue-
dine implantata reconduntur , donec tandem
accedente neceſſariâ maturitate , veluti ve-
getando foris erumpant. Ita & lumbrici lati
longitudo ingens , quamvis in ovulo tota ,
veluti in compendio quodam , contracta ſit ,
non apparet tamen antequàm debitam ma-
turitatis ſuæ metam acquiſiverit.

Unde non ab uberiori quo veſcuntur ali-

mento, incredibilis eorum longitudo dedu-
cenda, prout nonnulli falsò opinantur, sed
à congenitis proprietatibus huic lumbricorum generi præ aliis familiaribus ; vescan-
tur enim & saginentur cibis quantùm velint
Pigmæi, Pigmæi tamen semper erunt.

Sed hîc ulteriùs quæris an ab utero matris eum adferant infantes, an vero postea
in illis generetur. Summus Medicinæ parens lib. 4. de Morb. primam, ut observas,
tenet opinionem, & cum ipsius præcepta
naturæ oraculo confirmata sunt, haud facile
ab ejus sententiâ recedo ; & si recedam non
me profecto rationes, aut vana hypotheseon (quas flocci pendo) figmenta, ad re-
cedendum moverent. Sed propria experientia, per multiplicem observationum seriem
constans reddita & infallibilis. Quare sicuti
plures dantur Hereditarii morbi, qui ex
utero sua ducunt principia, quid ni etiam
de latis lumbricis hoc idem sentiendum,
multo magis cum divinum senem hujus rei
habeamus autorem ?

Ait hic, loco jam laudato, ex lacte &
sanguine redundante & corrumpente se, hos
vermes in fœtu, uteri claustris concluso,
produci ; idque non sine ratione opinatus
esse videtur : sugit enim puer in utero la-
cteam lympham, ut certis recentiorum obser-
vationibus, probatum est ; à cujus putrescente
fermentatione excitantur latentia horum
lumbricorum ovula, & ad vitam disponun-
tur, quod quidem aliarum rerum putres-
cens fermentatio præstare forsan non potest.

Eademque de causa factum esse puto ut

hîc vermis epidemice graffetur in Hollandia
præ aliis regionibus, nimium abundante
lacticiniis; cujufque incolæ lacte & cafeo
fere perpetuò faginantur. Cognovi Romæ
anno 1696. juvenem viginti annorum, pal-
lidum, macie affectum, fputatorem, & in
omni lacticiniorum ufu intemperantem; hic
cum mane cœpam cultro refecaret, ejus
odore ita vehementer commotus eft, & adeo
ingenti fuffocatione correptus, ut brevi fe
moriturum putaret, nifi fuperveniente vo-
mitu, ejeciffet lumbricum teretem, tres
pedes longum, & rotundam in pilam con-
globatum, quo exclu͟o ftatim convaluit.

An præterea generari quoque poffint lati
lumbrici in adultis, nihil audeo dicere,
cum nihil hac de re, mihi adhuc conftet ex-
perientiâ. Puto tamen impoffibile non effe,
licet Hippocrates fuo tempore non obfer-
vaverit, & ut in re difficili clare & diftin-
cte procedamus, obfervandum eft an æger
figna det lati lumbrici ab ineunte ætate,
an vero poftea & annis jam gravis. Si primum fit, ab utero effe credas; fi alterum
non nifi eodem adulto genitum effe exifti-
mandum. Difficile enim adducor ut cre-
dam puerum ab infantia in inteftinis lumbricum gerere, nec affici fymptomatis quæ
cum hoc vermium genere conjunguntur.

Sunt autem dolor circa jecoris regionem
jejuno tempore, ingens fputatio; & fi dolor nimis excruciet, aphonia fupervenit.
Tormina circa ventriculum ferociunt: pal-
lidi funt & imbecilles, ad labores pigri,

quandoque faſtidiunt cibos, quandoque appetunt inordinatè, vermiculos figurâ cucurbitinâ excernunt, qui cum ſint reſciſſæ partes lati lumbrici, illos dum apparent pro ſigno horum pathonomonico habet Doctiſſimus Dodonæus cum Medicinæ parente, loco citato.

In Urbe Româ, & in reliquâ penè Italiâ, non ita frequens eſt latus lumbricus ut in Hollandiâ, quia Itali humidam, paludoſam, frigidamque non incolunt regionem, nec forſan ſunt nimiùm intemperantes ſicuti Hollandi, præſtantius enim pharmacum contra lumbricos ſobrietate non datur.

Quatuor ab hinc annis obſervavi Romæ puerum duorum annorum, excreviſſe per alvum, vermem vivum duos pedes longum, quem, niſi fuiſſet à matre reſciſſus, multò longiorem vidiſſemus.

Puer erat pallidus & multum imbecillis. Eodem tempore mulier corripitur febre cum ingenti dolore, tumoreque in hepatis regione, vena brachii tunditur, ſed fruſtrà : dolentem locum ungi juſſimus oleo abſynthii per coctionem facto ; paulo poſt vomitus & diarrhæa ſuperveniunt, & centum vermes ex aſcaridum genere ejecit, & ſanitatem recuperavit. Quindecim poſt dies recrudeſcunt omnia ut ſuprà ; de vermibus denuò ſuſpicamur, contuſis tribus manipulis abſynthii romani, & affectæ parti appoſitis quindecim vermes emiſit, ſtatimque convaluit, hunc vero dolorem circa regionem Hepatis, non ipſius Hepatis, ſed inteſtini colon è regione hujuſce viſceris, fuisse arbitramur. Multa de j lato lumbrico videntur apud Spigelium, & Sennertum, multa apud hunc de verme umbilicali, de crinonibus sub cute. Apud Panarolum de vermibus cucurbitinis, rostratis ac pilosis ad mille per alvum vivis excretis, sæviente malignâ febre, epidemicâ, ab uno solùm ægrotante.

Experimenta quæ circa lumbricos feci & in praxeos nostræ lib. 1. descripsi. Non fuere circà lumbricos terrestres, sed humanos. Muliercula enim quinquaginta ann. nata febre & dyssentariâ correpta, ter centum circiter vermes vivos ejecit Romæ anno 1694. Erant longitudine Faseoli, figurâ fere cucurbitini. Injecti in spiritum vini & in infusionem seminum santonici post quinque horas periere. Post novem, in vino, dissolutione aloës, extracti Camædrios, & extracti Tabaci. Die Jovis, horâ decimâ quinta, positi fuere in oleo amygdalarum dulcium, in succo Limonum, in aqua tetucciana (mineralis est, & salinis principiis abundat) & in vase, mercurio vivo semipleno. Sequenti die Veneris horâ matutinâ in oleo amygdalarum dulcium inveni vivos, sed valde torpidos & imbecilles: vivos verò, vegetos & valde mobiles in aquâ tetuccianâ, in succo limonum, & in vase mercurii. In hoc tamen, mercurii contactum fugiebant, & ad summitatem vasis progrediebantur. Immersi in aquam florum aurantiorum & rosarum, post octo horas convulsionibus correpti, obiere. Atque hæc de lumbricis.

Mirifice delectatus sum non defuisse in Galliis, (sed quando illustris & inclita Galliorum Regio claris viris ferax non fuit ?) acres ingenio viros qui mecum sentiant difficillimis hisce praxeos medicæ temporibus, in quibus omnia speculationum & hypotheseon fluctibus agitata turbataque videmus, non ante cessaturam tempestatem, quàm Medici spretâ opinionum arrogantiâ & fastu, ad Hippocratem clavum tenentem & moderantem confugiant, & ab eodem naturæ voce loquente discant, quâ viâ progrediendum sit ut ad veritatis metam in Medicina, tandem perveniamus.

Elapso anno in Regiam Societatem Anglicanam adscriptus fui, ut vides; nunc in Academiam Germanorum, quod ad te scribo propterea quod gratum id tibi fore confido. Hoc eodem tempore scripsi Epistolam ad amicissimum Antonium Albertum, de quâ illum moneas rogo. Vale Galliarum Ocelle, & Reipublicæ bono, saluti tuæ consulere non desinas.

Roma. Pridie Idus Julias, 1699.

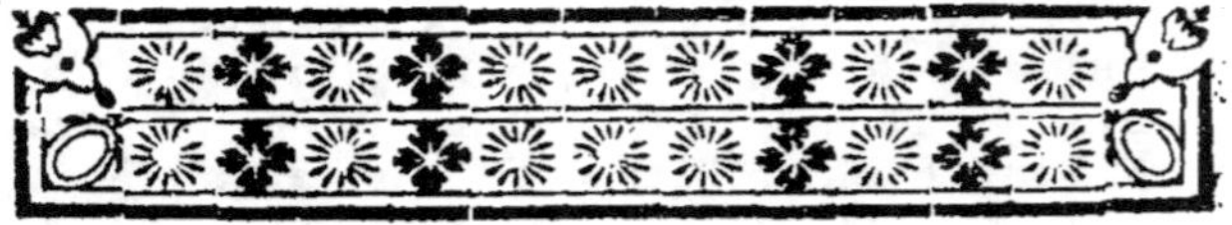

TABLE

DES MATIERES,

Contenues dans ces deux Volumes.

A.

Fin de la Table des Matieres.

ERRATA

Il eſt important de conſulter cet Errata, &
principalement les endroits qui y ſont
marqués d'une Etoile.

PRE'FACE.

* **P**Age xx. ligne 14. J'en examine les
eſpéces dans le troiſiéme Chapitre,
ajoûtez, où je traite au long des
Vers ſpermatiques.

* Page xxj. ligne 16. On voit dans le onziéme, quelles précautions il faut apporter quand on fait des Remedes contre les
Vers, *liſez*, le onziéme Chapitre eſt ſur
la maniére dont agiſſent les Remedes antivermineux.

* Même page xxj. ligne 20. Je traite par occaſion dans le douziéme, de certains Vers
nommés ſpermatiques, dont pluſieurs
Phyſiciens croyent que ſont formés tous les
Animaux, *liſez*, Je traite dans le douziéme, des précautions qu'il faut apporter
quand on fait des Remedes contre les Vers.

Page xxiv. ligne 6. Je me contente de rapporter ſimplement ſa Critique à la fin du
Volume, *liſez*, je me contente de rapporter ſimplement ſa Critique à la fin du Livre.

Page xxvij. ligne. 10. A la fin de ce Volume
ſont trois Lettres qui m'ont été écrites ſur
le ſujet des Vers, *liſez*, j'ai renvoyé aux
derniéres pages de ce Traité, trois Lettres
qui m'ont été écrites ſur le ſujet des Vers.

Page xxix. ligne 14. J'ai mis à la fin du Volume une Liste exacte de ces réformes, *lisez*, je finis par une Liste exacte de ces réformes.

CORPS DU LIVRE.

Page 3. ligne 6. *inscisum*, lisez, *incisum*.

Page 25. l. 15. musilage, *lisez*, mucilage.

Page 32. ligne 16. Hippocrate niant, *lisez*, Hippocrate ajoûte.

Page 45. ligne premiére de la citation marginale, Afniensia, *lisez*, Hafniensia.

Même page 45. ligne demiére de la citation marginale, albas *lisez*, albos.

Page 54. ligne 7. ayant, *lisez*, ajoûte.

Page 64. lig. 18. Mathrole, *lisez*, Mathiole.

Page 65. lig. penult. *curiosa*, lisez, *curiosa*.

Page 69. ligne 25. & au plûtard, *lisez*, ou au plûtard.

Page 72. ligne antepenult. Fernés, *lisez*, Fernel.

Page 95. ligne 14. Brassuvolus, *lisez* Brassavolus.

Page 149. ligne 17. il faut en cet endroit un *à lineâ*.

Page 152. lig. 13. vircelloni, *lis.* vercelloni.

Page 187. ligne antepenult. à la fin de ce Volume, *lisez*, à la fin de ce Traité.

Page 197. ligne 2. se laissent appercevoir, *lisez*, se laissent appercevoir sans peine.

Page 198. ligne 10. Il a de plus une épaisseur & une consistance que la plûpart des autres Tænia n'ont pas, *lisez*, il a, aussi-bien que celui de la Figure 2. une épaisseur &

une confiſtance que la plûpart des autres Tænia n'ont pas.

Page 200. ligne 2. le côté plat y eſt marqué par la lettre A , & le côté boſſu par la lettre B. *liſez*, le côté boſſu y eſt marqué par la lettre A. & le côté plat par la lettre B.

Page 201. ligne 11. la Planche ſuivante , *liſez*, la Planche que voilà.

Page 216. ligne 13. Mr de Fermethuy, *liſez*, Mr de Fermeluy.

Page 289. ligne 3. ſvammeidam , *liſez* , ſvammerdam.

Page 318. Mr Centugi , *liſez* , Mr Contugi.

* Page 502. lignes 3. & 4. pour concluſion entiére du Chapitre , *liſez*, pour concluſion de cette matiére.

* Page 554. lig. 8. dans la Section ſuivante, *liſez* , dans le Chapitre ſuivant.

* Méme pag. 554. lig. 9. Section III. *liſez* , Chapitre X.

* Page 573. l. 14. Sect. IV. *liſez* , Chap. XI.

Page 611. colonne 2. ligne 13. *liſez* , Rue.

Page 624. ligne 6. Rhue , *liſez* , Rue.

Méme page 624. ligne 13. Chapitre X. *liſez* , Chapitre XII.

Méme page 624. l. 19. les Remedes que nous avons marqués dans le Chapitre précédent, *liſez* , les Remedes convenables , *&* *effacez* , que nous avons marqués dans le Chapitre précédent.

Page 727. ligne 20. une lymphe qui tient de la nourriture du lait , *liſez* , une lymphe qui tient de la nature du lait.

Page 728. ligne 14. un Ver plat de trente pieds de long , *liſez* , un Ver rond & long , ayant trois pieds de longueur.

FIN.